跟着小神农学认药

补虚药

谢 宇 著

CNS K 湖南科学技术出版社

图书在版编目（CIP）数据

跟着小神农学认药. 补虚药 / 谢宇著. -- 长沙 : 湖南科学技术出版社, 2017.8（2021.9 重印）
ISBN 978-7-5357-9371-3

Ⅰ. ①跟… Ⅱ. ①谢… Ⅲ. ①中草药－基本知识②补虚－中草药－基本知识 Ⅳ. ①R286

中国版本图书馆 CIP 数据核字(2017)第 163645 号

GENZHE XIAOSHENNONG XUE RENYAO BUXUYAO

跟着小神农学认药　补虚药

著　　者：谢　宇
责任编辑：李　忠　姜　岚
出版发行：湖南科学技术出版社
社　　址：长沙市芙蓉中路一段 416 号泊富国际金融中心
网　　址：http://www.hnstp.com
湖南科学技术出版社天猫旗舰店网址：
　　　　　http://hnkjcbs.tmall.com
印　　刷：长沙艺铖印刷包装有限公司
　　　　　（印装质量问题请直接与本厂联系）
厂　　址：长沙市宁乡高新区金洲南路 350 号亮之星工业园
邮　　编：410604
版　　次：2017 年 8 月第 1 版
印　　次：2021 年 9 月第 2 次印刷
开　　本：787mm×1092mm　1/32
印　　张：10
字　　数：193 千字
书　　号：ISBN 978-7-5357-9371-3
定　　价：24.00 元

主要人物介绍

朱有德：镇上著名的老中医，已经有30多年的行医经验，为人忠厚老实，古道热肠，经常无私帮助一些生病的穷人，有时候甚至少收或者不收药钱，赢得了很多患者的赞誉。近年来，由于年纪大了，不想让自己的医术失传，所以收了小神农作徒弟。

小神农：10岁左右，性格活泼，对中医药学有着浓厚的兴趣，聪明又爱好学习。经人介绍，来到了朱有德身边。跟随朱有德学习的时间不长，但是已经认识了很多草药，进步飞速。不过他比较调皮，有时候比较马虎，容易认错草药。

张大爷：药材商人，常年给朱有德供货。他走南闯北收购药材，见多识广，对于药材的种类和性质十分清楚。经常到朱有德家送药材，和朱有德关系不错，也非常喜欢小神农。由于他见识丰富，小神农也很喜欢他，经常盼望他到来。再加上他送的药材货真价实，朱有德也十分信任他。

师　娘：朱有德的妻子，老实敦厚，对小神农十分喜爱，视如己出。她非常支持朱有德行医，平日里会帮助朱有德整理草药，是一个温柔善良的贤内助。由于在朱有德身边多年，耳濡目染也掌握了一些中草药知识，有时候也会对小神农进行指导。

慕　白：朱有德的师弟，经营一家草药山庄，有多年行医经验。

荣　桑：慕白的徒弟，比小神农大几岁。跟随慕白学习的时间比较长，对草药的知识掌握得比小神农多，而且性格比小神农沉稳。

内容简介

补虚药

中医药学将人体正气不足，脏腑功能衰退所表现的证候，称为虚证。虚证发生的病因多样，证候也很复杂，如面色不华、精神疲惫、气短音低、自汗盗汗、头晕眼花、心悸失眠、饮食减少、舌质淡胖或瘦瘪、脉虚细无力等。以补虚扶弱，纠正人体气血阴阳虚衰为主要功效的药物，称为补虚药。

所谓补虚，并不是人们日常所认为的补充营养，而是根据个人体质之不足，从气、血、阳、阴4个方面进行调理，最终达到气血充足、阴阳平衡的目的。一个人只有气血、阴阳达到两足，才能保证身体抵抗能力的增强，如此自然也就不会生病了。所以，中医药学的补虚理论，既是疗病，也是养生，是适合大多数人的。

本书对补虚祛邪类中药材进行了整理，加以对药物性质、针对症状的讲解，可以让读者轻松选择补虚药，并收获养生之道。

出版说明

中医药学是我国所特有的一门学科，不仅包含了道家、儒家的养生基础和理论，更含有阴阳五行之哲学，使其形成祖国文化中深厚的知识基础。

随着《中华人民共和国中医药法》的颁布，中医药学受到越来越多人的关注和重视。在这项立法中，第二条规定对这一法规作出了详细解释：本法所称中医药，是包括汉族和少数民族医药在内的我国各民族医药的统称，是反映中华民族对生命、健康和疾病的认识，具有悠久历史传统和独特理论及技术方法的医药学体系。

不仅如此，自中医药法实施以来，引起了社会各界很大的反响，尤其是教育界对此非常重视。国家创新方法研究会、北京中医药大学、中国人民大学附属中学特别举行了一场“中医文化进校园校长研讨会”，国家中医药管理局局长王国强指出：将中医药文化带进校园，根据不同阶段的学生，开设不同程度的中医药课程，不仅能普及中医药知识，帮助青少年健康成长，还能将祖国传统医药文化进行发扬传播。所以，研讨会最后得出结论：要大力倡导各校进行中医药文化与推拿等养生保健技术的普及和学习。至此，各学校开始纷纷行动起来，其中北京市为全国各校的领军示范，他们早于2009年便已经开展了中医药文化的学习，及时将这一课程带进了课堂。现在，在北京有9万名中小学生在选修中医药文化课。

另外，浙江省也不甘落后，他们于2015年开始将中医药文化纳入全省小学五年级的课程之中，而且还特别建立了中医药科普宣传团，不时举办中医药文化大讲堂，为的就是把中医药文化知识带进社区、乡村、家庭，从而发扬、推广中医药文化，壮大中医药文化的人才队伍。立于创新教育的基础上，其他省市也看到了中医药文化学习的重要性，山东、安徽等省也正在努力将中医药文化带进课堂中，按不同的班级传播不同的中医药学知识。这些做法均对中医药学的发展有着良好的推动作用。

事实上，现在还有很多人对中医药学心存误解，认为一提中草药便是晦涩难懂、深奥费力的专业学识。其实不然，中草药作为祖国医学体系的特色，作为中华民族的精粹，其在日常生活中的应用非常广泛，而且其根源又深入生活，实用于生活，是难得的既可治疗疾病又能强身健体的常见药物。对这些中草药进行了解、认知，无疑在发扬中医药学的同时，又可对自我生活产生极大的帮助和裨益。

我们出版这套《跟着小神农学认药》（共计8种）便是本着这一意图而推出的，其最大的特色在于化繁为简，书写轻松，全书以故事讲解为基础，通过人物、事件的发生，将中药材的特征、用途、功效等进行讲解。主人公小神农作为一个处于学习过程中的孩子，边玩边学，逐渐对中医应用的各味中药材达到了了解、认知，这是一个寓教于乐的过程。其实，这对每一个阅读此书的读者而言也是如此，我们从对中医药学的一无所知，到跟着故事慢慢遨游于中药材世界之中流连忘返，这个过程不只会让我们增加相应的中医药学知识，更让我们收获生活养生的真知酌见。相信看完本套书，读者朋友们对中医药学的看法才会产生质的改变：原来我们所认为难懂深奥的中医药学其实就这么简单，甚至那些看似神秘的治病救人之中药材，也不过是生活中常见的草木而已。

可以这样说，本套书的最大特色在于寓事于理，传播中医药学的精髓。书中按人们日常多需多用的调理之用药进行了分类，把各种药材分别归纳成不同种类，比如补虚药、利水渗湿药、清热解毒药、止血活血药、解表药、消食药、祛风湿药、收涩驱虫药、温里理气药、安神开窍药、止咳化痰药等。有了这样细致的划分，我们在阅读的时候便简单而有针对性，再也不会觉得中医药学繁冗无味了。读者只需按自己所需要的问题去对故事进行阅读，便可于其中寻找到有益于自我身体的药材。这样一来，那些日常多见的中药材也不会被我们视为无用之草芥，弃之如敝屣了。

应该说，正是本着让人们全方位认知中药材，了解其药性及功效的目的，我们才在发扬中医药学的基础上进行了创新开发与出版。另外，由于本套丛书写作时间较紧，加上作者自身知识水平所限，书中难免会有不足之处。但相信中药材之魅力可弥补写作上的不足，从而彰显中医药学知识的光辉。惟愿本套丛书的出版，可以让中医药学得到光大传播，让大众享受简单中药材所带来的别样养生人生！读者交流邮箱：228424497@qq.com。

丛书编委会

于北京

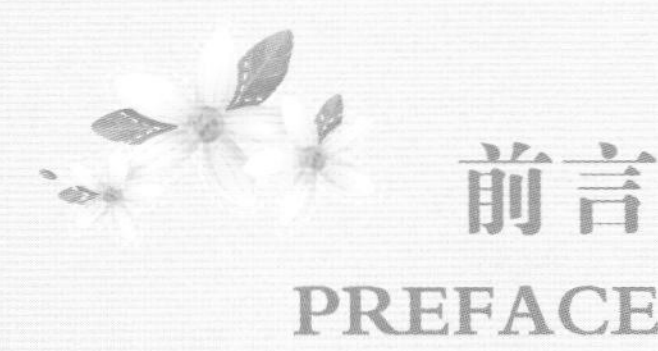

前言
PREFACE

中草药是中华民族几千年来与疾病作斗争过程中总结出来的医药瑰宝，是中华民族的智慧结晶，不论是预防保健，还是治疗疾病，都有其独特的功效。在中医药学形成和发展的漫长历史进程中，它为中华民族的繁衍、昌盛以及人民的健康长寿做出了积极贡献。近年来，由于世界上“绿色食品”“天然药物”的兴起，中医中药备受青睐。随着社会的不断进步和科学技术的飞跃发展，人类的自我保健意识不断增强，回归自然的愿望也越来越强烈，人们更加赏识和注重中草药预防疾病和养生保健的功效。从古至今，传统中医药学不仅是人们治病救命之源，更被视为健康养生之本。纵览历代先贤著作，虽然《黄帝内经》《伤寒论》《难经》《千金方》等用药典籍不胜枚举，但其中被历代延传的精华多不在于药方，而在于草药。正因为如此，传统中医才将诸药以草为本，从而成就本草之名。

然而中国地大物博，草药数量岂止万数之多！每种药物又分别有四气、五味、归经、升降浮沉、使用禁忌等条目，若无人能辨认草药、理解药性、了解药效，那么这些天赐的愈疾之宝恐怕就会埋没于泥淖之中了。而中医典籍对于大部分刚接触中草药的人来说，又实在深奥难懂，让人望而却步。但若因此而使得传统医学之智慧最终湮没于尘埃，就实在是国人乃至世界的不幸了。基于此，笔者本着传承传统中医文化、传播优秀中医药学的初心，撰写了这套集药物速认、了解药性、对症病情、简单运用为一体的中医药普及丛书。

为了更好地让初读本套丛书的读者能够迅速认识中草药及了解它们的特点和用途，丛书以故事串联成章，以系列成书，从现代人日常生活的关注热点出发，以实用为第一准则，选取日常生活中可见的、常用的各类药物一一进行介绍。书中每一个故事就是一味草药，草药之间以药性为内在承接点，似金线串联珍珠，将传统中医药学精华串联此系列丛书。笔者惟求在深入浅出地为读者厘清药物功效作用的同时，让读者在快乐阅读中引发对传统中医药文化的兴趣，将祖国中医药文化向更深更广的社会人群中辐射、影响。此外，考虑到不同读者对于不同性味中草药的了解需求可能存在差异，笔者在编写时，采用单章成文、内中相连的编著方式，让读者既可以掌握全部药材的功效，又可随时取出一味为己所用，真正做到理论与实践结合，研究与实用兼备。

同时，为使丛书达到老叟喜读、孩童能解的表达效果，书中尽量减少了专业性较强的学术用语，代之以通俗易懂的语言。在讲解形式上，采用由小徒弟与老中医之间所发生的谈话、趣事的模式，在故事中慢慢揭开草药神奇作用的谜底，以图使读者在轻松愉快的氛围中，以探寻未知奥秘的方式，了解中草药的神奇之处与中医文化的博大精深。编写过程中，笔者也尽力做到浓缩精华、于众家所长中择善而从，为读者免去选择之烦。

从书内容以补虚药、利水渗湿药、止咳化痰药、清热解毒药、收涩驱虫药、止血活血药、祛风湿药等为主线，罗列人们日常常见之症状，对症给出相应中草药性状特点、作法用途，使读者能够轻松对症下药，而不至于沉浸于学海中茫然无措。虽不求读者凭此一书成医，但求勉力提供治疗轻微症状、预防潜在疾病的措施的可能，故丛书不仅为治疗疾病也为大众养生而作。中医药学向来注重阴阳调和以护养生气，中医药学的精粹也包含历代杏林圣手于实践积淀中得出的养生强健之法。走进中药，认识中药，既是学习防病的开始，又是养生强体的基础。所谓“未病先防，既病防变”，传统中医的理念便是防重于治，因此丛书在预防良方上多有赘述。

本套丛书撰稿之初，笔者喜闻中国科学家屠呦呦因研制出抗疟新药——青蒿素和双氢青蒿素而获得诺贝尔生理学或医学奖，而且这一被誉为“拯救2亿人口”的发现正是来自传统中草药青蒿。在为我国科学家领先世界一流的研究成果惊叹的同时，笔者似乎也看到了中医药学的光明未来。不久之后，2016年第十二届全国人民代表大会常务委员会第二十五次会议通过了《中华人民共和国中医药法》，此法已经于2017年7月1日起正式施行。从多方面来看，中医药学的振兴已成不可阻挡之势，中医药文化及推拿等养生保健等技术进学校、进课堂、进教材当在目前。值此良机，笔者编写本套《跟着小神农学认药》丛书，切合普及传统中医文化的现实需要，并通过诙谐幽默、生动有趣而科学精准的讲解，让读者在浅显易懂、图文并茂的阅读中，不仅获得真正实用的中医药学知识，也享受轻松学习知识的过程，这不仅是一场知识饕餮，更是一场视觉盛宴！

丛书编委会

于北京

目录

CONTENTS

补虚药

补虚药

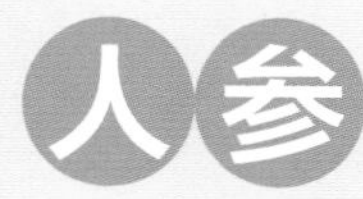

——大补元气的“草中之王”

为了能够让小神农有更多认识药材的机会，朱有德决定带着他四处走走。于是，趁着最近不太忙，朱有德带着小神农来到了吉林。小神农没在吉林生活过，所以对这里的药材十分陌生，见到任何一种新鲜的草药都十分感兴趣。

一天，朱有德带着小神农来到山上采药。很快，小神农就挖到了一株奇怪的草药。这株草药的根部形状为纺锤形，长度大约10厘米，直径在1～2厘米。小神农觉得自己挖到的是人参，但是转念一想，自己的运气应该不会这么好吧？

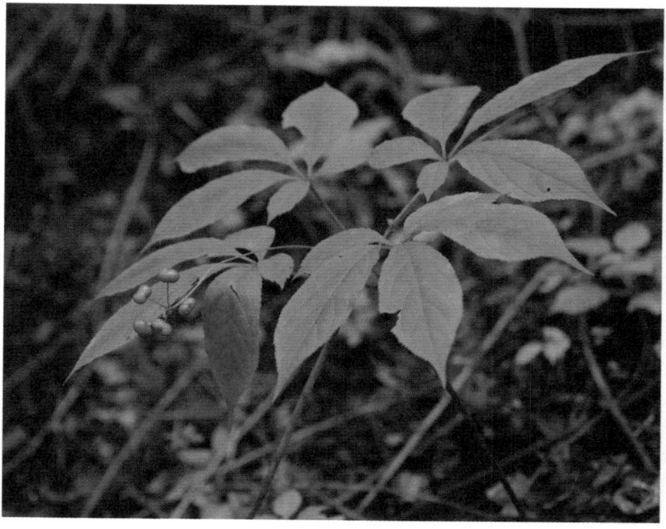

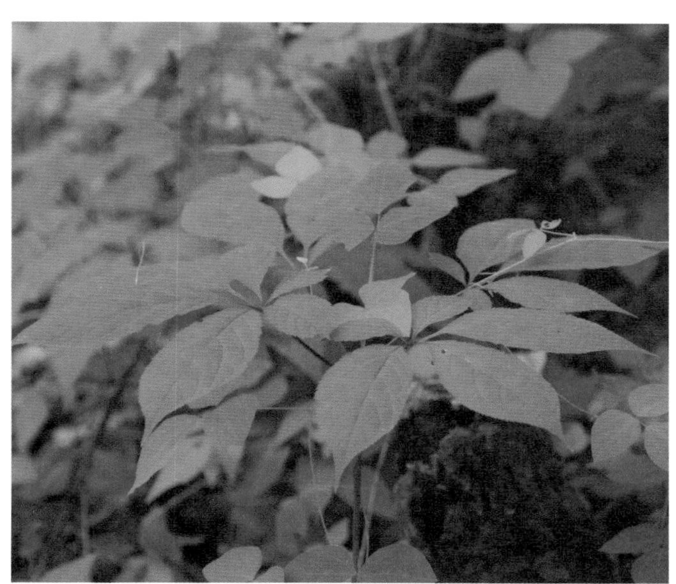

为了验证自己是否真的挖到了人参，小神农将挖来的草药交给师傅鉴定。朱有德一看，立刻说道："没想到你的运气这么好，我这几天一直都在这山上寻找人参，没想到居然让你这个愣头青给找到了。"

"师傅，我挖到的真的是人参呀？"小神农惊讶地问道。

"那当然了，你来看看这人参的表面，颜色呈灰黄色，上面有一些细小的粗横纹，还有很多比较明显的纵皱，下部的根有2～3条，并且还长着很多又细又长的须根。你仔细观察一下这些须根，这上面可是长着很多细小的疣状凸起的。你再用手来摸摸它，是不是感觉质地比较硬？”朱有德一边说一边将人参放在小神农的手上。

小神农接过朱有德递给自己的人参，仔细打量了一番，问道：“师傅，这人参看上去并没有什么特别之处啊，要如何识别呢？”

“虽然人参的外表没有什么特殊之处，但是如果将人参切开，便可以看见黄白色的断面，还有一些棕黄色的环纹，而且人参还有独特的香气，你闻闻便知道了。”朱有德说道。

小神农将人参放在自己的鼻子下闻了闻，闻到有一种微微发苦又有点甜的味道，确实与众不同。

“小神农，相信你对人参的药性已经非常了解了，你来给师傅讲

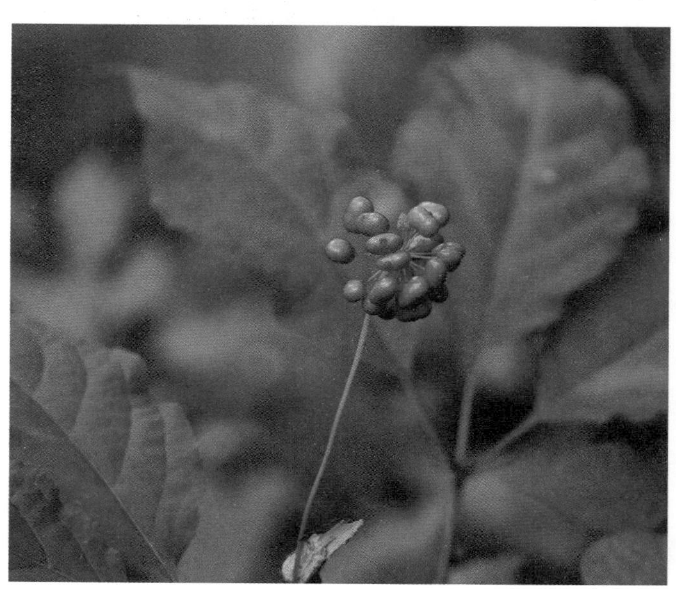

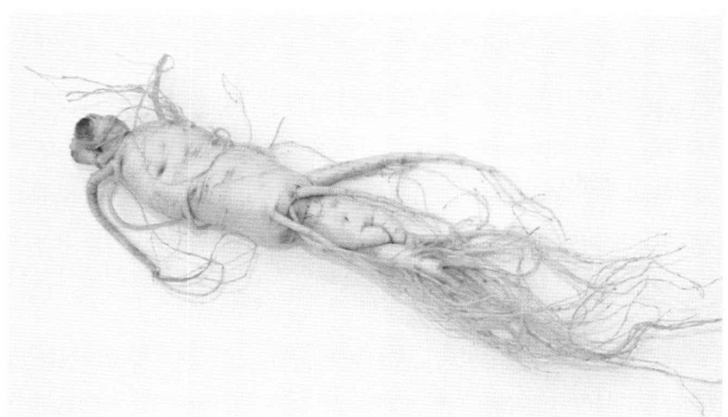

讲这人参吧！”朱有德对小神农说。

“人参性微寒，味甘，具有安神定惊、补五脏、除邪气、明目益智等功效，可以用于治疗劳伤虚损、眩晕头痛、尿频、倦怠、气血津液不足等。”小神农说。

“那你再说说，这人参适用于什么样的人服用呢？”朱有德又问。

“但凡体虚多梦的人都可以服用，人参可是大补元气的草中之王。”小神农说道。

这师徒俩刚刚来到吉林就中了个头彩，高高兴兴地回家去了。

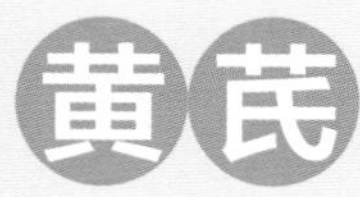

——五脏全补的补气圣品

看到朱有德师徒俩在山里挖来挖去，起初周围的邻居对此还很不能理解，但是日子久了大家也都见怪不怪了。有些人上山时如果发现了什么奇珍异草还会带回来给朱有德看，希望自己也能够挖到什么宝贝草药。

这一日，朱有德和小神农在家里晾晒着草药，附近一位邻居就跑来了，一进门就嚷嚷着：“朱神医，您快来看看我手里这个究竟是个什么草药！”

朱有德让小神农给这位邻居倒了一杯水，接过邻居手中的草药仔细观察。邻居拿来的只是植物的根而已，这个根为圆柱形，表面有一

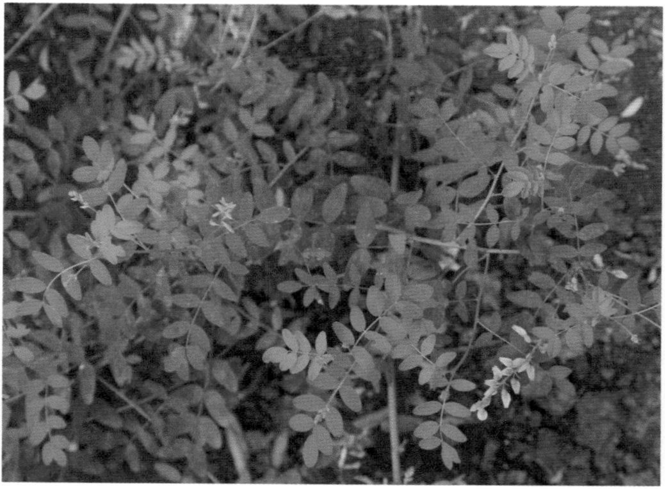

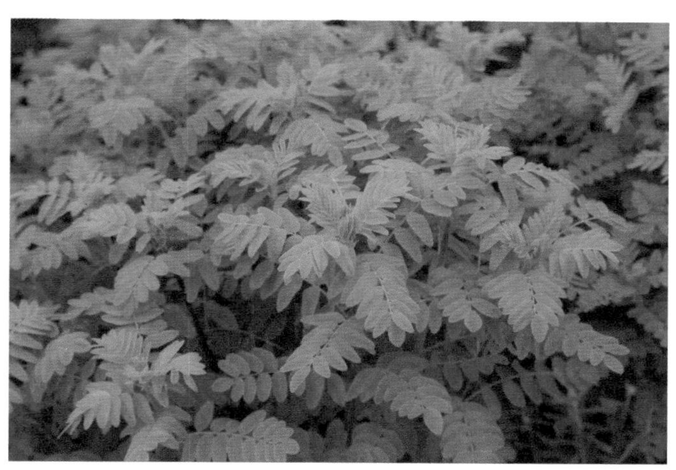

些分枝，根的上端比较粗，形状略微扭曲，长40多厘米，直径只有2厘米。根的表面为淡棕黄色至淡棕褐色，在根的表皮上还有很多不规则的纵皱以及一些横长的皮孔。

朱有德用手将根上的皮稍微剥掉一点，发现里面的颜色为黄白色，而且可以看见网状的纤维，还能闻到一股豆腥味。朱有德笑着对邻居说道："您给我拿来的是黄芪。"

站在一旁的小神农十分惊讶，过去他见过很多晒干的黄芪，而新鲜的黄芪他还是第一次见到，他立刻接过师傅手中的黄芪，拿在手上反复观察。

"朱神医，我就是一个大老粗，根本不知道这黄芪是做什么用的，您能给我讲讲吗？"邻居饶有兴趣地问道。

“小神农，你平日里对黄芪的了解也不少了，今天就由你来讲讲这黄芪吧！”朱有德对小神农说道。

小神农立刻挺起胸膛，正色道：“《本草汇言》云‘黄芪，补肺健脾，实卫敛汗，驱风运毒之药也。故阳虚之人，自汗频来，乃表虚而腠理不密也，黄芪可以实卫而敛汗；伤寒之证，行发表而邪汗不出，乃里虚而正气内乏也，黄芪可以济津以助汗；贼风之疴，偏中血脉而手足不随者，黄芪可以荣筋骨；痈疡之证，脓血内溃，阳气虚而不敛者，黄芪可以生肌肉，又阴疮不能起发，阳气虚而不愈者，黄芪可以生肌肉’。这黄芪可是五脏全补的补气圣品，它的性微温，味甘，具有补虚、补气固表、利尿脱毒、补肺气、益气等功效，平时可以用来治疗麻风、痔疮、男女虚损、久泻脱肛、血虚萎黄、便血崩漏、妇女宫冷、腹痛泻痢、劳虚自汗等。”

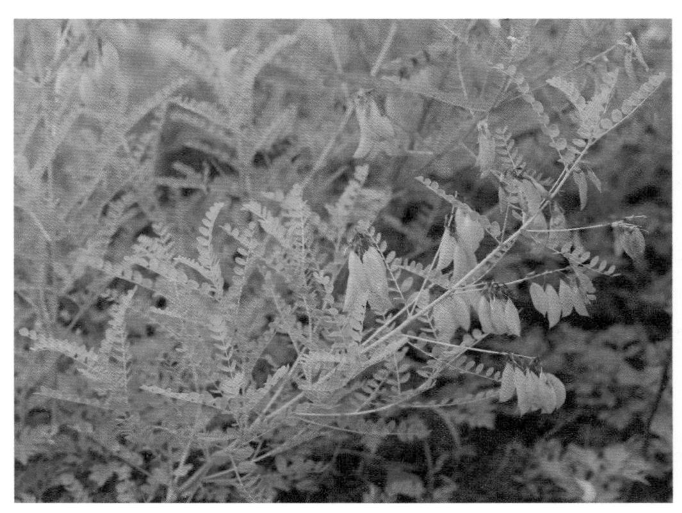

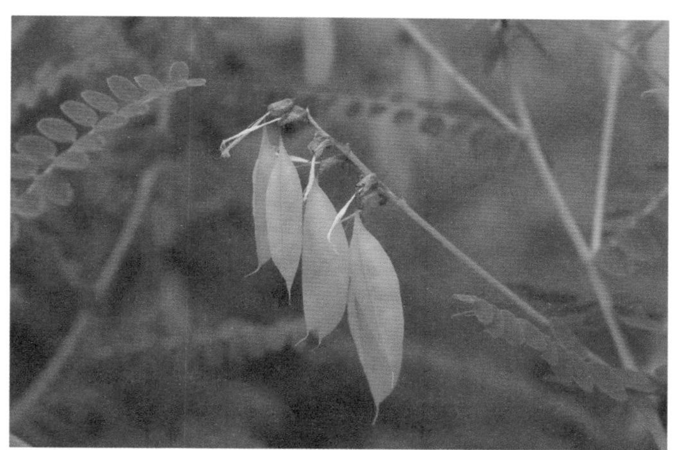

“这位小大夫刚刚说这黄芪利尿？我最近小便不通，要怎么吃这黄芪才能够治好呢？”邻居问道。

“如果是小便不通的话，煎水服用便可以解决小便不通的问题了。可以用6克绵黄芪放在400毫升的水里煎煮，直到水剩下200毫升即可。”小神农回答。

朱有德对小神农的表现十分满意，没想到他这么快就能够认识那么多药材，而且还可以随口说出一些比较简单的药方来，看来真要对他刮目相看了。

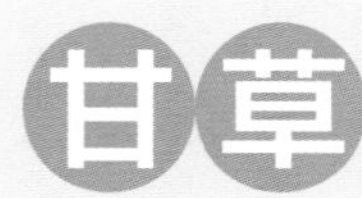

——能解百毒的“药中之王”

今天，小神农来到同村的一户邻居家玩耍。邻居家的小男孩性格十分爽朗，比小神农略小几岁，总是跟在小神农身后喊哥哥。

“小神农哥哥，你看看我爸爸前几天从山里采回的草药，跟宝贝一样放在这里晒着。”小男孩让小神农看一些植物的根。

小神农看了一眼这些植物的根，发现它们的长度都在30～70厘米，主根比较长，而且十分粗大，根的表皮为红褐色至暗褐色。有部分根上还连着植物的茎，可以看得出植物的茎为直立的，表面有一些白色的短毛。叶片的形状为卵圆形或者卵状椭圆形，有一些还近似圆

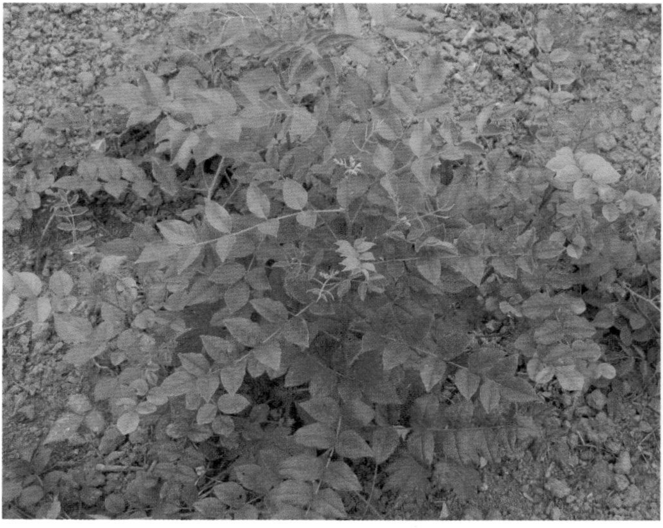

形。有一些茎上还长着一些小花，这些小花的花冠为淡紫色。

就在小神农认真观察的时候，小男孩的爸爸从屋子里走了出来，问道："小神农，你知道这草药是什么吗？"

"我见到的一般都是晒干的草药，像这种还没有完全被晒干的，我还真是不太了解。"小神农摸了摸头说道。

"其实，这草药你一定很熟悉，你只是没有见过它新鲜时候的样子，它就是甘草。"小男孩的爸爸说道。

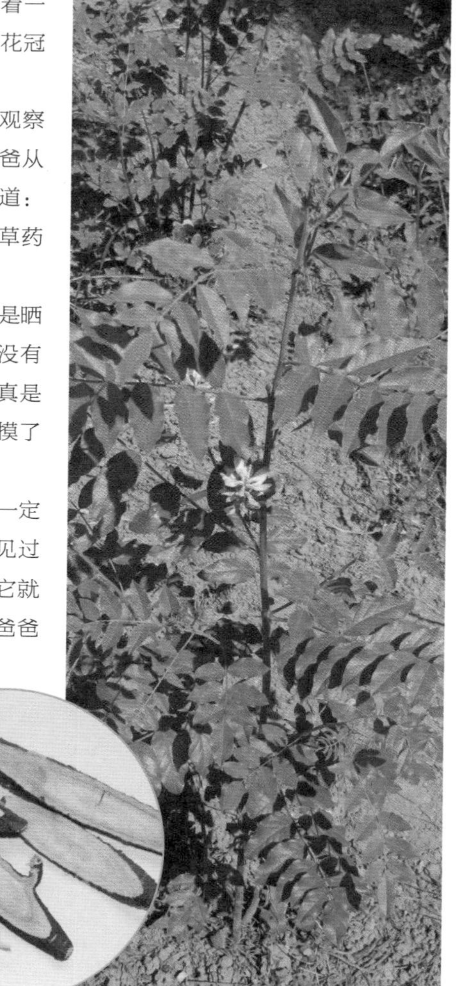

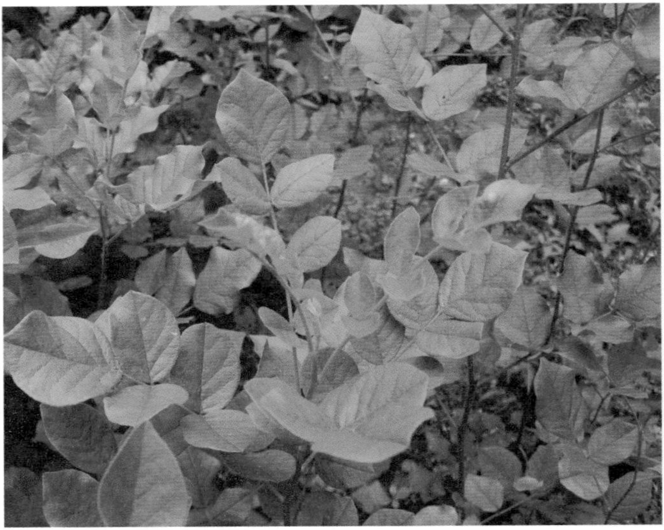

“甘草？真没有想到，原来新鲜的甘草长成这个样子。”小神农不禁感叹。

“我多少也认识一些常见的草药，却不知道这草药究竟能做什么，倒不如你给我讲讲这甘草的作用吧！”小男孩的爸爸说道。

“好哇！《药性论》说甘草‘主腹中冷痛，治惊痫，除腹胀满；补益五脏；制诸药毒；养肾气内伤，令人阴(不)痿；主妇人血沥腰痛；虚而多热；加而用之’。这甘草性平，味甘，具有补脾益气、止咳润肺、缓急解毒、调和百病、补气生肌等功效。”小神农说。

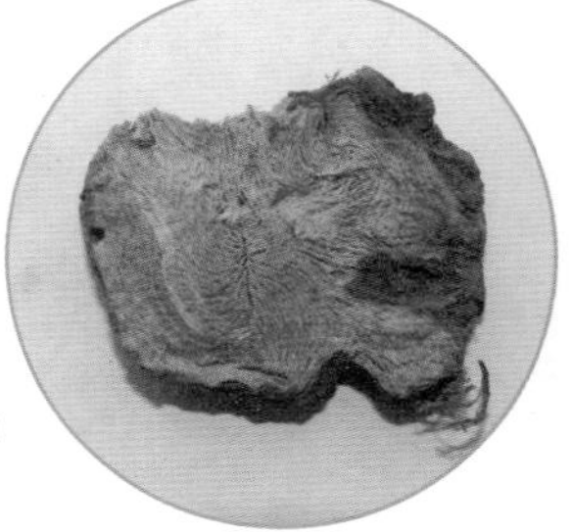

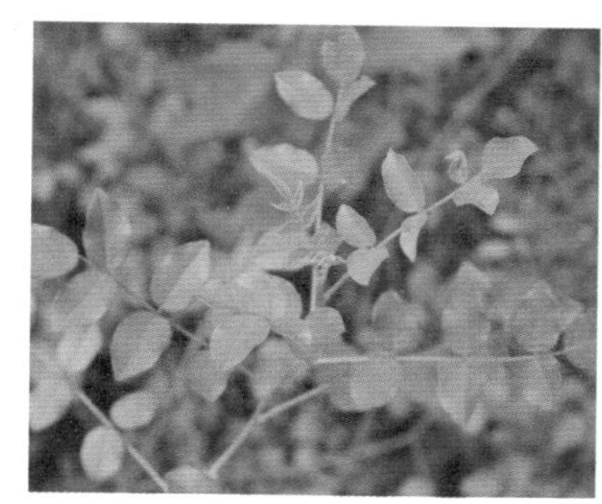

“我只知道这甘草能够治疗咽喉肿痛，其他的我就不知道了。既然你知道这么多，就不妨给我多讲讲，这样，我以后遇见小病小灾也能够自己用草药医治了。”小男孩的爸爸说道。

“甘草具有温中下气的作用，可以用于治疗咳嗽、烦闷气短，并且还可以调气血和止渴，就像您说的，治疗咽喉肿痛也是非常好的。”小神农说。

“多亏你今天给我讲了这么多关于甘草的知识，要不然我还真不知道这甘草有这么大的作用。这些甘草就送给你了，算是你给我讲课的报酬。”小男孩的爸爸爽快地将所有的甘草都送给了小神农，小神农也欢天喜地地将甘草带回师傅家了。

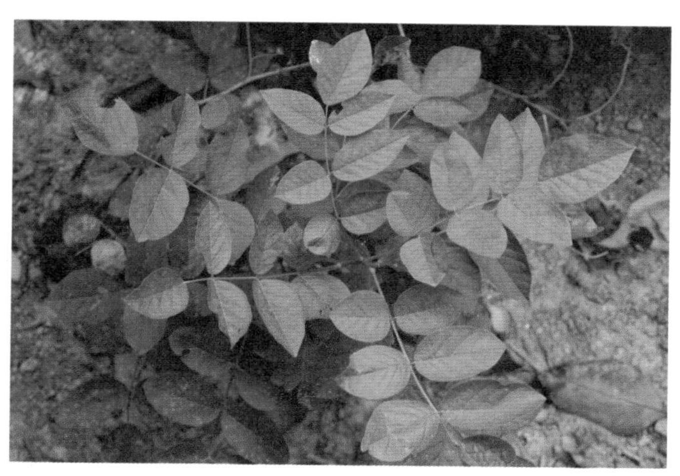

枸骨叶——平肝益肾的止疼之药

“朱医师啊，我这腰和膝盖最近疼得厉害，夜里疼得觉都睡不好。您给我看看吧。”一大早刘大娘就来找朱有德看病。

朱有德诊断过后，对刘大娘说道：“您放心，没什么大问题。您这腰腿疼是劳累过度引起的，取一些枸骨叶泡酒喝，平时多注意休息，很快就会好的。”

小神农给刘大娘包好了药，送她出了门，回来就一脸好奇地问朱有德：“师傅，狗骨叶是什么草药？与狗骨头有关吗？”

“哈哈……”朱有德不禁大笑起来，“傻孩子，枸骨叶的‘枸’字与枸杞的‘枸’是同一个字。”

“原来不是小狗的‘狗’啊。”小神农发现自己说了傻话，顿时脸涨得通红。

朱有德看徒弟不好意思了，也不再逗他，说：“你拉开药柜第二层第三个抽屉看一看。”

小神农忙走到药柜前，拉开师傅说的柜子。“师傅，这枸骨叶有黄绿色和绿褐色的，样子并不规则，有些是长方形，有些是长卵形；叶片前端有很硬的刺齿，基部较宽，边缘稍反向弯曲。还有一股轻微的气味。”小神农边观察边说。

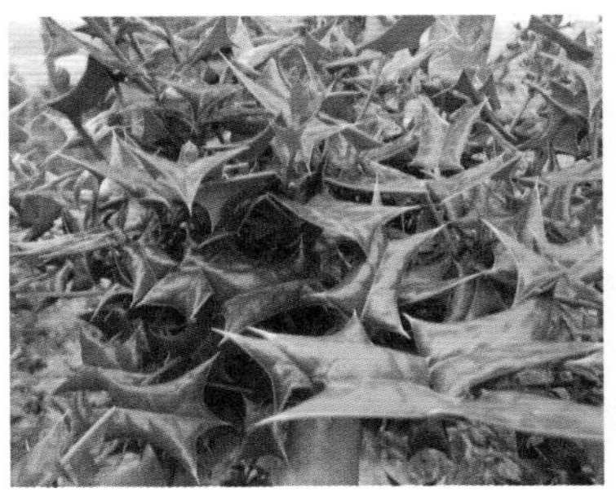

“说得没错。”朱有德

满意地笑了笑。

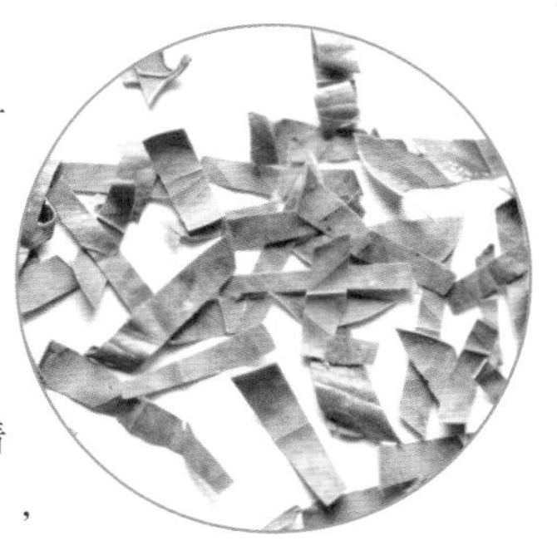

“师傅，枸骨叶的植物形态是什么样的？咱们哪天去看看吧！”小神农期待地看向朱有德。

“这些枸骨叶是上个月张大爷从南方带回来的……”朱有德说。

“哎，枸骨叶也生在南方啊。看来我又见不到了。”一听到“南方”，小神农不免失望。

见小神农表情失落，朱有德便安慰他说：“现在见不到，师傅就描述给你听吧。枸骨叶分小乔木以及常绿灌木两种，最高能长到3米，树皮较为光滑，灰白色。叶片形状近似长方形，互生，如你刚才所见。叶片的前端生有刺齿，有1～2枚刺齿生于两边，具全缘。花朵开在4～5月，花朵形状较小，黄绿色。枸骨叶具有红色球状的果实。”

“那它除了可以治疗腰腿、关节酸痛，还有哪些功效呢？”小神农歪着头，打破沙锅问到底。

“枸骨叶是一种清热、养阴、平肝益肾的草药。其性凉，味苦，归肾、肝经。《本草拾遗》中说，‘枝叶烧灰，淋取汁，涂白癜风，亦可作稠煎敷之’。它对于治疗头晕眼花、肺痨、咯血之症极为有效。”

“师傅，您有没有闻到一股煳味？”小神农吸了吸鼻子，看向朱有德。

“糟了，药煳了！”朱有德起身就向外跑去。

“师傅，您等等我！”小神农也紧跟着朱有德跑了出去。

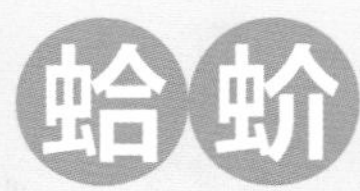

蛤蚧——益肾定喘的“大壁虎”

镇东头的王大爷自从老伴去世后，便一直孤身一人。朱有德一有时间，就会带着小神农去看望老人家。

“你王爷爷最近身体不太好，时常咳嗽。一会煎好药，我们去看看他！”朱有德对小神农说。

“好！”小神农懂事地答应道。

“你帮为师到药柜第二层左数第五个抽屉，取三钱蛤蚧来。”朱有德吩咐道。

小神农立刻去抓药，可没一会儿，药房就传来了他恐怖的叫喊声：“啊！有老鼠！师傅，您快来啊！”

朱有德急忙跑了过来，只见小神农紧紧抱着柱子，嘴里念叨着：“吓死我了！”

“怎么回事？老鼠在哪儿呢？”朱有德握住扫帚，搜寻着老鼠的踪迹，准备随时出手。

“在那儿，抽屉里，好多死老鼠。”小神农颤颤巍巍地指向药柜，一脸惊恐。

朱有德看向小神农所指的药柜，立刻明白过来：“你这孩子！那可不是死老鼠，是蛤蚧，是一种药材！”朱有德走到小神农身旁，轻轻抚摸他的背，安慰着他。

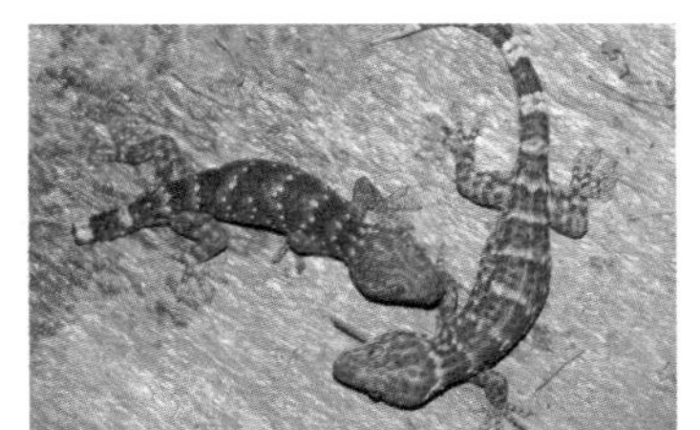

“那是蛤蚧？看起来也太像死老鼠了，真是吓死我了。”

小神农惊魂未定，疑惑地看向师傅。

“蛤蚧也叫大壁虎或仙蟾，是一种动物药材。它虽然长得有些吓人，但是具有很高的药用价值，而且还是咱们这里不常见到的物种呢！”

小神农一听说是药材，顿时没那么害怕了，连忙问道：“那这蛤蚧有什么功效呢？”

“蛤蚧有益肾、助阳、定喘以及补肺之效。其性平，味咸，多用于治疗肾气不足、劳嗽、阳痿、咯血。遗精等症。”朱有德说着，从抽屉里拿出一只蛤蚧给小神农看。

“啊啊啊！吓死人了，拿开！”小神农不禁大声喊道，并用手捂住双眼。

“这么胆小可不行。如果当大夫还怕这怕那，那怎么给人治病呢？”朱有德耐心地教导道。小神农只好慢慢睁开眼睛，从手指缝里观察蛤蚧。

“蛤蚧最大可长至30厘米，尾巴几乎与身体等长。砖灰色的背部分布着橘黄色、蓝灰色的斑点，肚子处为灰白色，上面带有粉色斑块。头部近似三角形，形状较大，肢体扁平且覆盖着粒鳞，疣鳞最多有14列，生于粒鳞间；腹部的鳞片呈六角形。指趾生有小爪，但不包括第一趾。尾部较扁，局基部生出肛疣。”

朱有德生动的讲解让小神农慢慢平静了下来。他入迷地听完师傅的话，还尝试着摸了摸这味药材。

朱有德笑着说：“是不是发觉，它也没有那么吓人？”

小神农点了点头，也笑了。

“走吧，拿上蛤蚧，我们去给王爷爷煎药。”朱有德摸了摸小神农的脑袋，笑着说。

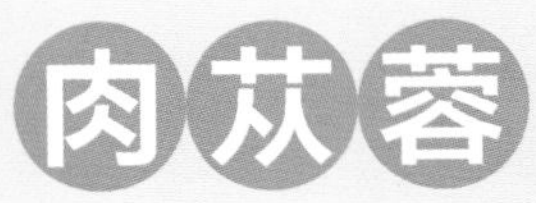

肉苁蓉——能壮阳的“沙漠人参”

小神农听从朱有德的吩咐，在家中的药房里整理药材，突然发现了一团黑乎乎的东西。小神农觉得，眼前的东西好像是发霉了，便问问师傅是不是可以丢掉。

朱有德见到小神农手中的东西，立刻笑着说：“看来你认识的药材还真是有限，就连大名鼎鼎的‘黑司令’你都不认得？”

“‘黑司令’？这是什么药材呀？”小神农一头雾水地问道。

“这就是赫赫有名的沙漠人参——肉苁蓉呀！”朱有德笑着对小神农说。

说到肉苁蓉，小神农又怎么会不知道呢？只不过小神农与这味药材素未谋面而已。他知道这肉苁蓉是壮阳的神药，生长在沙漠当中。肉苁蓉的性微温，味甘，具有补中益气、养五脏、益精气、助阳等

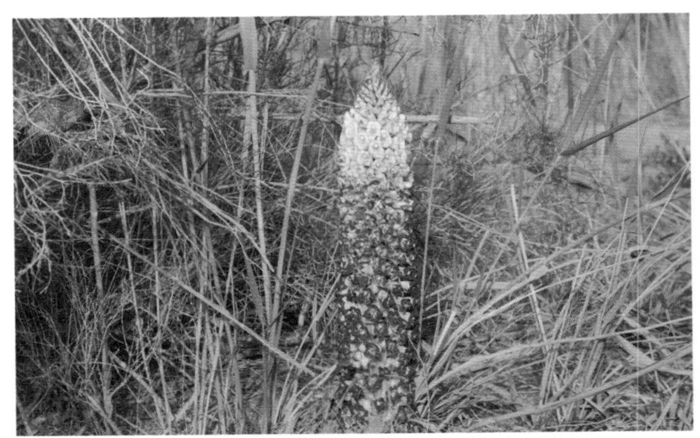

功效。

“师傅，这东西长得这么黑，它之前是什么样子呢？”小神农好奇地问道。

“你看看你手中的肉苁蓉，它的形状为圆柱形，但是略扁一点，有一端看上去比较细，整体有点弯曲。它能够生长到10～30厘米长，直径可以长到2～6厘米，表面的颜色为黑色或者灰棕色。仔细看看它的表面，是不是有很多肥厚的肉质鳞片呢？这些肉质鳞片就好像是瓦盖一样整齐地排列在它的表面。肉苁蓉的质地比较坚硬，摸上去有一种坚实的感觉。它的肉质带有一定的油性，而且具有很强的韧性，即便用力掰也不容易被折断。你手中拿着的这个是盐苁蓉，它的味道是咸的，摸上去质地并不十分坚硬，有一点点软软的感觉，颜色为黑褐色，它表面的白霜就是盐霜。”朱有德说。

小神农认真观察着手中的肉苁蓉，随后问道：“师傅，一般情况下，都用肉苁蓉治疗什么疾病呢？”

“《本草汇言》云：‘肉苁蓉，养命门，滋肾气，补精血之药也。男子丹元虚冷而阳道久沉，妇人冲任失调而阴气不治，此乃平补之剂，温而不热，补而不峻，暖而不燥，滑而不泄，故有从容之名。’我们一般都用肉苁蓉治疗肾虚阳痿、遗精早泄、腰膝冷痛、筋骨痿弱等。这肉苁蓉除了可以入药，还可以用来做食疗，治病的效果也非常不错，所以师傅经常会推荐患者用肉苁蓉煲汤。”朱有德回答道。

小神农今天算是大开眼界了，不仅认识了肉苁蓉，还知道肉苁蓉原来不仅仅是一味难得的药材，还是能够做食疗的食材。

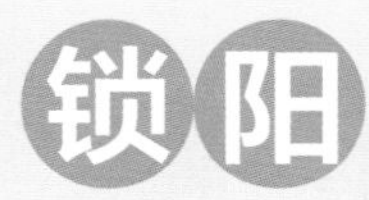

锁阳——补阳益阴的上品

师傅朱有德对小神农说过，有很多药材的产地都在比较偏僻的地方，有些地方自己很难亲自去，所以认识药材不能仅仅局限于自己眼前的大山，还要了解眼前的大山里没有的东西才行。

小神农听了朱有德的话，这几天就一门心思地待在家中的药房里苦心钻研起了自己无法在山上采到的药材。

小神农拿出锁阳仔细观察，发现它的长相还真是奇怪，也不知道究竟是怎么长成这样的。出于好奇，小神农只能去找师傅，让师傅给自己讲讲这锁阳生长时的样子了。

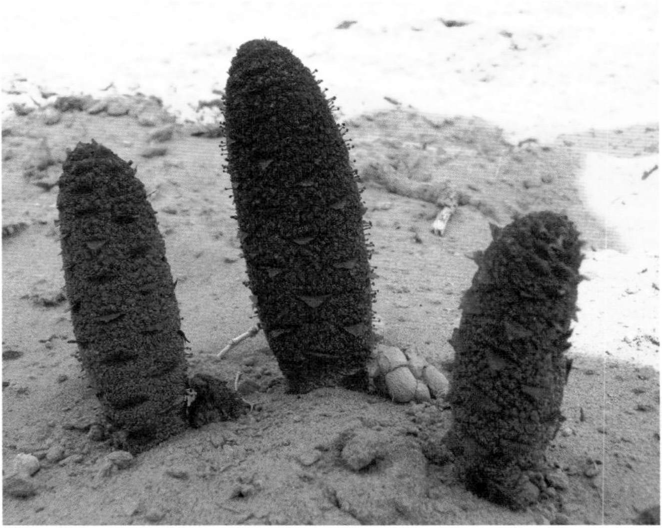

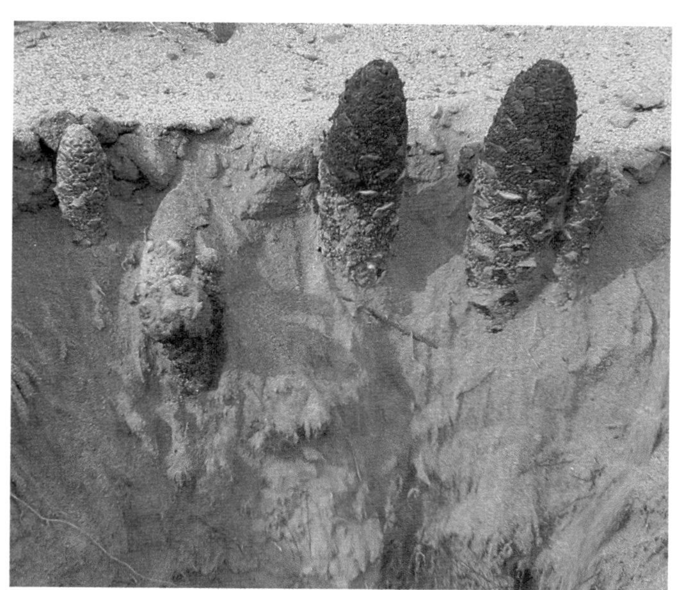

朱有德对小神农说道："这锁阳的样子是有些奇怪，这是因为它属于寄生草本。你来看，它的地下根茎非常粗短，而且长有很多瘤突吸收根，这就方便它的生长。我们看到的锁阳药材，实际上就是锁阳的茎，它的形状为圆柱形，颜色为暗紫红色，高20～100厘米，直径3～6厘米。锁阳在生长的时候，大部分的茎都是埋在沙子当中的，你看看它的基部，是不是十分粗壮？而且还长有鳞片状的叶，这是为了可以吸收更多的养分。因为锁阳一般都生长在干燥多沙的地带，它为了生存，必须要寄生于白刺的根上，所以才长成这个奇怪的样子的。"

"难怪这锁阳这么珍贵呢。我在书上见到，锁阳性温，味甘，具有益精兴阳、润燥、益精血、利大便、大补精气等功效，那么这锁阳究竟都能够治疗哪些疾病呢？”小神农又问道。

“《本草求真》云：‘锁阳，本与苁蓉同为一类。凡阴气虚损，精血衰败，大便燥结，治可用此以啖，并代苁蓉，煮粥弥佳，则知其性虽温，其体仍润，未可云为命门火衰必用之药也。故书有载大便不燥结者勿用，也知性属阴类，即有云可补阳，亦不过云其阴补而阳自兴之意，岂真性等附、桂而为燥热之药哉。’这锁阳可以治疗的疾病就太多了，它可是补阳益阴的上品，一般都会用于治疗肾阳不足、精血虚亏、阳痿、腰膝酸软、肠燥便秘、不孕等。”朱有德回答。

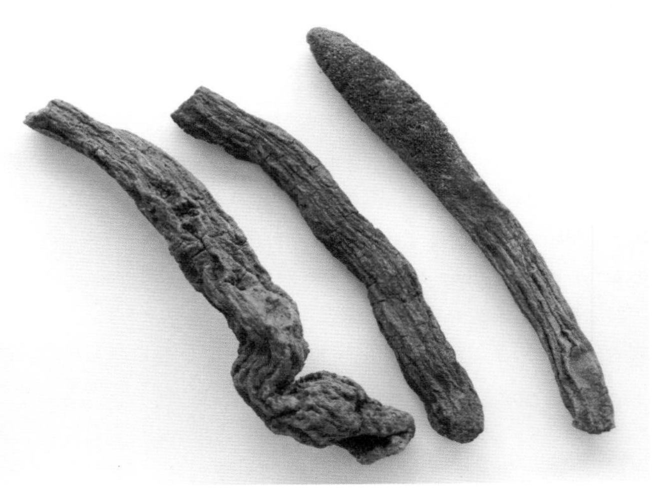

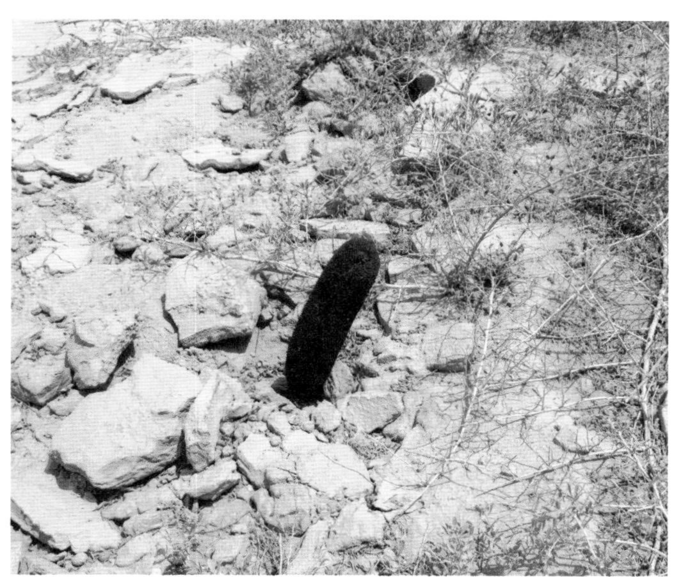

“师傅，您刚刚说这锁阳可以治疗肠燥便秘，那究竟是哪一类人的肠燥便秘更适合用锁阳来治疗呢？”小神农问道。

“用锁阳治疗肠燥便秘，主要是针对大便燥结的人，不燥结的人是不适合用锁阳的，这个需要格外注意。”朱有德说。

小神农将朱有德的话全部记在心里，又看了看眼前的锁阳，觉得自己太幸运了，可以认识那么多药材。

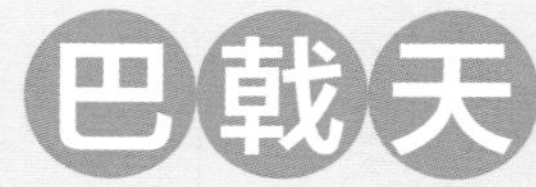

——呵护男性健康的良药

每年夏季，小神农都会格外高兴，因为山上总有一些让他惊喜不已的药材。小神农每次上山采药都如同探宝一样，若是发现自己不认识的草药，便会兴奋得不得了。

今天小神农几乎在山上寻找了一天，竟然没有见到一种令自己欣喜的草药，不免有些情绪失落了。就在小神农以为今天会一无所获的时候，突然在地上看到了一株没有见过的植物。

小神农仔细看了看这株植物，发现它的茎上有较细的纵条棱，一些幼茎的颜色是褐色，表面还长有一些粗毛。植物的叶子是对生的，叶片的形状为长椭圆形，叶片表面的颜色为深绿色。植物上还开有五

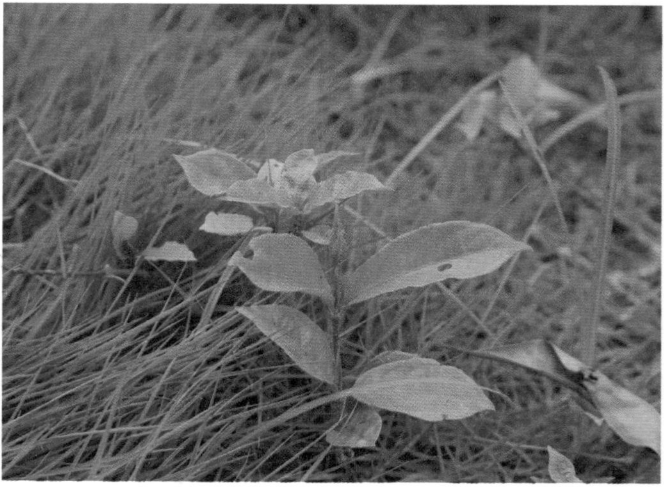

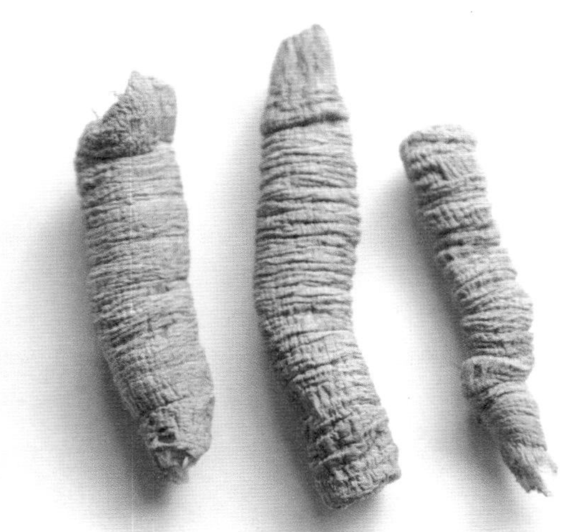

朵小花，花朵长有伞形的花序。

直觉告诉他，这株一定是有用的草药，小神农小心翼翼地将整株草药挖出来，交给朱有德鉴别。朱有德接过小神农手中的草药看了看后，说道：“小神农，你今天找到了呵护男性健康的良药——巴戟天。”

“师傅，您说这个就是大名鼎鼎的巴戟天？”小神农简直不敢相信，那么有名的药材竟然长成这个样子。

“肯定没有错，你看看它的根，肉质肥厚，而且形状为圆柱形，它的根会随着时间的变化不断增长膨大，其生长是没有任何规律可循的，根据这一点你就可以轻松辨别了。”朱有德对小神农说。

“师傅，书上说这巴戟天的根可以入药，它的性微温，味甘、辛，具有补中益气、补肾助阳、祛风除湿、安五脏、强筋骨等功效，可是这巴戟天具体都能够治疗哪些疾病呢？”小神农问道。

“《本草经疏》云：‘巴戟天，主大风邪气，及头面游风者，风力阳邪，势多走上，《经》曰，邪之所凑，其气必虚，巴戟天性能补助元阳，而兼散邪，况真元得补，邪安所留，此所以愈大风邪气也。主阴痿不起，强筋骨，安五脏，补中增志益气者，是脾、肾二经得所养，而诸虚自愈矣。其能疗少腹及阴中引痛，下气，并补五劳，益精，利男子者，五脏之劳，肾为之主，下气则火降，火降则水升，阴阳互宅，精神内守，故主肾气滋长，元阳益盛，诸虚为病者，不求其退而退矣。’刚刚我也说过了，这巴戟天可是呵护男性健康的良药，所以，巴戟天主治男性阳痿遗精。此外，这巴戟天还可以治疗月经不调、宫冷不孕、少腹冷痛、风湿痹痛、筋骨痿软等。”朱有德说。

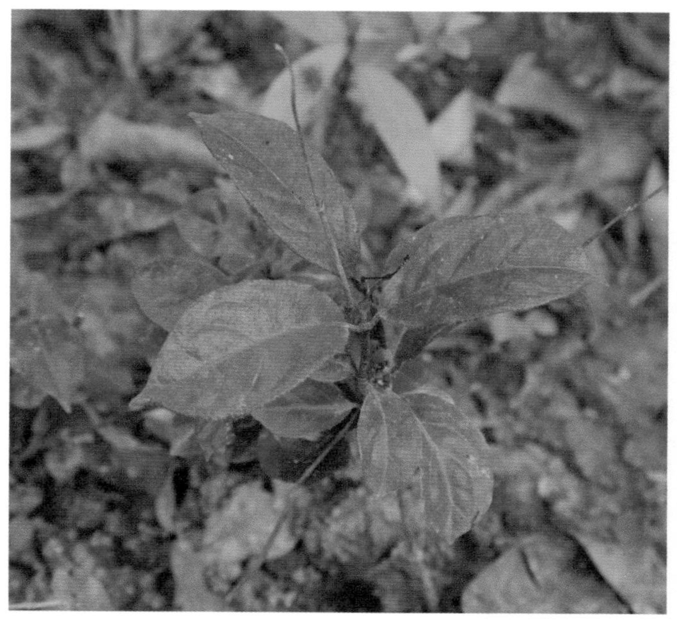

“师傅，这巴戟天一般都要搭配哪些药材才能够起到最佳的治疗效果呢？”小神农又问。

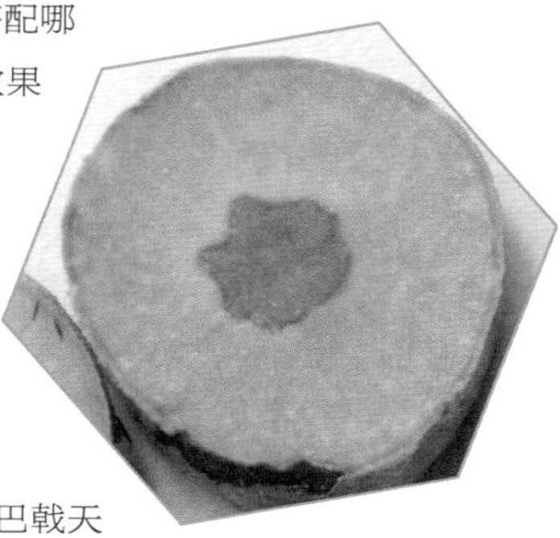

“其实，巴戟天也是不错的食疗药材，不用搭配其他药材，只需要在煲汤的时候放上一点点，就可以起到治病强身的作用。”朱有德说道。

小神农终于明白了，原来这巴戟天不仅仅可以视为草药，还可以视为一种食材。看来自己除了要掌握草药的药性和作用，还要了解更多关于草药的知识才行，不然是做不到活学活用了。

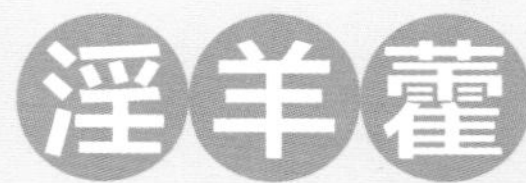

淫羊藿——补肾阳、壮筋骨的良药

最近小神农发现了一件有趣的事情，原来有一些草药虽然都叫同一个名字，但事实上却是好几种草药。对此，小神农非常惊喜，如同发现了新大陆。

朱有德见小神农这几天的心情特别好，忍不住问道："小神农，我见你每天都那么开心，是不是最近学习起来特别得心应手呀？"

小神农高兴地告诉师傅："师傅，我最近发现了一件有趣的事情，原来有一些草药并不是同一种草，但是它们的草药名字却是一样的。"

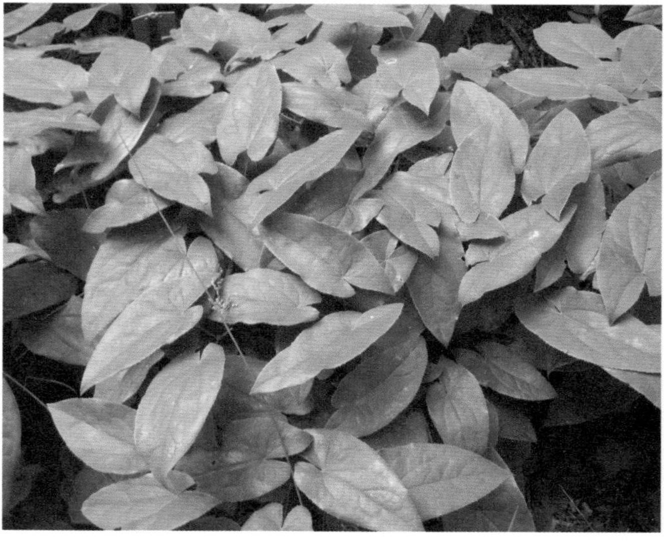

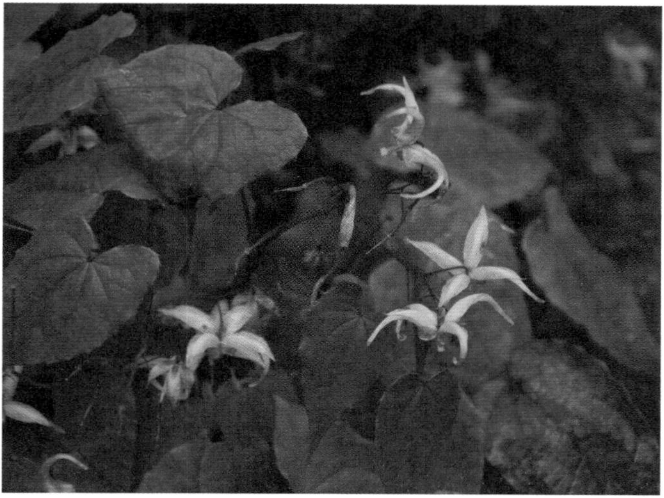

“哦？还有这样的事情？那你给我讲讲。”朱有德说道。

“师傅，您看我手中这个就是淫羊藿，虽然它的名字叫做淫羊藿，可是草药本身却各有不同。淫羊藿的茎比较细，形状为圆柱形，茎的表面颜色为淡黄色或者黄绿色，并且具有一定的光泽，叶子的质地为革质，闻起来没有臭味。可是根据叶子的不同，淫羊藿可以分为好多种，比如说箭叶淫羊藿，它的叶子为一回三出复叶，小叶片的形状为卵状披针形或者长卵形，叶片的质地为革质；而这种就与之前的箭叶淫羊藿不同，它是巫山淫羊藿，因为它的小叶

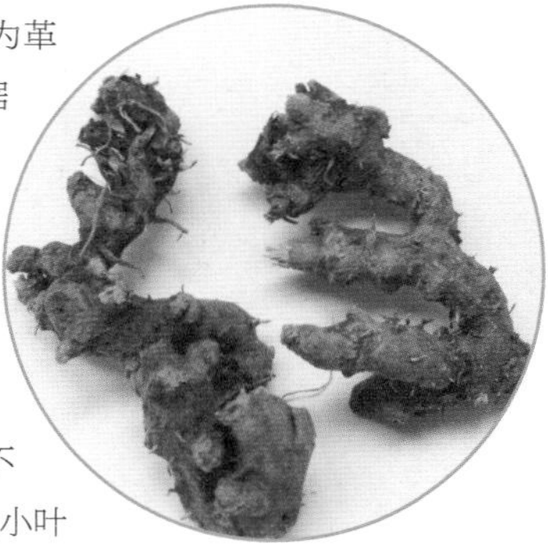

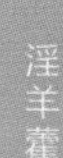

片形状为狭披针形或者披针形，在叶片的下表面上长有绵毛；另外，这种与其他两种淫羊藿又有所不同，这种淫羊藿是柔毛淫羊藿，因为它的叶片表面以及叶柄上都长有密密麻麻的茸毛状柔毛。我手中的几种虽然都是淫羊藿，但是它们却各有不同，师傅您说这神奇不神奇呢？”小神农不断摆弄着手中的淫羊藿说道。

“看来你最近读书真是越来越仔细了，就连草药上的这些小细节都注意到了，作为师傅我真是感到高兴。那你知道淫羊藿是用来治疗什么疾病的吗？”朱有德问道。

“这个我当然知道了。《本草经疏》云：‘淫羊藿，其气温而无毒。《本经》言寒者，误也。辛以润肾，甘温益阳气，故主阴痿绝阳，益气力，强志。茎中痛者，肝肾虚也，补益二经，痛自止矣。膀胱者，州都之官，津液藏焉，气化则能出矣，辛以润其燥，甘温益阳气以助其化，故利小便也。肝主筋，肾主骨，益肾肝则筋骨自坚矣。

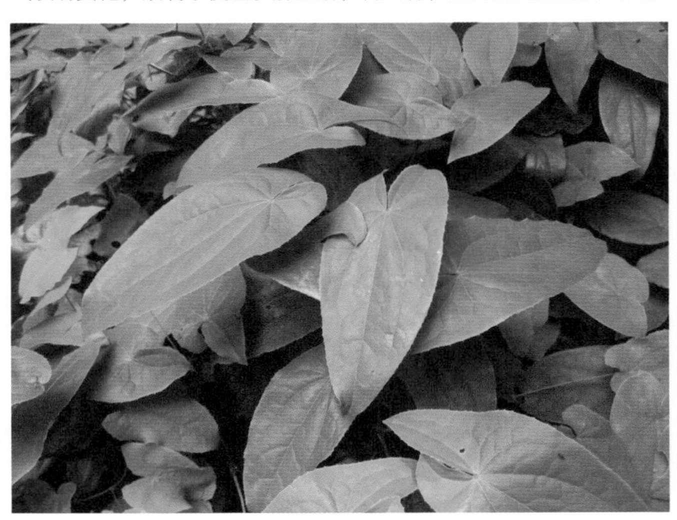

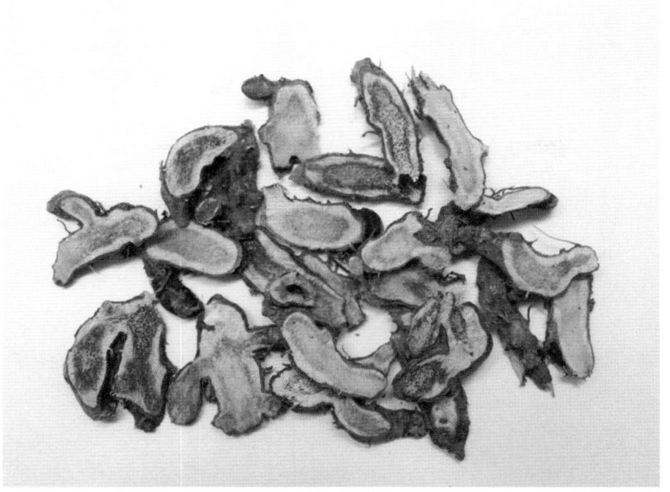

辛能散结，甘能缓中，温能通气行血，故主瘰疬赤痈，及下部有疮，洗出虫。’淫羊藿可是补肾阳、壮筋骨的佳品，它性寒、味辛，具有补肾阳、利小便、补气力、强筋骨等功效，可以用于治疗阳痿遗精、筋骨痿软、亡阳不育、亡阴不孕、四肢麻木、筋骨挛急等。另外，我还知道这淫羊藿用来泡酒也非常不错，每天喝上一小杯，保健功能非常棒！”小神农说。

对于小神农的回答，朱有德非常满意，没想到这个小徒弟居然这么认真，看来自己这身医术真是后继有人了。

——壮阳、增加气力的良药

每年的9月份都是朱有德和小神农最为忙碌的时候，小神农恨不得天天不睡觉，因为9月份山上会有很多值得采摘的草药，小神农一个都不想错过。

今天一大早，小神农就跟着朱有德到山上采药去了。单单一个早晨，小神农就采到了五六种药材，心里也格外高兴。

“小神农，你觉得这一个早晨里，采的哪一种草药最让你感到开心？”朱有德问道。

“应该是菟丝子吧！”小神农回答。

“为什么呢？”朱有德忍不住问道。

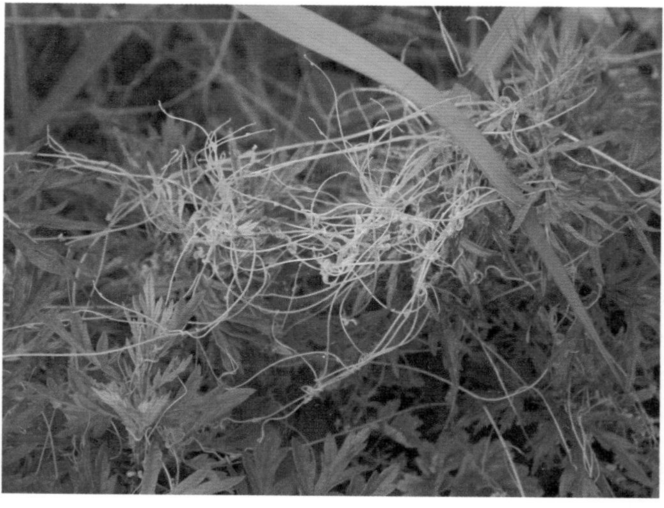

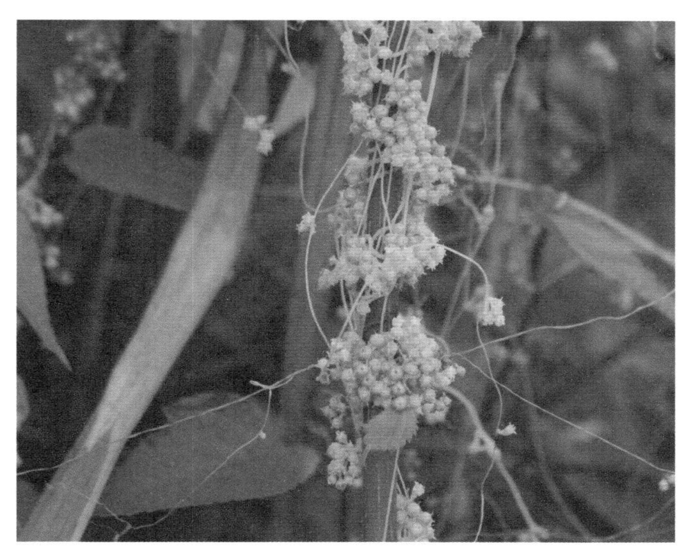

“因为菟丝子可是壮阳、增加气力的良药，而且家里的药房里这味药已经存货不多了，能采到当然高兴了。”小神农解释道。

“那你能告诉我，你是通过什么方法找到菟丝子的吗？”朱有德又问。

“我主要是看菟丝子的外形，因为菟丝子的茎为丝线状，颜色为橙黄色，叶片已经退化成鳞片了。它的花朵是簇生的，每年的7～10月就是菟丝子的花果期，在这段时间里寻找菟丝子是最为简单容易的。菟丝子的花萼为杯状，花冠为白色，花朵的形状为长圆形。成熟的时候，花冠全部都被包围，种子的颜色为淡褐色，所以在草丛里也格外抢眼，一眼就能够看得到。”小神农笑着回答。

“看来你越来越懂采药的小窍门了，都不用师傅教你了。”朱有德满意地说道。

“当然还是要师傅教的，因为我懂的还太少了。就拿这菟丝子来说吧，我只知道菟丝子性平，味辛、甘，具有补益虚损、增加气力、滋养肌肉、壮阳、强筋健骨等功效，可是我却不知道这菟丝子具体都能够治疗哪些疾病，这不还是需要师傅来指点一二吗？”小神农说道。

“《药性论》云：‘治男子女人虚冷，添精益髓，去腰疼膝冷，又主消渴热中。’菟丝子一般都用于治疗阴茎寒冷、滑精、小便余沥不尽、血寒淤积等症，经常服用菟丝子，还可以起到明目、延年益寿

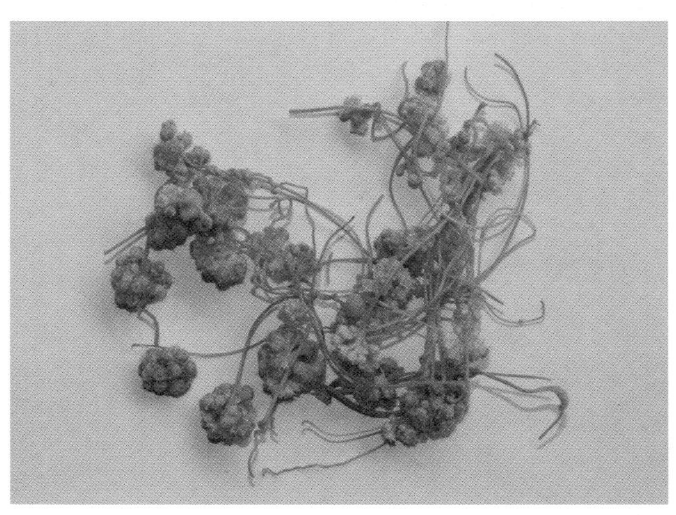

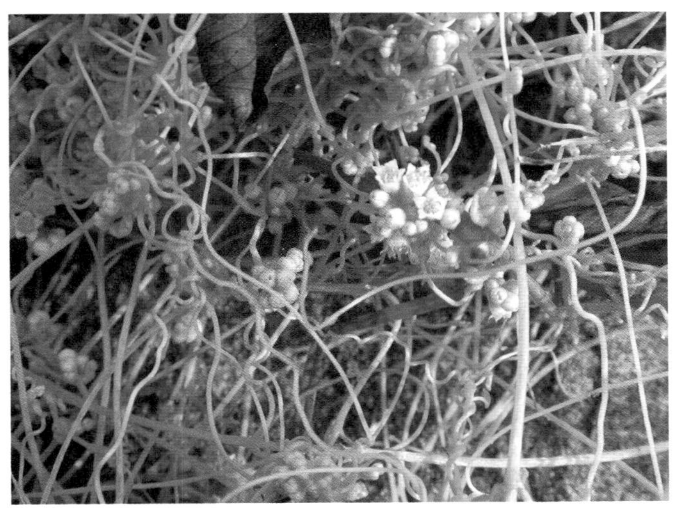

等功效呢！”朱有德说道。

“师傅，您说可以经常服用菟丝子，可是菟丝子要怎么服用才好呢？”小神农追问道。

“可以直接用水煎成汁随意饮用，这样可以治疗消渴不止，另外放在菜肴当中做食疗的食材也非常不错，当然也可以用菟丝子来泡酒，这就需要根据个人的喜好来决定了。”朱有德说道。

补骨脂
——益肾止血的温补良药

师徒俩继续在山中埋头苦干，小神农又发现了一株新的草药，看着面熟却叫不上名字来。于是，他只能将整株草药连根拔起，送到朱有德的面前让他鉴别。

朱有德看了看小神农递过来的草药，对小神农说道："你采的草药只有果实能够入药，其他部位都不能入药，这草药叫做补骨脂。"小神农一听补骨脂这三个字，立刻用手拍了拍自己的额头，刚刚这个名字就在他的嘴边，居然没有说出来。

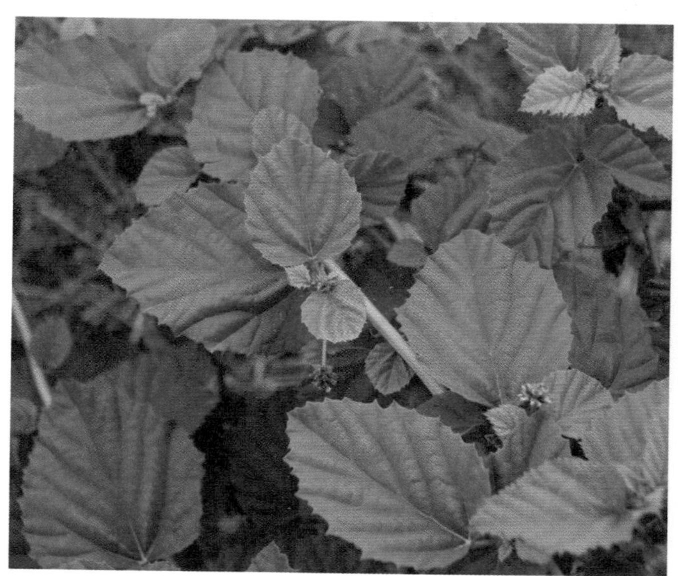

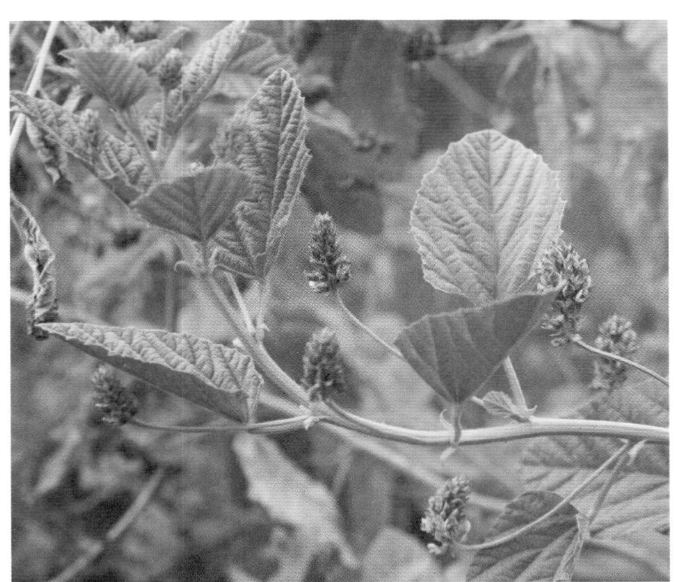

说来小神农挖补骨脂也挺辛苦的，因为这补骨脂的高度可以长到60～150厘米，枝比较坚硬，而且长有纵棱。整株草药表面都长有白色的柔毛和黑褐色的腺点，叶子为单叶互生，叶柄的长度为2～4厘米。叶片的形状为三角状披针形，叶片上长有白色的茸毛，叶片的长度为7~8厘米。

这么大一株草药，小神农把它连根挖出来也是劳神费力，而实际上这补骨脂能够用到的部分却只有果实而已。补骨脂的荚果形状为椭圆形，长度大概5毫米，荚果是不会开裂的，果皮的颜色为黑色，与种子粘贴在一起，而种子却只有一颗，放在鼻子下会闻到一股特有的香气。

小神农认真地将补骨脂的果实收集起来，并问道："师傅，您给我讲讲这补骨脂的作用吧！"

"补骨脂是益肾止血的温补药物，它的性大温，味辛，具有补肾助阳、温脾止泻、纳气平喘、明目等功效。"朱有德说。

"师傅，您能告诉我这补骨脂都能够治疗哪些疾病吗？"小神农紧接着又问道。

"这补骨脂可以用来治疗肾阳不足、阳痿遗精、遗尿、尿频、腰膝冷痛等症，平时也可以用补骨脂炖汤来喝，同样具有不错的养生功效。另外，用补骨脂泡酒也非常不错，喜欢小酌一杯的人也可以每天喝一些，可以起到调理身体的作用。不过，也有些人不适合服用补骨脂。《本草经疏》云：'凡病阴虚火动，梦遗，尿血，小便短涩及

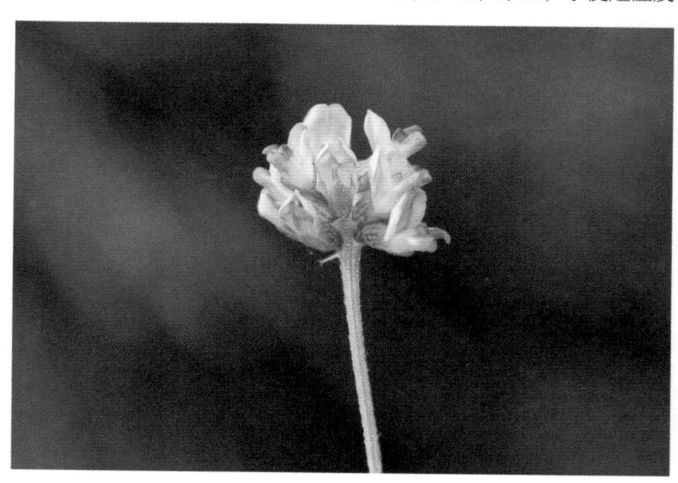

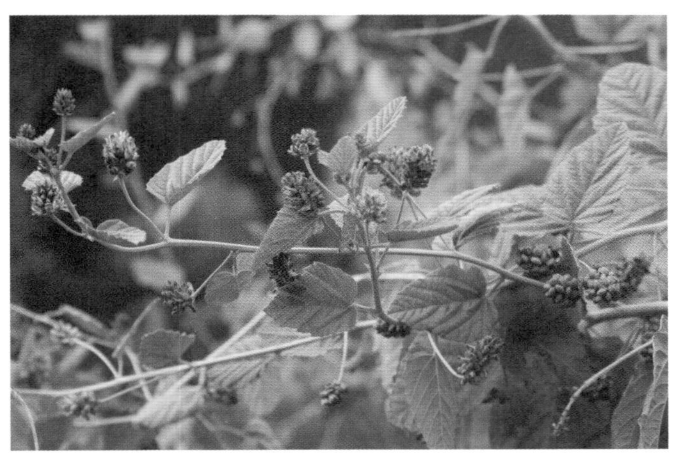

目赤口苦舌干，大便燥结，内热作渴，火升目赤，易饥嘈杂，湿热成痿，以致骨乏无力者，皆不宜服。’”朱有德说。

“师傅，真没有想到，这山上能够长出这么多宝贵的药材。我真想每天都生活在这山里，这样我就可以认识更多的药材了。”小神农一副求知若渴的样子。

“认识更多的草药是好事，可是认识草药的最终目的还是为了治病救人。你有空也应该多和为师出去走走，这样也可以提升一下你的医术。”朱有德说道。

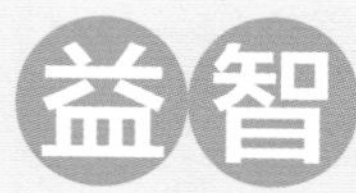

益智——温脾暖肾、固气涩精的佳品

朱有德今天出诊的时候，特意带上了小神农，他想让小神农多多实践，多知道一些关于中药的知识。

朱有德在给病人诊完病之后，并没有开出药方，而是给了对方一些益智，叮嘱对方要经常用益智来煮粥喝，这样就可以起到养生的效果。

离开病人家的时候，小神农觉得很奇怪，为什么师傅没有给对方开药方呢？就在小神农感到不解的时候，朱有德开口问道：“你是不是想知道我为什么不给病人开药方？”小神农点了点头。朱有德接着说道：“其实，刚刚那位病人的病情并不严重，所以根本不需要给他开药方，只需要告诉他注意调理身体就好。”

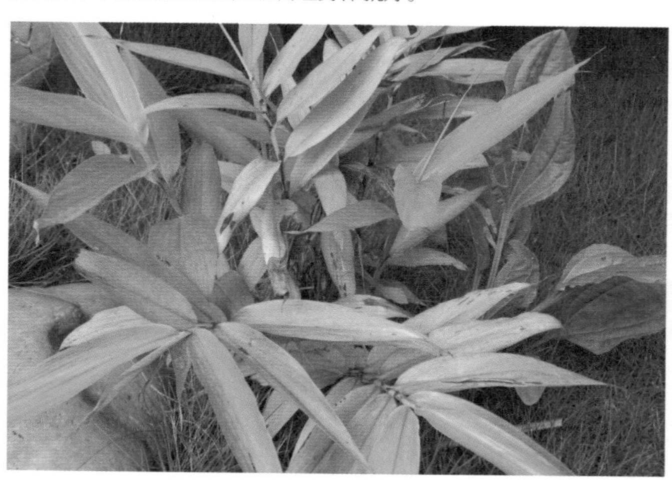

“师傅，您刚刚让我给他的是益智，这益智性温，味辛，具有温脾、暖肾、涩精、固气等功效，可是刚刚那个人有小便淋漓的问题，为什么要用益智呢？”小神农不解地问道。

“有小便淋漓的问题，用益智正好是对症下药，因为他的夜尿非常多，其实用24颗益智捣碎后加盐煎服效果会更好。不过你刚刚也见到了，他们家只有他一个大男人，煎服的方法对于他来说还过于复杂，所以煮粥的方法最简单了，同样可以治病。你要记住，治疗病人的时候也需要看看他的家庭情况才行。”朱有德说道。

“师傅，我从来没有见过这益智究竟长什么样子，您可以给我讲讲吗？我下次进山采药的时候也好多留意一下！”小神农说道。

“现在采摘益智已经来不及了，因为益智的果期是每年的4～6月份，现在已经9月份了。不过师傅可以告诉你，益智能够长到1～2米高，茎是直立的，叶片为两列，叶片的形状为狭披针形，长度在25～35厘米，宽3～6厘米。叶片的边缘长有能够脱落的小刚毛，叶片的表面长有柔毛。每年的3～5月份为益智的花期，花期时会开出粉白色的花朵，果实的形状为纺锤形或者椭圆形，表面被疏毛，外形很有特点，所以非常好辨认，到时候师傅会在遇见的时候指给你看。”朱有德说。

小神农觉得跟着师傅出诊真是没有白来，不仅学会了草药的知识，还学会了治病的方法。

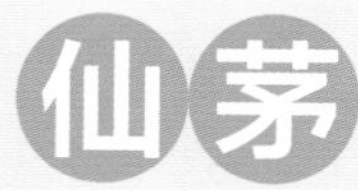

仙茅——补阳温肾的专用好药

每天上山采药之前，小神农都会默默地在心中想好自己打算采哪些草药，并且争取达到自己的预期目标。

昨天晚上小神农便已经想好了，今天上山一定要采到仙茅。因为前几天朱有德给病人看病之后，发现家里的仙茅几乎没有了，只好让对方拿着药方去镇上的药铺买药。小神农看到了，暗暗记在心里，打算今天上山采药的时候多采一些仙茅回来。

小神农进山之后，一门心思地找仙茅，好在功夫不负有心人，他最终凭借着自己在书上了解到的知识找到了仙茅。

小神农之前见到的都是仙茅的干燥根茎，所以知道它的根茎形状为圆柱形，并且根茎的中间略微有一些弯曲，但是两端是平的，长

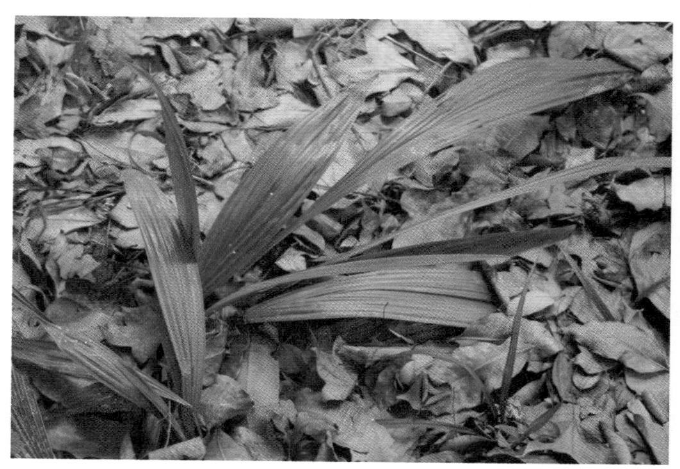

3～10厘米，直径3～8毫米。仙茅的干燥根茎表面颜色为黑褐色或者棕褐色，摸起来会感觉十分粗糙，表面还有一些看上去不太明显的小圆点状的皮孔。

新鲜的仙茅根当然跟晒干之后的仙茅根不太一样，新鲜的仙茅根上长有很多须根，其中中间的须根比较粗，长3～6厘米，表面长有非常细密的环状横纹，质地比较疏松，虽然看上去十分柔软，但是却有不错的韧性，不容易被折断。新鲜的仙茅根的主根与须根不同，主根非常脆，很容易被折断，主根的颜色为淡灰棕色，有一些会呈现红棕色，闻起来气味辛香。

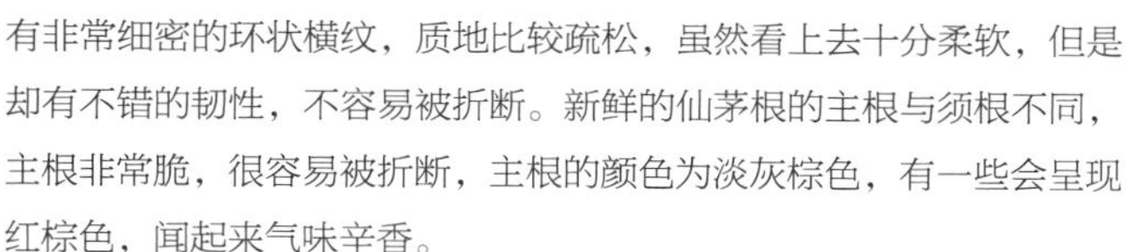

“师傅，您看我挖到了什么？”小神农兴高采烈地将仙茅递给朱有德看。

朱有德看了一眼之后说：“原来你今天一整天都想要挖的就是它，那你来说说你对仙茅究竟了解多少。”

“仙茅性温，味辛，它是有毒的，但是却具有温肾阳、壮筋骨、益肌肤、长精神等功效，它可是补阳温肾的好药。”小神农说道。

“那你知道仙茅都能够治疗哪些疾病吗？”朱有德问道。

“仙茅可以用于治疗小便失禁、心腹冷痛、腰脚冷痹、崩漏等，经常服用还可以改变人的气色，也可以用仙茅来煮汤喝，都有不错的养生效果。”小神农说。

朱有德满意地点了点头，然后师徒俩又开始热火朝天地寻找新的药材了。

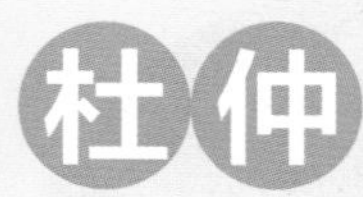

杜仲

——补肾虚、治腰腿酸痛的佳品

今天朱有德家来了一位病人，他腰脊酸疼得厉害。朱有德看过之后，给他开了一服药，其中有一味药材便是杜仲。

小神农给病人抓了药，礼貌地将病人送走，就走到师傅身边问道："师傅，我经常看见你给病人开药的时候会放一些杜仲在里面，按理说这杜仲也算是常见的中药了，可是为什么我们上山采药的时候一直都没有见到它呢？"

"傻孩子，并不是所有的药材都会长在我们附近的山上，而这杜仲一般都是生长于长江中上游的，我们这里自然是见不到的呀！"朱有德摸了摸小神农的头，一脸慈爱地说道。

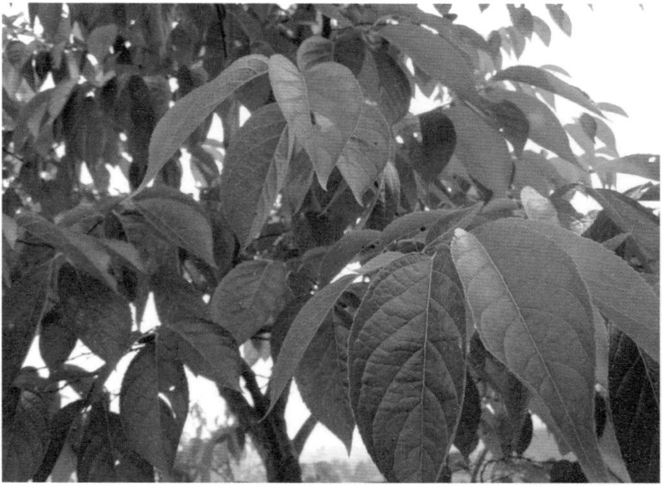

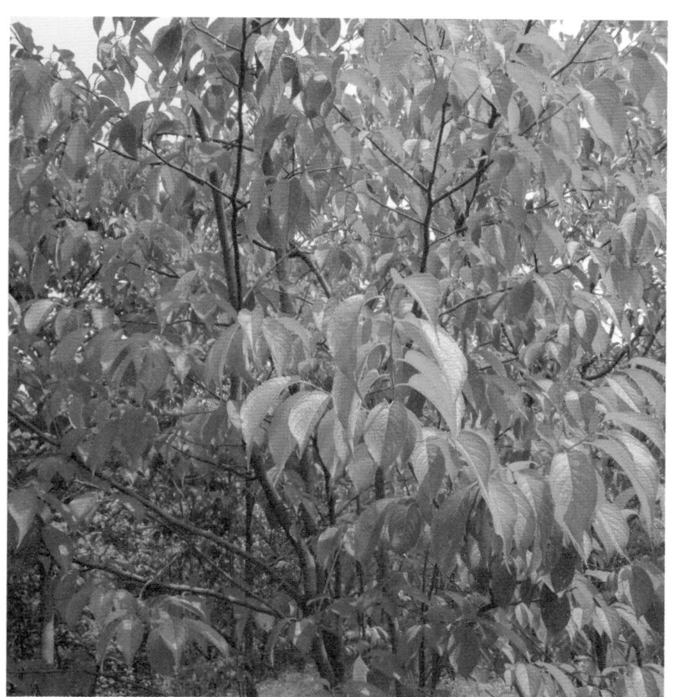

“师傅，那您能不能给我讲讲这杜仲究竟长什么样子呀？我有机会也一定要去长江中上游去见见它的真身。”小神农说道。

“这杜仲是可以长到20米高的落叶乔木的树皮，树皮的颜色为灰褐色，表面比较粗糙，你用手摸一摸就知道了。但是杜仲的小枝却长得十分光滑，颜色为黄褐色。杜仲最大的特点是皮和枝当中都含有胶质，当你掰开杜仲树皮的时候，就可以看见里面能够拉出白色的丝，这个就是它的胶质。如果是杜仲的老枝，表面会长有很明显的气孔。杜仲的叶片形状为椭圆形或者卵形，叶片的边缘长有锯齿，嫩叶的表面长有一些柔毛，而嫩叶的背面柔毛会更密一些，可是老叶却比较光滑。”朱有德说。

“师傅，我从医书上看到，杜仲性平、味辛，具有补肝肾、强筋骨、补肾虚、补中益气、补肝润燥以及安胎等功效，那么这杜仲具体都能够治疗哪些疾病呢？”小神农忍不住又问道。

“《神农本草经》云‘杜仲主治腰膝痛，补中，益精气，坚筋骨，除阴下湿痒，小便余沥。久服，轻身耐老’。这杜仲可以用于治疗腰肌酸痛、阴部痒湿、小便余沥、足膝痿弱、胎动不安、胎漏欲坠等症。经常服用杜仲也可以起到延缓身体衰老的作用。杜仲除了树皮

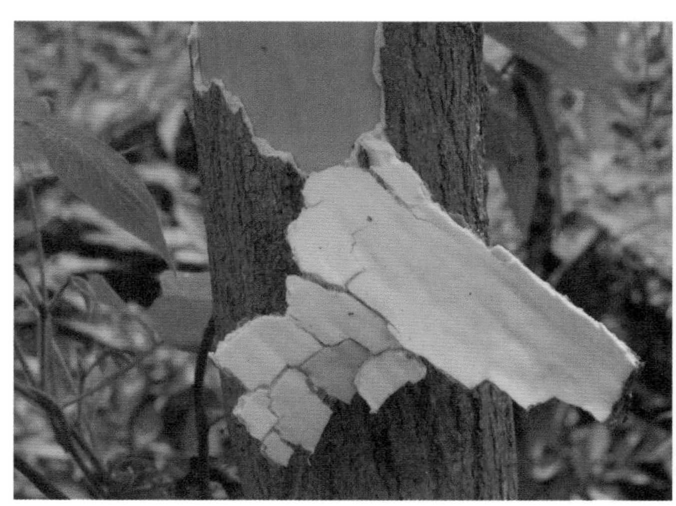

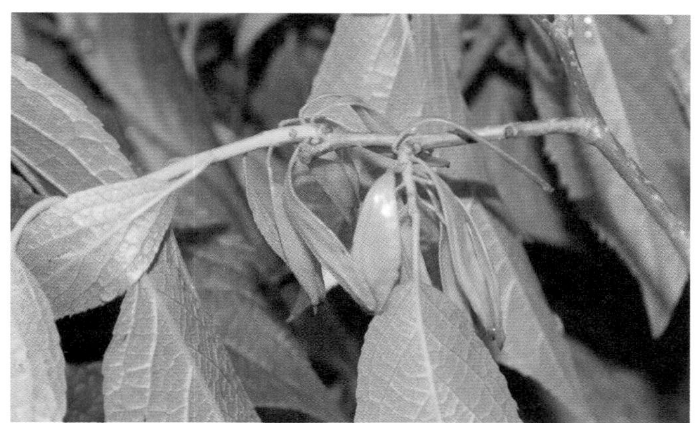

可以入药之外，其芽也可以入药，芽的功效与树皮有所不同，杜仲芽可以用来治疗风毒脚气、肠痔下血、久积风冷等症。”朱有德说。

小神农从来都不知道，原来杜仲的芽也可以入药，现在听师傅这么一说，感觉自己又收获了好多呢！

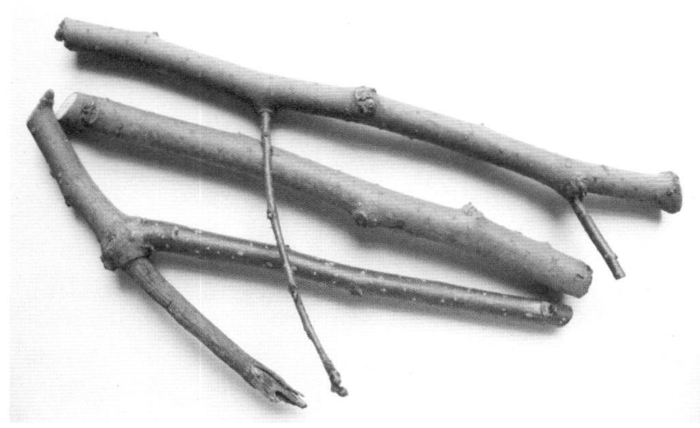

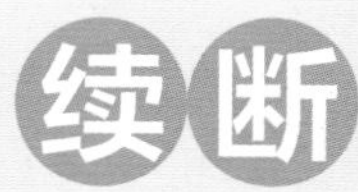

续断——补不足、续筋骨的良品

为了让学习中药知识的过程没有那么枯燥，朱有德经常会突然掏出一些中药让小神农辨识，小神农也乐此不疲。

今天，朱有德又突然掏出一把干燥的根状中药，让小神农辨认。小神农仔细观察了一下，发现这干燥的根形状为长圆柱形，根向下生长越来越细，形状也略微弯曲，长度7～10厘米，直径1～1.5厘米。根的表面颜色为黄褐色或者灰褐色，上面还长有一些比较粗糙的纵皱以及浅沟纹。

小神农将根拿在手上观察，发现这干燥的根质地比较坚硬，却非常脆，很容易就被折断了。断面是不平坦的，略微带有一些角质性，

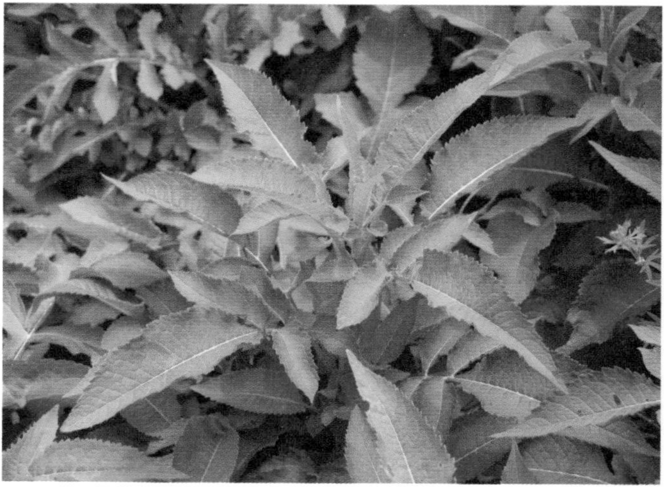

断面的颜色为暗绿色，并且能够看见放射状排列的维管束。

小神农又将根放在鼻子底下闻了闻，发现这根的味道有一些微微的香气；他用舌尖舔了舔根的表面，味道苦甜当中还带了一丝丝涩。

经过认真观察，小神农已经笃定，他手中的这个干燥的根便是续断了。小神农对朱有德说道：“师傅，今天您的考题也太简单了吧？这不就是续断吗？”

“难道真的是我出题出得太过简单了？既然你这么胸有成竹，那就告诉我这续断究竟有什么用处。”朱有德对小神农说。

“续断性微温，味苦，具有补肝肾、强筋骨、续折伤、调血脉、止崩漏等功效，一般可以用于治疗腰背酸痛、跌打创伤、损筋折骨、遗精以及带下病等症。”小神农回答道。

“一般情况下我们看到的都是这种被晒干的续断，可是你知道新鲜的续断可以治疗什么疾病吗？”朱有德又问。

小神农万万没有想到师傅会问这个问题，再说自己根本没有见过新鲜的续断，所以这个问题自然答不出来了。

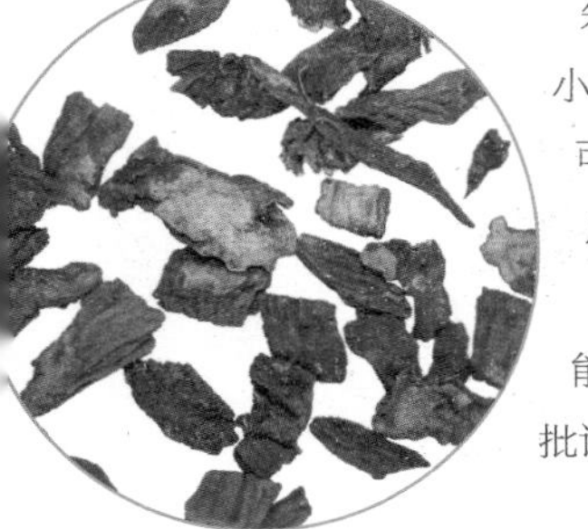

朱有德见小神农回答不出来，于是告诉小神农：“这新鲜的续断，直接绞汁服用可以治疗小便淋漓。学无止境啊！你以后还要多了解这方面的知识才行呀！”

小神农知道朱有德是告诫自己不能太过骄傲，所以他欣然接受了师傅的批评。

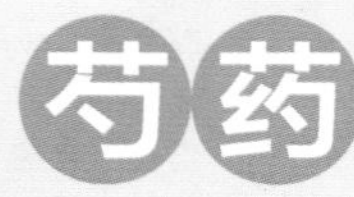

芍药——益气、止痛的木芍药

邻居张奶奶是一个爱花的人，她家门前种了很多花，芍药就是其中的一种。小神农经常会站在张奶奶家门口看芍药，芍药高60～120厘米，叶子为二回三出羽状复叶，小的叶子上通常都长有三道深裂，形状为椭圆形、披针形或者狭卵形，叶子的颜色为绿色。

一般来说，芍药的花都开在顶部，颜色种类繁多，有粉红色、紫红色、黄色以及白色的，甚至还有一些罕见的绿色的。芍药花的个头比较大，一般花茎都在13～18厘米，单瓣花有5～10片花瓣，每年的4～5月就是它们的花期。

朱有德见小神农看花看得那么出神，忍不住问道："小神农，你

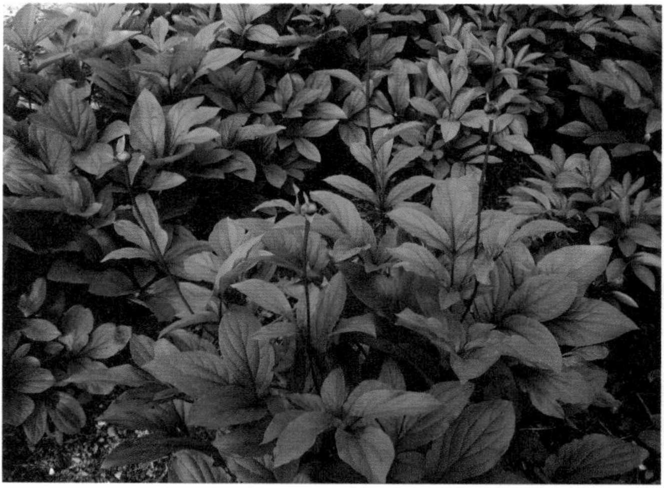

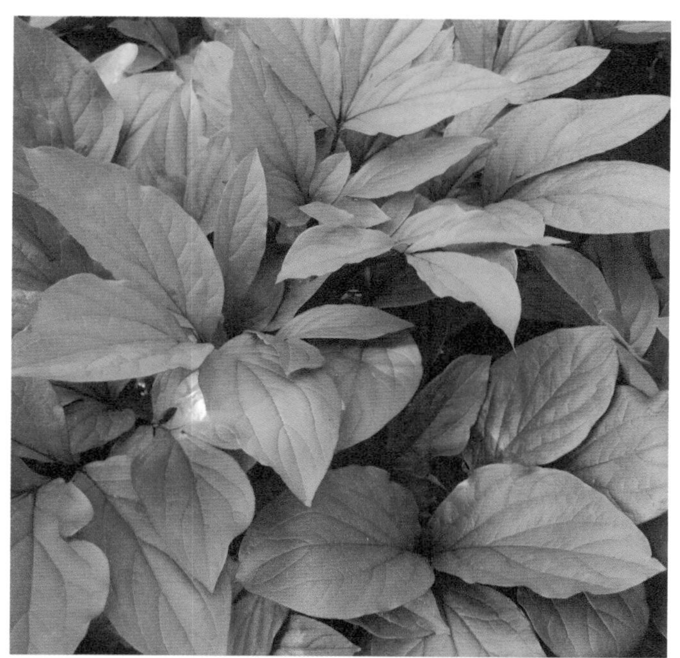

这么喜欢看芍药花，那你知道芍药其实也是一种药材吗？”

“这个我怎么会不知道呢？我这么喜欢芍药花，当然知道芍药花的根可以入药了。”小神农说道。

“看来这个问题没有难倒你，那你给我讲讲这芍药的用途吧。”朱有德又说。

“芍药性平，味苦，具有益气、止痛、利尿等功效，可以用于治疗月经不调、关节肿痛、胸痛、痰滞胸痛、肋痛等症。”小神农回答。

“那你能说说这芍药具体都能够治疗哪些疾病吗？”朱有德

问道。

“芍药可以用于治疗寒热疝气以及腹痛，也具有益气补虚的作用，可以退热除烦，还具有明目的效果。经常用于治疗妇女产后的一些疾病，还可以治疗目赤肿痛、便血痔瘘。”小神农说道。

“小神农，你来看看。你眼前有那么多颜色的芍药，你知道不同颜色的芍药，其实是有不同的用处的吗？”朱有德一脸高深地问道。

“啊？这我可不知道，师傅，您快给我讲讲。”小神农对朱有德说的这一点十分好奇，他之前可完全不知道不同颜色的芍药还有不同的作用。

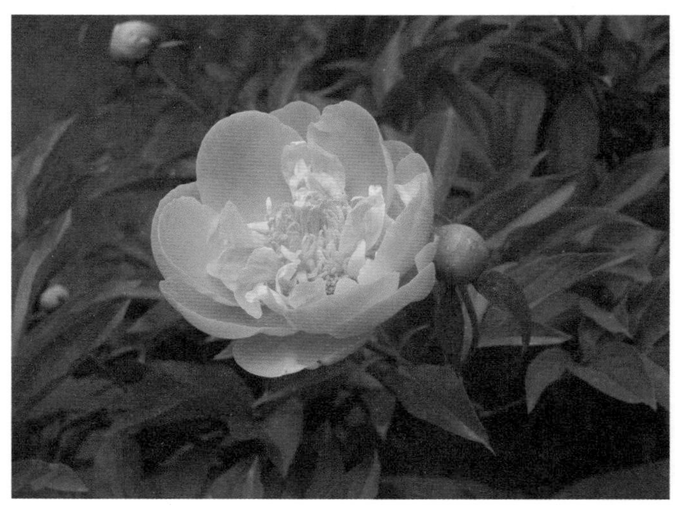

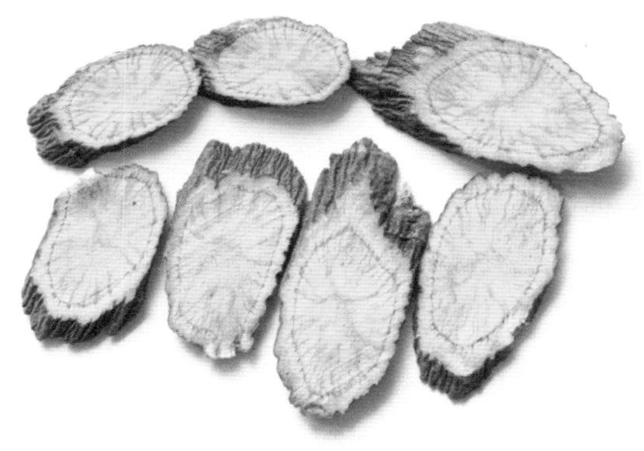

“我们就拿这白色的芍药来说吧！白色的芍药可以用来治疗脚气肿痛，也可以用于治疗消渴引饮；而赤色的芍药就有所不同了，赤色的芍药可以用来治疗衄血不止或者血崩带下等症。”朱有德说。

小神农这下才知道，原来这颜色不一样的芍药还有这么多差别，看来自己知道的知识还真是中药知识当中的“冰山一角”，自己必须要更加努力学习才行啊！

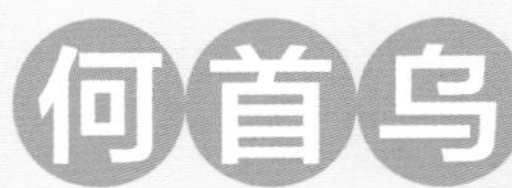

——抗老护发的滋补佳品

有一次，小神农与师傅一起外出时，见到了一个年龄并不算大的少年，却顶着一头白发。小神农低声对师傅说：“师傅，您看那个少年，他的头发这么早就白了，像他这种情况是不是使用何首乌就能够治好呢？”

“这个可不一定。虽然何首乌有护发的效果，不过还是要看看这少年具体是由于什么原因白了头发才行，不能够乱用药！”朱有德小声提醒小神农。

少年见两位医者打扮的师徒二人不断议论着自己，于是开口问道：“这位大夫，您能不能帮我看看怎样治疗我这一头白发呢？”

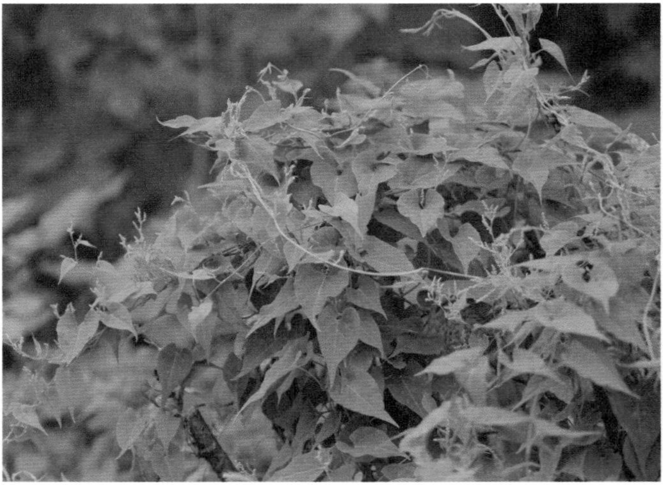

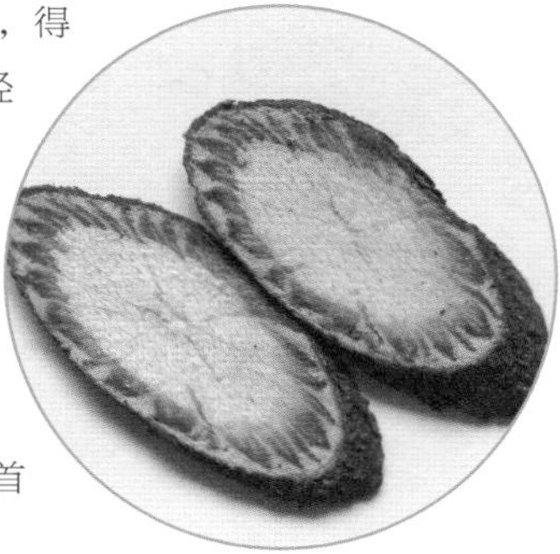

朱有德在给对方把完脉之后，得知原来这少年不仅头发花白，还经常会出现头晕目眩、心悸失眠等症状，就给他开了一服中药，叮嘱他按时服用。

朱有德开的中药当中就有何首乌，小神农在少年走后，问道：“师傅，您还是给他开了何首乌，是吗？”

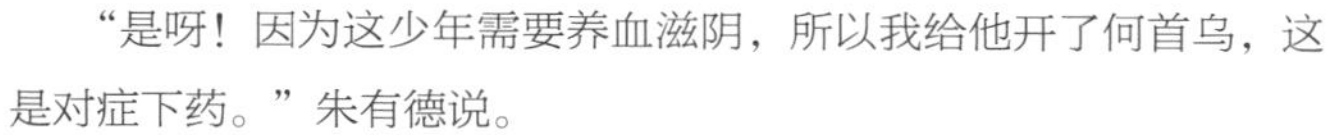

“是呀！因为这少年需要养血滋阴，所以我给他开了何首乌，这是对症下药。”朱有德说。

第二天上山的时候，小神农对何首乌念念不忘，于是在山上不停地寻找，果然找到了一株何首乌。何首乌的根十分细长，顶端长有膨

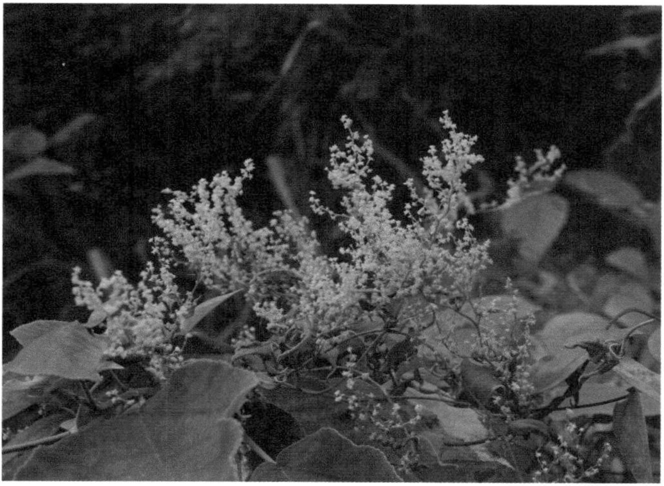

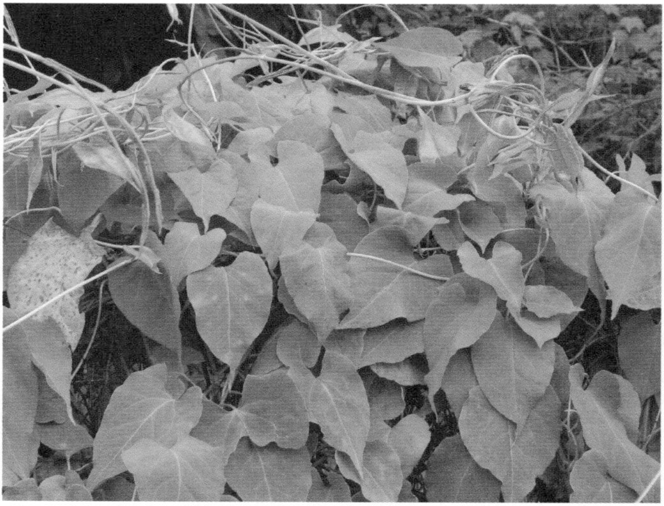

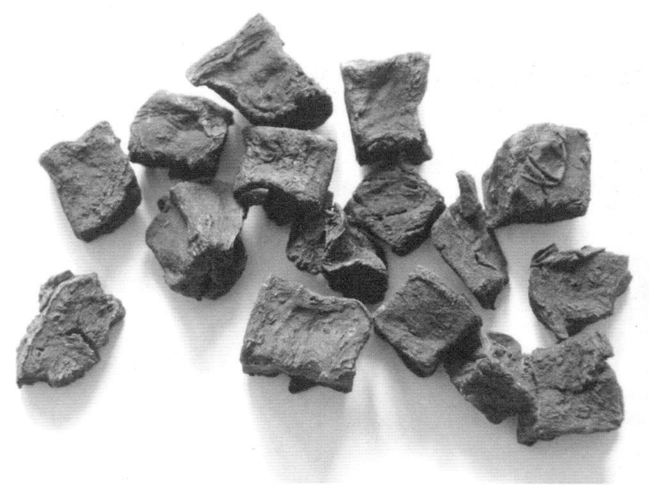

大的长椭圆形的肉质块根，根表皮颜色为黑紫色或者黑色。何首乌的茎是缠绕的，长3～4厘米，茎是中空的，并且长有很多分枝。何首乌的叶片形状为卵形，叶片长度为6～15厘米，叶片的直径为4～12厘米，叶片的表面为红褐色或者红棕色。

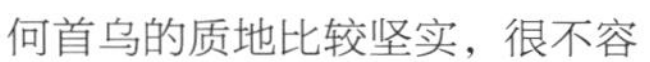

何首乌的质地比较坚实，很不容易被折断。折断后断面颜色为浅红棕色或者浅黄棕色，中央的木部较大，并且有木心。

回家后，小神农拿着辛苦采到的何首乌对师傅说："何首乌，性微温，味涩、苦，无论是根还是茎、叶都可以入药。根具有补益气血，让头发和胡须变黑的功效；而茎和叶具有治疗疮疥癣瘙痒的功效，只需要用茎和叶煎水洗澡就可以了。师傅，你看我说得对不对？"

看着小神农高兴的样子，朱有德心里也很欣慰。看来只要用心教导，小神农将来一定可以成为一个好大夫。

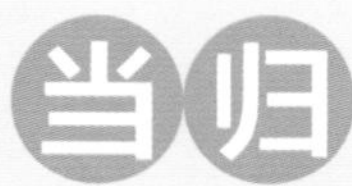

——能治疗全身疾病的补血圣药

小神农在整理药房的时候，发现当归每个月的用量都很大。似乎每次张大爷把药送来之后，很快就会被用光。

小神农忍不住问朱有德：“师傅，为什么我们家的当归用得那么快呢？我怎么见你几乎每服药中都要加一点当归呢？”

“这是因为当归是能够治疗全身疾病的万能草药呀！而且它也是补血良药，用处多自然用量也就多了呀！”朱有德解释道。

第二天，小神农上山采药的时候，特别留意了当归。之前小神农已经采过很多当归了，所以辨认起来还是比较在行的。他知道当归的茎为紫色，茎基部的叶子形状为卵形。当归的叶子为羽状全裂，最

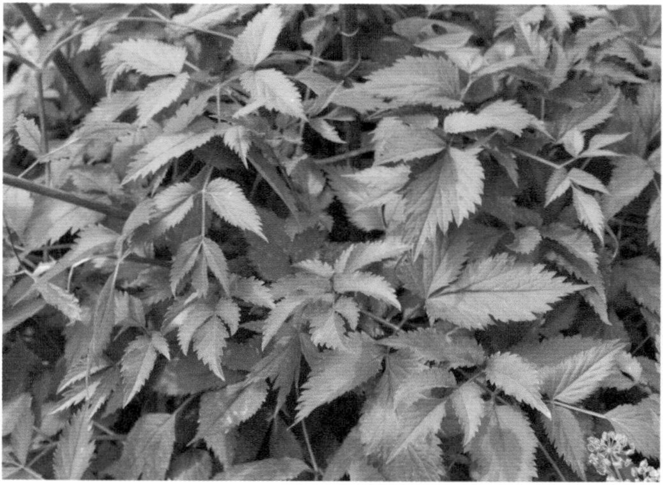

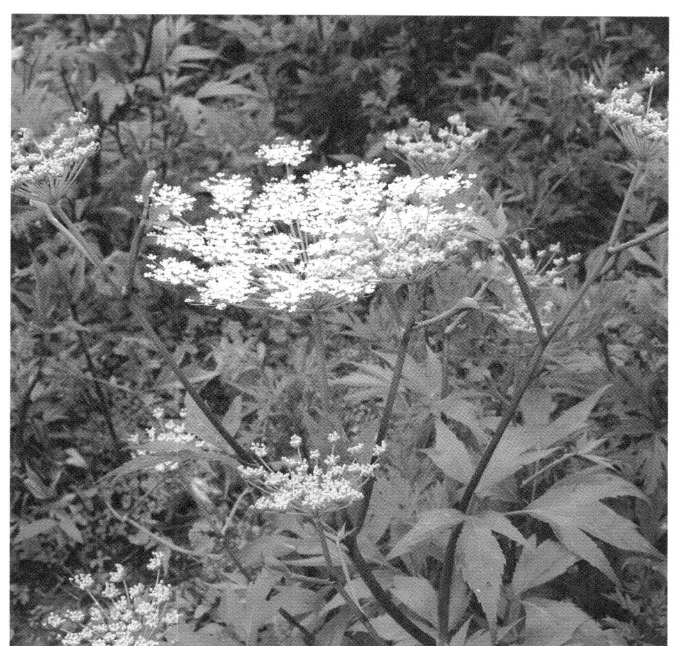

终裂片的形状会变为卵状披针形或者卵形。叶片的叶脉上以及叶片的边缘都长有白色的细毛，叶柄上有大叶鞘。每年的7～9月份是当归的花、果期，在这段时间里，当归会开出白色的小花，并且长出双悬果，果实的形状为椭圆形。

小神农很善于找当归，短短一天就收获颇丰。晚上回到家之后，小神农认真地将当归中的杂质去除干净，认真地将它们晾晒到院子当中。

忙碌的一天过去了，晚饭的时候朱有德问小神农："你今天采了一天的当归，你对当归的了解又增加了多少呢？"

“师傅，虽然我几乎每天都与当归打交道，其实我对它的了解并不是很多。我只知道当归性温，味甘，除了具有补血活血、调经止痛、润肠通便、温中、补五脏、生肌肉等功效之外，还可以用当归治疗风湿痹痛、咳嗽、疟疾寒热、腹痛下痢、牙痛等症，其他我就一无所知了。”小神农说道。

“当归能够治疗的疾病太多了，你让师傅我一下子说清楚这当归究竟都能够治疗哪些疾病，我都没法说出来。不过不得不说，这当归

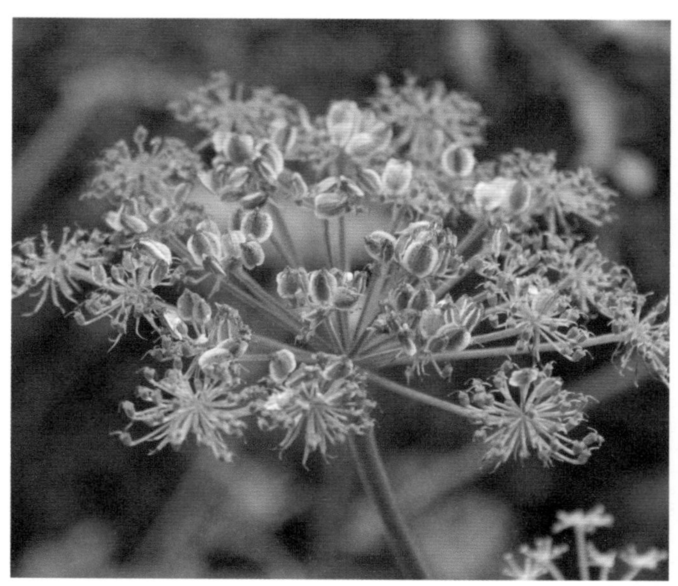

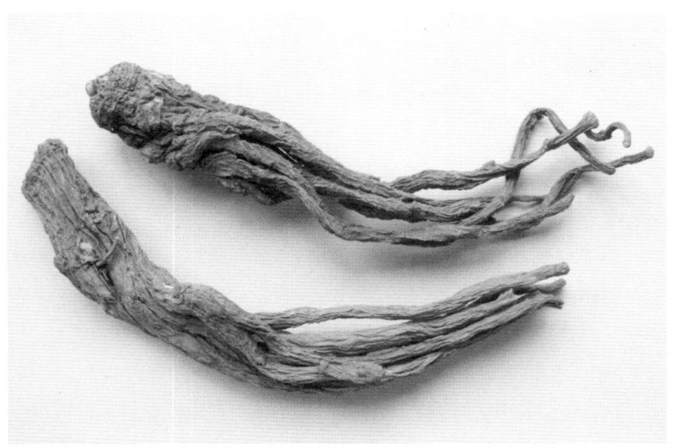

真的是好药，而且我在平时煮汤的时候，也经常会在汤中加一些当归进去，当归味甘，用来调味也是非常不错的，而且还有一定的保健效果。”朱有德补充道。

小神农听完朱有德的话之后，终于明白为什么自己总是能够在喝汤的时候喝到一股中药味，原来师傅经常在汤中放一些具有滋补作用的中药呀！

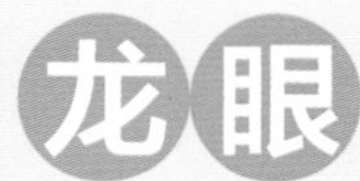

龙眼——安神、抗衰老的亚荔枝

每次在帮助师傅整理药房的时候，小神农总是忍不住将好吃的药材往嘴巴里放，龙眼就是其中的一种。

小神农一边吃着龙眼，一边整理着草药。坐在一旁的朱有德对小神农说道：“小神农，你这么喜欢吃龙眼，你能给师傅说说关于龙眼的知识吗？”

“能呀！这龙眼可是补血、安神、抗衰老的好药，它性平，味甘，具有壮阳益气、补益心脾、开胃等功效。经常吃龙眼还可以提升智力，治疗厌食。”小神农笑嘻嘻地说道。

“小神农，既然你知道这么多关于龙眼的知识，那你能来说说这

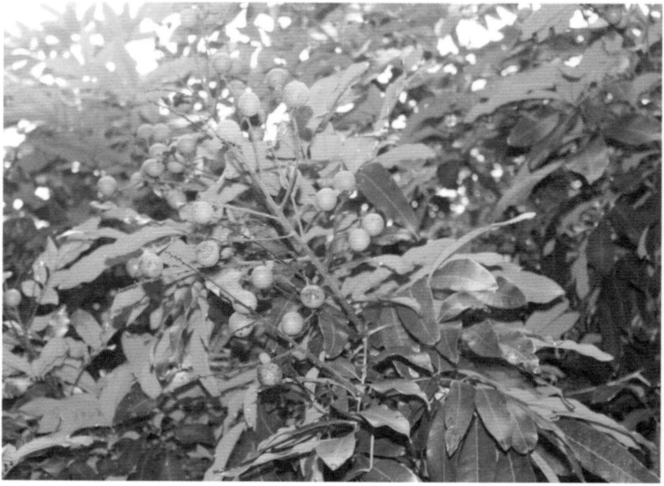

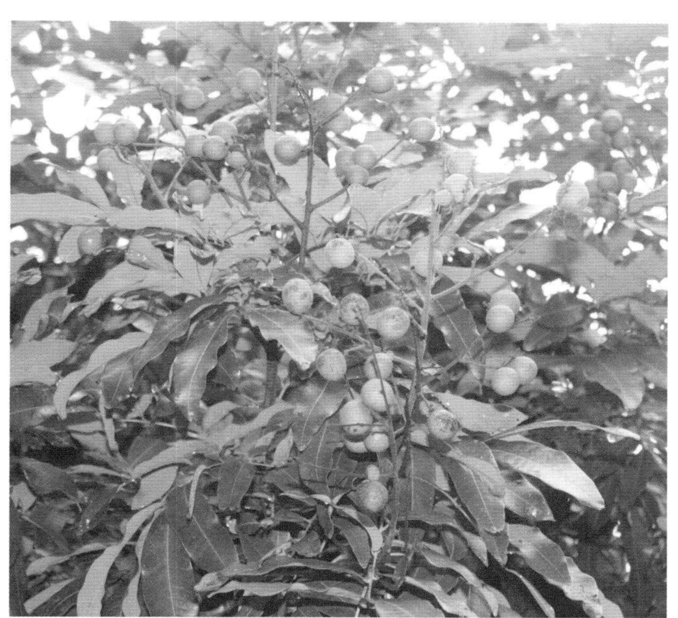

新鲜的龙眼和你现在吃的已经晒干的龙眼有哪些区别吗？”朱有德问道。

“新鲜的龙眼肉为半透明的，表皮为黄棕色。龙眼的直径约为1.5厘米，表面长有一些纵皱纹，并且有一些不规则的块片，内部则比较光滑。新鲜的龙眼气味十分香甜，而且多汁。晒干的龙眼口感不如新鲜的好，肉也变成了深黄色或者棕褐色，经常是黏成团的，用手拿的时候会有些黏手，闻起来也有一种烟熏气味，吃起来虽然带有甜味，但是也不免会有一股烟熏的味道。晒干的龙眼嚼起来比新鲜的龙眼更加有韧性，而且比较黏牙。”小神农详细讲述着自己品尝龙眼后的感觉。

“我发现你就喜欢记好吃的草药，看来我以后要多给你找一些这样的草药。”朱有德笑着说道。

“师傅，其实吃龙眼的好处也很多，比如有心悸怔忪的人，如果每天嚼食大约30克龙眼肉的话，就可以治疗病症。另外，龙眼肉也可以泡水喝，就好像您现在正在喝水，就可以在水中放几颗龙眼，不

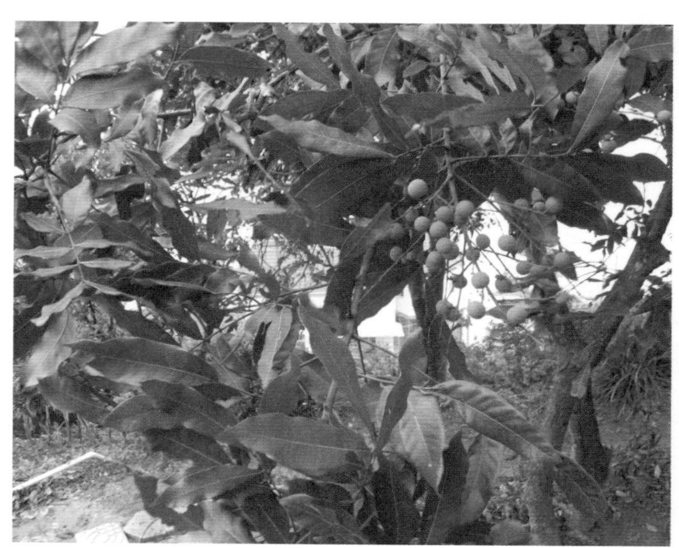

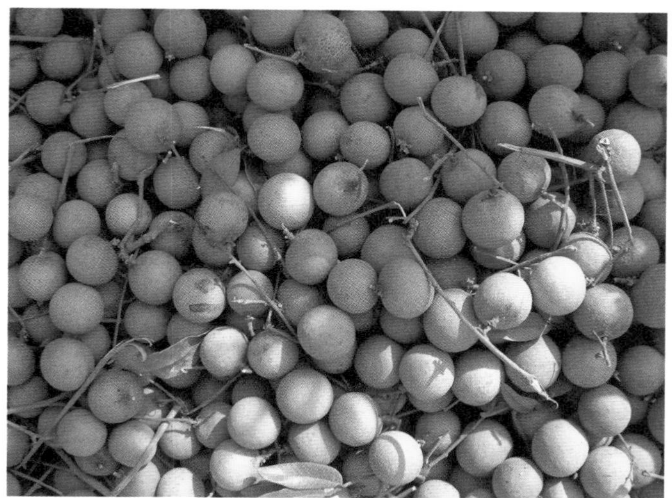

仅可以调整一下水的口感，还具有养生保健的功效。”说完，小神农就在朱有德的水杯中投放了几粒龙眼。

“看在你这么聪明好学的份上，让师娘晚上给你煮点龙眼粥，这样你就更聪明了。”朱有德笑着说。

小神农一个人高高兴兴地整理着药房，对他来说，每天与各种各样的草药打交道已经是非常开心的一件事情了，加上师娘时不时会给自己做点美味的食物，让他觉得生活非常幸福。

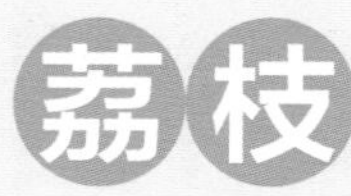

荔枝——解百毒、调众药的勒荔

昨天家里来了客人，带来了一些荔枝，小神农眼巴巴地看着师傅把它们放进了冰窖。今天中午暑气逼人，小神农就将冰镇好的荔枝拿出来，与师傅和师娘一起吃了起来。

“师傅，我终于知道为什么杨贵妃那么喜欢吃荔枝了。”小神农一边往嘴里塞荔枝，一边说道。

“为什么？”朱有德反问。

“因为这荔枝真的是太美味了，好甜，而且凉丝丝的，在这个时候吃最好了。”小神农说道。

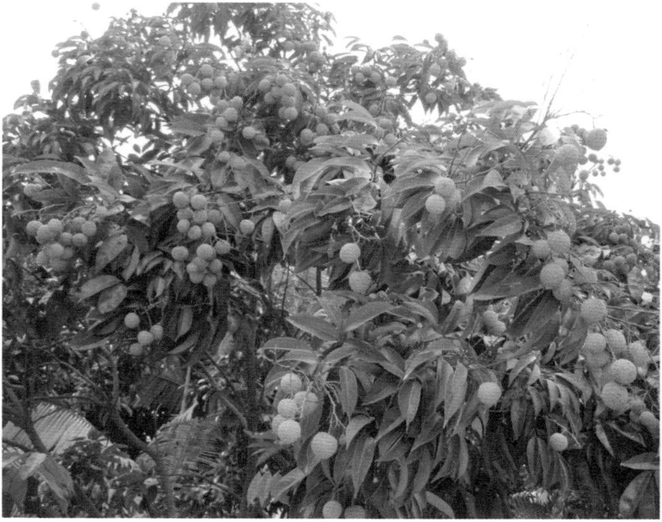

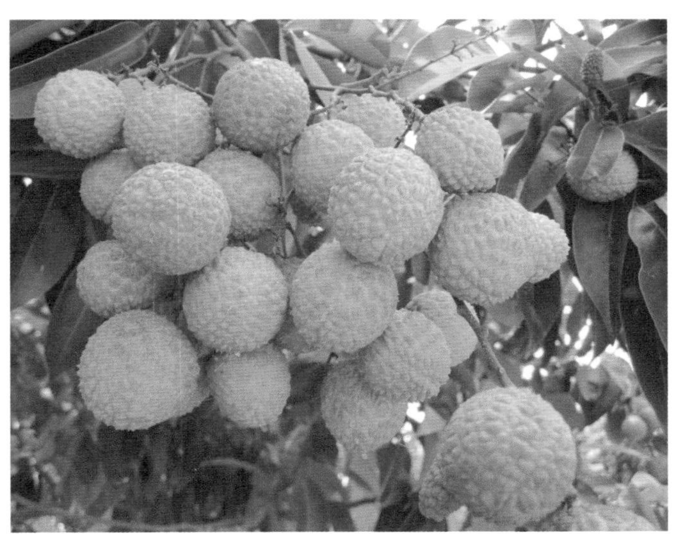

“你说的好像有点道理，但是你也不能光顾着吃，师傅要考考你。你知道荔枝的功效吗？”朱有德突然问道。

“这个我知道，荔枝性平，味甘，具有壮阳益气、补中清肺、生津止渴、益血、止痛等功效，可以用于治疗呃逆、烦渴、胃痛、牙痛、疔肿、瘰疬、外伤出血等症。”小神农说。

“说得不错，看来你对荔枝的功效还真是了解不少，那你知道荔枝树长什么样子吗？”朱有德问道。

“这个我也知道，虽然我并没有亲眼见过荔枝树，但是我在书上看到

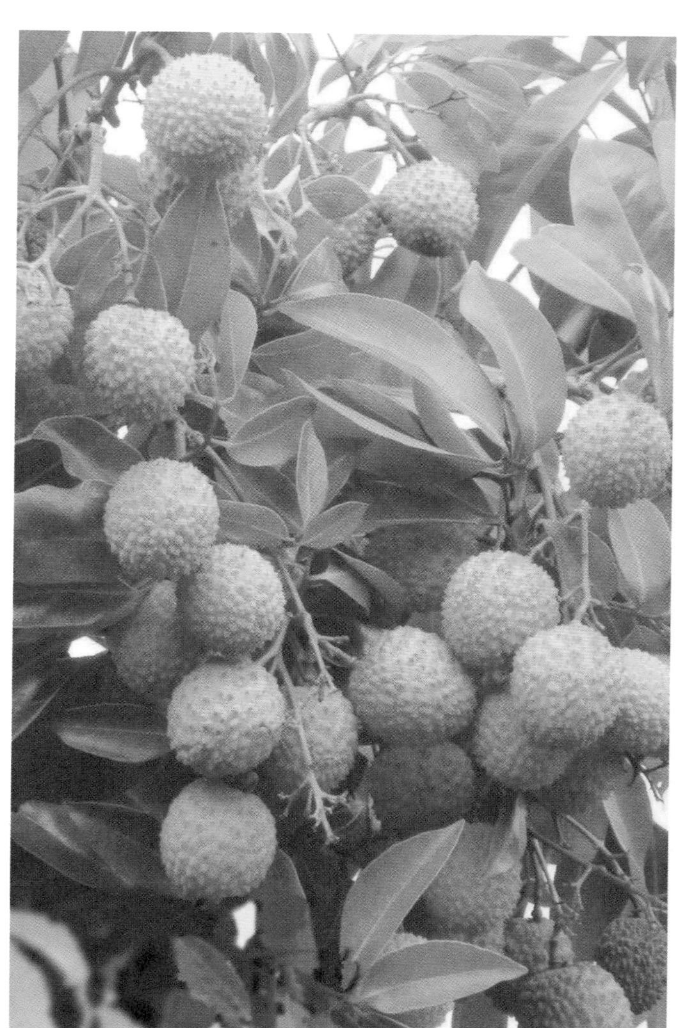

过，所以您是难不住我的。据我所知，荔枝树的高度一般都不会超过10米，个别的也可以长到15米。荔枝树的树皮颜色为灰黑色，小枝为圆柱形、褐红色，表面长有很多白色的皮孔。荔枝树的叶子与叶柄的长度为10～25厘米，叶片比较薄，摸起来有一种革质感。叶片的形状为披针形或者卵状披针形，有极少数的叶子会长成长椭圆状披针形。叶片的腹面为深绿色，具有一定的光泽，叶片的背面为粉绿色。荔枝成熟的时候，表面颜色为暗红色或者鲜红色，果肉为半透明的颜色，带有特殊的香味。”小神农说。

“你刚刚说用荔枝能够治疗外伤出血，那要怎么治疗呢？”朱有德问道。

“将荔枝晒干之后研成粉末，将荔枝粉末敷在伤口上，就可以起到止血的效果。”小神农回答道。

朱有德高兴地说：“既然你这么了解荔枝，今天就多吃几个，作为奖励！”

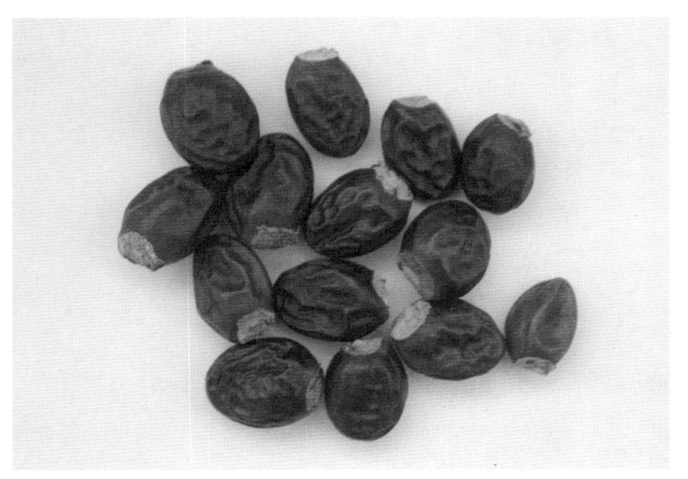

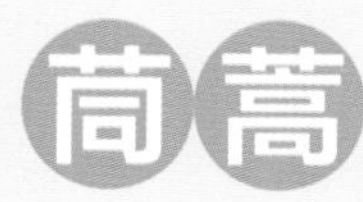

——养心·清血的火锅伴侣

朱有德喜欢在自家的菜园里种一些新鲜的蔬菜，现在他家小菜园里的茼蒿已经长得十分茂盛了。

朱有德吩咐小神农到菜园当中采一些茼蒿回来，中午让师娘做一道炒茼蒿来吃。小神农立刻跑到菜园当中，采了不少茼蒿回来。中午，师娘做了满满一大盘炒茼蒿，小神农吃得那叫一个香啊！可是，朱有德怎么能够那么轻易就让小神农吃得那么欢快呢？

在饭桌上，朱有德问道：“小神农，你这么喜欢吃茼蒿，是不是对茼蒿的知识也非常了解呢？”

“那还用说？只要是我喜欢吃的食物，我都了如指掌。茼蒿就长

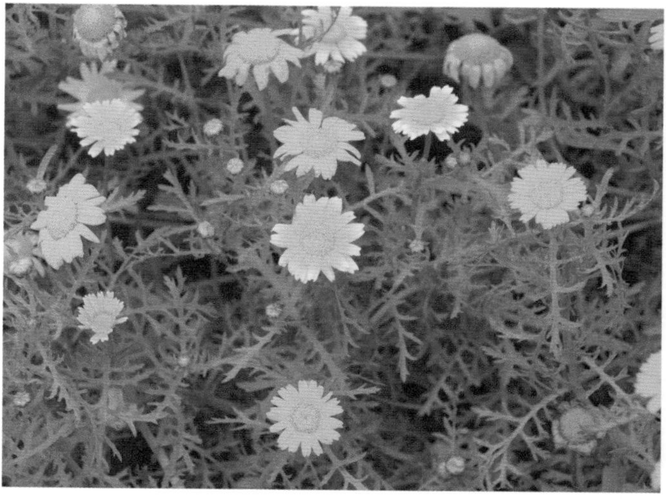

在咱家的菜园当中，我天天能够看见它，怎么可能不了解它呢？”小神农一边吃，一边说道。

“那你跟为师讲讲这茼蒿吧？”朱有德说道。

“好呀！这茼蒿性平，味甘，具有平补肝肾、宽中理气、清血养心、通便利肺、润肺化痰、消食开胃等功效，可以用于治疗心悸、失眠多梦、腹泻、怔忡、心烦不安、痰多咳嗽等症。”小神农说。

“看来你知道的还真多。那你还记不记得上次你痰热咳嗽的时候，师傅是怎么用茼蒿给你治病的？”朱有德问道。

“当然记得，吃茼蒿可比吃难喝的中药强多了，我怎么可能忘记呢？师傅将茼蒿切碎之后，放在水中煎煮成汁，再放入一定量的蜂蜜。待蜂蜜完全融化之后，分3次给我服下，之后我的痰渐渐就被化开了，咳嗽也渐渐好了起来。”小神农说。

“你刚刚也说了，吃茼蒿具有消食开胃的作用，所以食欲不振的人吃茼蒿也是非常好的，就好像在这炎热的夏天里，人们动一动就出一身汗，吃饭更是没有什么食欲。想要治疗食欲不振，同样可以用茼蒿。治疗的方法非常简单，在沸水当中焯烫一下茼蒿，再将茼蒿切碎，放一些盐、酱油、醋以及香油搅拌均匀之后食用就可以了。口味清淡爽口，而且还可以治疗食欲不振、少食呕逆、小便不利等症。”朱有德说道。

“师傅，那晚上您能给我做这道菜吗？因为我觉得我现在食欲不振了。”小神农调皮地说道。朱有德宠溺地在小神农的鼻子上刮了一下，就知道这小徒弟是个机灵鬼，没想到还这么贪吃。

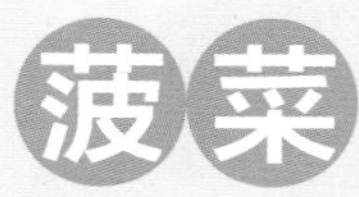

菠菜——利五脏、通血脉的波斯草

小神农忙了一个上午，满身是汗，朱有德就问：“你午饭想吃什么？让师娘给你做。”

“我想吃炒菠菜可以吗？”小神农问道。

“当然可以了，你去菜园里采一些菠菜回来吧！”朱有德吩咐道。小神农兴高采烈地到菜园里采了一些菠菜回来，中午的时候，师娘做了满满一大盘蒜蓉菠菜给小神农吃。

小神农吃饱之后，朱有德问道：“小神农，我见你平时挺喜欢吃菠菜的，你对菠菜了解吗？”

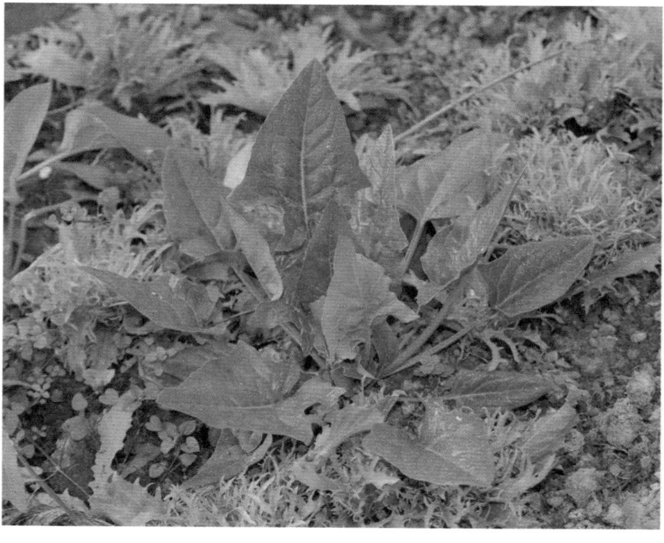

“师傅，这个问题您算是问对人了，我对菠菜还是非常了解的。菠菜可是利五脏、通血脉的良药，所以师傅您也应该多吃一点才对。”小神农说道。

“你详细讲讲你所认识的菠菜吧！”朱有德说道。

“这菠菜性冷，味甘，具有补血止血、止渴润肠、助消化、滋阴平肝等功效，可以用于治疗高血压、头痛、风火赤眼、目眩等症。”小神农说。

“嗯，说得非常好，那你能说说这菠菜都要怎么吃才具有更好的保健功效呢？”朱有德问道。

“菠菜吃越新鲜的越好，因为新鲜的菠菜柔嫩多汁，口感非常不错。此外，菠菜全身都是宝贝，菠菜叶可以与粳米放在一起煮粥喝，不论是老年人还是体弱者都可以吃。菠菜根也是非常好的药材，可以与等量的鸡内金放在一起煮水喝，每天服用3次，可以治疗消渴引饮。另外，跌打损伤患者同样可以用菠菜来治疗，可以将新鲜的菠菜洗净，挤出菠菜汁，用酒送服，每天服用2～3次。”小神农说。

“看来你还真是懂得不少呀！为师再告诉你一个方法，用菠菜根煮汤喝的话，还可以治疗口干咽燥、高胆固醇等症，这种保健养生的方法非常简单方便。”朱有德补充道。

小神农看着桌子上的菠菜，心想这菠菜虽然看上去十分平常，没想到竟然具有这么好的保健功效，看来为了自己的身体健康，平时还真是应该多吃一些菠菜呢！

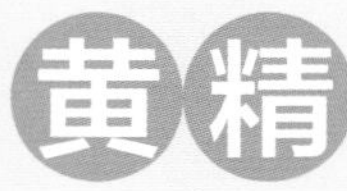

黄精——补五劳七伤、各种虚损的救穷草

今天，小神农跟着师傅上山采药。

朱有德不知道发现了什么，一直在不停地挖着。他用了很长时间，终于挖出来一个看上去很奇怪的东西，他对小神农说："小神农，你来看看师傅挖到了什么。"

小神农走近一看，师傅手里正拿着一个不规则的圆锥形的根，这个根的头大尾细，形状好像鸡头一样，长度大概在8厘米，直径大约为1厘米。小神农完全不认识眼前的这个东西，于是对师傅摇了摇头表示不认识。

朱有德笑着对小神农说："师傅挖的这个是黄精，黄精分为3

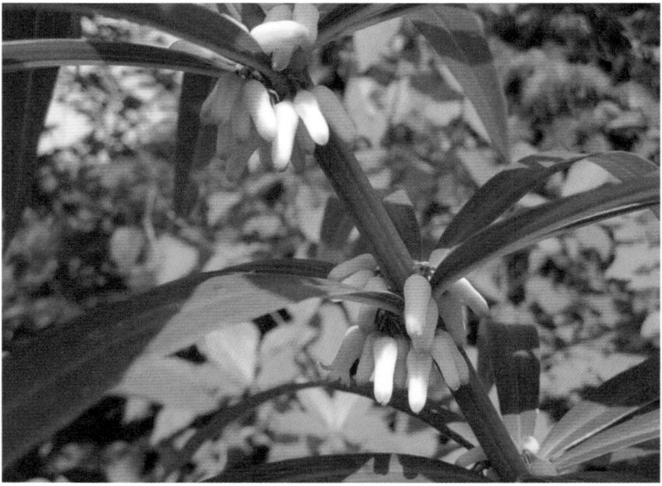

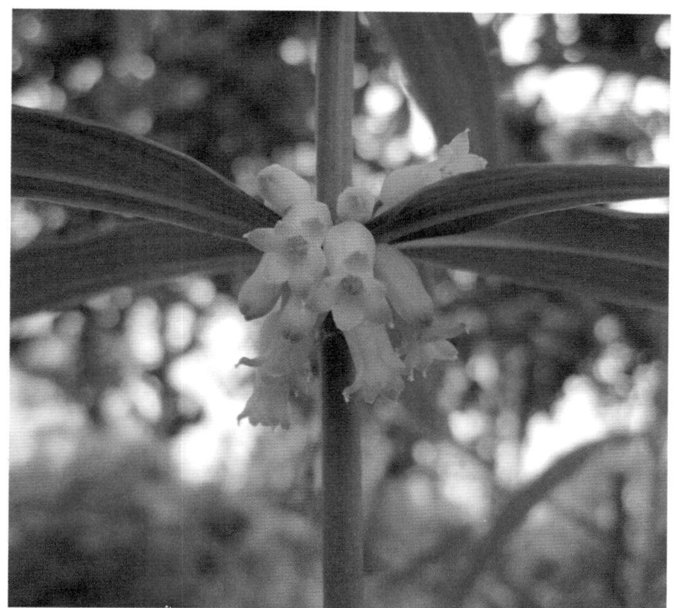

种，有鸡头黄精、生姜形黄精以及大黄精，现在师傅手中的黄精就是鸡头黄精，你看像不像？”

小神农连连点头，并且问道：“师傅，您刚刚说这黄精分为3种，我眼前这个颜色为黄白色的是鸡头黄精，那其他两种黄精都有哪些特点呢？”

“生姜形黄精的根是节块状的，分枝比较粗短，形状就与我们平日里看见的生姜十分相似，长2～18厘米，宽度2～4厘米，厚1.0～2.5厘米；生姜形黄精的表面比较粗糙，并且长有明显的疣状凸起的须根。大黄精与其他两种黄精的长相也不相同，大黄精的肉质比较肥厚，形状是结节块状。大黄精的表面颜色为黄棕色或者淡黄色，

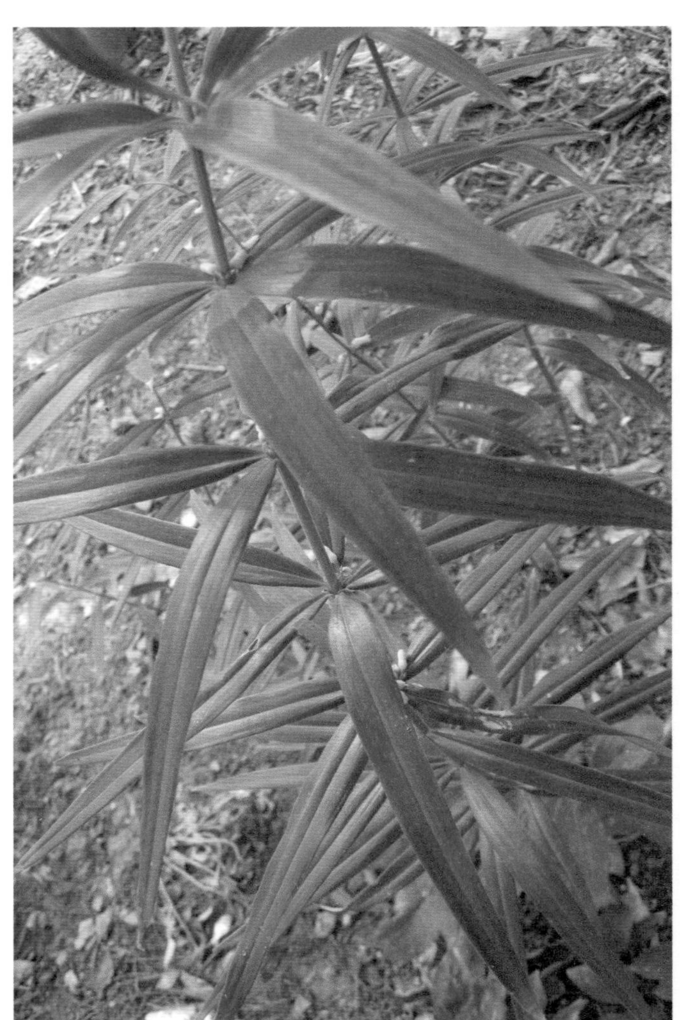

质地比较坚硬，不容易被折断。大黄精的断面上有角质，颜色为黄棕色或者淡黄色。”朱有德说。

“师傅，我知道黄精的作用是什么，这个我之前在医书上见过。黄精的性平，味甘，具有补气养阴、健脾润肺、益肾、除风湿、安五脏等功效。可以用黄精来治疗脾胃虚弱、体倦乏力、口干食少、肺虚燥咳等症。”小神农抢着说。

“看来你真的是了解不少，那你还能说说怎么样食用黄精对保健养生最有效吗？”朱有德问道。

“经常服用黄精可以让人身轻长寿，并且黄精还具有除寒热和杀虫的功效。另外，将黄精皮去除干净后晒干放在小米饭甑内，蒸熟后食用还可以治疗麻风病。”小神农说道。

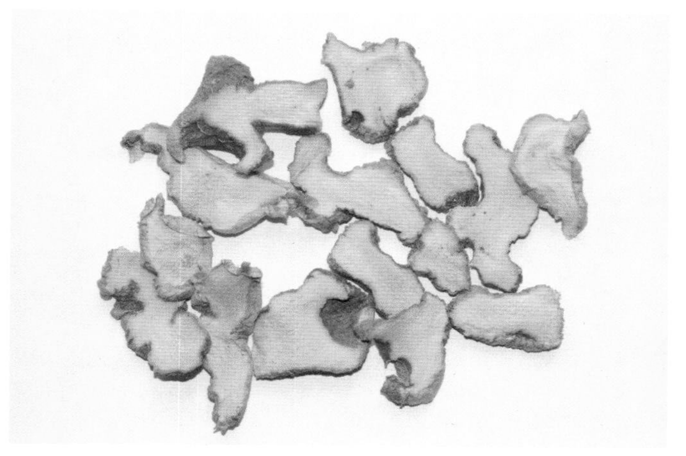

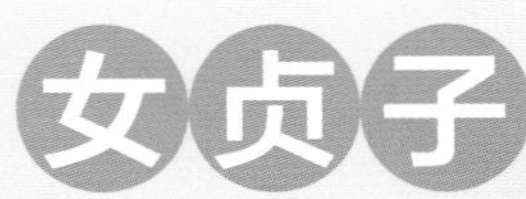

——抗老回春的圣品

今天朱有德带着小神农来到离家较远的一座山采药，刚进山不久，小神农就发现了一株高大的植物，他立刻喊道：“师傅，您快过来看，这是什么东西呀？它怎么长那么高呢？”

朱有德闻声赶来，发现小神农见到的正是女贞子，告诉他：“你看到的这株植物就是女贞子，这植物最高能够长到6米左右。它的叶子摸起来有一种革质感，但实际上质地是非常脆的。女贞子的叶子可以长到6～15厘米，叶片表面无毛。每年6～7月份是女贞子的花期，女贞子的花序长12～20厘米。每年的10～11月份是女贞子的果熟期，它的核果为矩圆形，颜色为紫蓝色，长度在1厘米左右。”

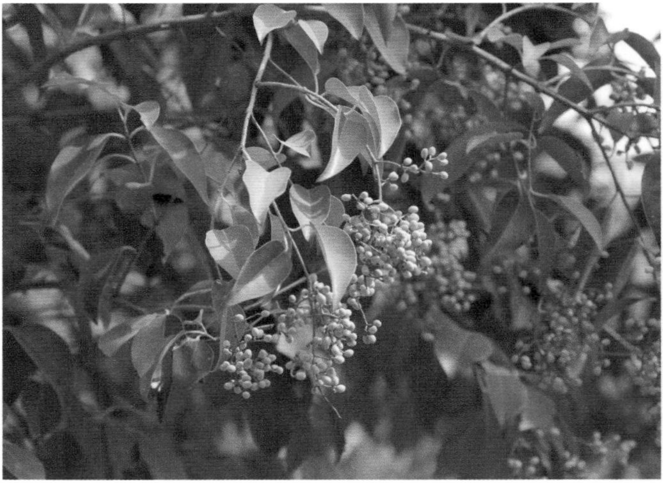

“哇！原来这就是赫赫有名的女贞子呀！”小神农听完朱有德介绍后，大声惊呼。

“你知道女贞子？”朱有德反问道。

“略微了解一些。这女贞子可是抗老回春的良药，我在书中见过有关它的介绍。我知道女贞子的性平，味苦，它的果实和叶子都可以用来入药。果实具有补益中气、滋阴、强健腰膝等功效，而叶子的功效则是消肿止痛、出风散血。”小神农说道。

“我们平时一般都用女贞子的果实来治疗面疮、乌发、明目和补肝肾，而用叶子来治疗头目昏痛、诸恶疮肿、口舌生疮、舌肿胀出等

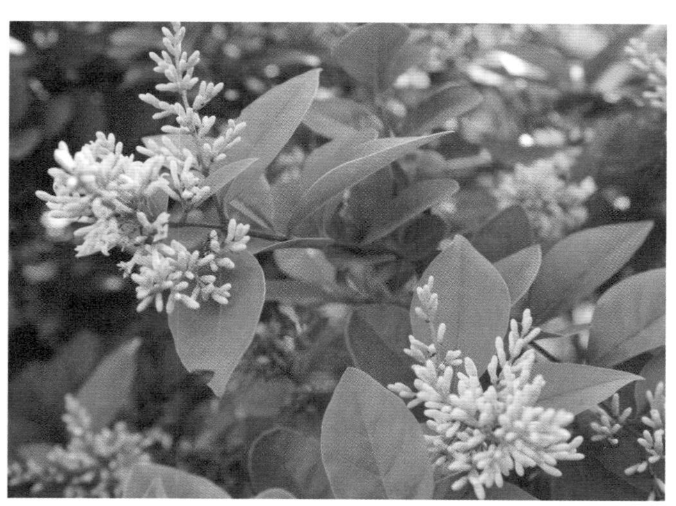

症。”朱有德说道。

“师傅，我在书上见到过，说长久服用女贞子可以让白发变黑，还可以让人返老还童，这是真的吗？”小神农不解地问道。

“有些人头发早早就花白了，是因为虚损百病造成的，而女贞子具有治疗虚损百病的功效，所以自然可以让白发变黑了。”朱有德说。

“师傅，书上说女贞子可以明目，是内服还是外敷呢？”小神农问道。

“女贞子可以用于治疗一切眼疾，治疗的时候可以将女贞子的叶子捣烂，之后放入一些芒硝贴在眼睛上，就可以治疗眼疾了。一般来

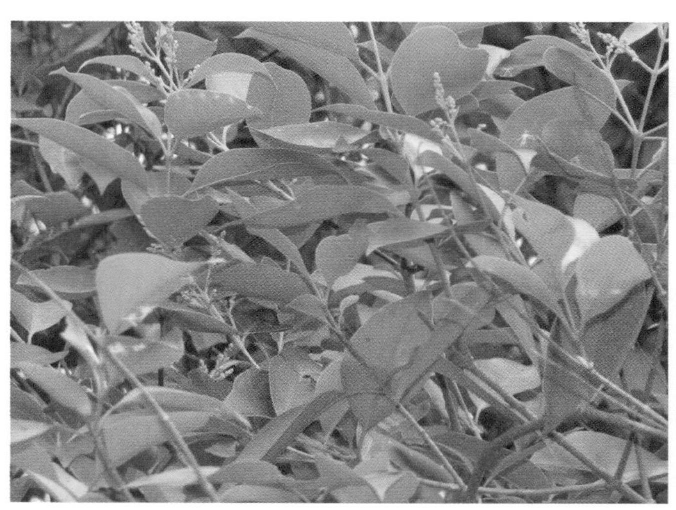

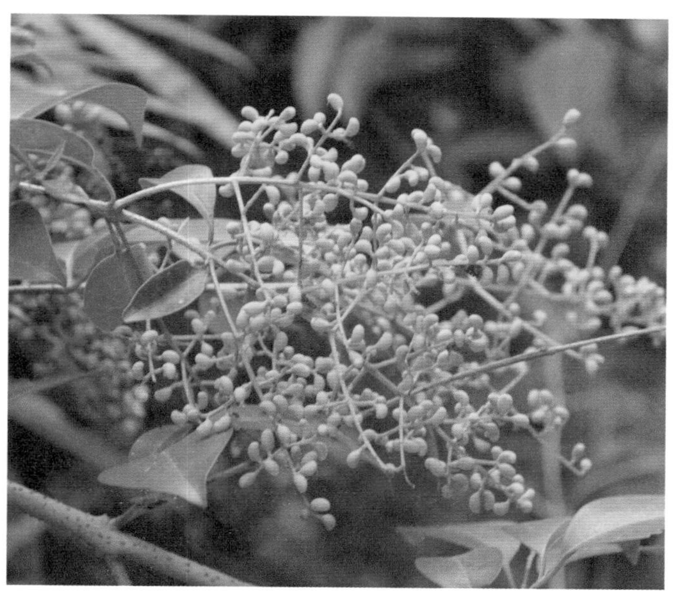

说，治疗眼疾的时候，都是用女贞子外敷的。”朱有德说道。

因为此时女贞子的果实已经成熟，所以小神农采下了不少的女贞子果实和叶子，准备回去之后好好研究一下。

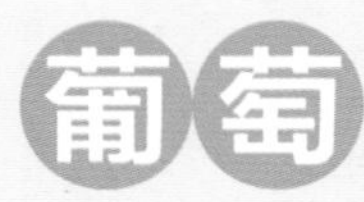

葡萄——水果中的珍品

“师傅，师傅，快来帮忙呀！”小神农在门外大喊。朱有德立刻从屋子里冲出来，结果发现小神农怀里抱着不少葡萄。

“你在哪里弄到这么多葡萄的？”朱有德一边接过小神农手中的葡萄，一边忍不住问道。

“嘿嘿……这个是村里的李婶婶给我的，上次您不是治好了李叔叔的脚伤吗？他们一直都想感谢您，又不知道您究竟喜欢什么。刚才我去他家玩的时候，李婶婶就给我摘了这么多葡萄，让我带回来给师傅师娘尝尝鲜。”小神农不好意思地说道。

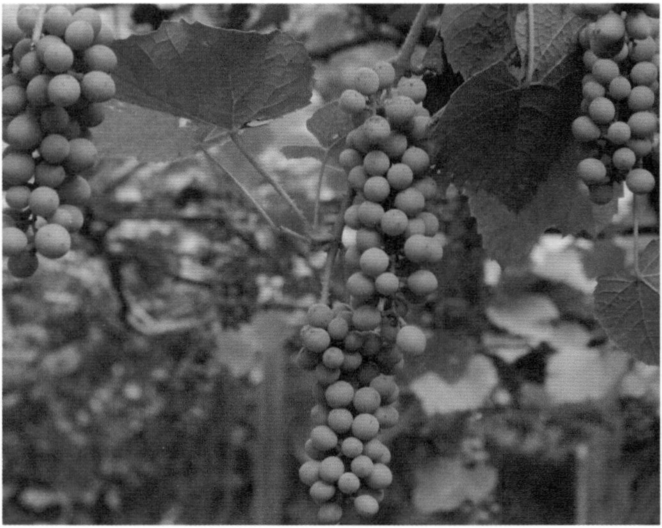

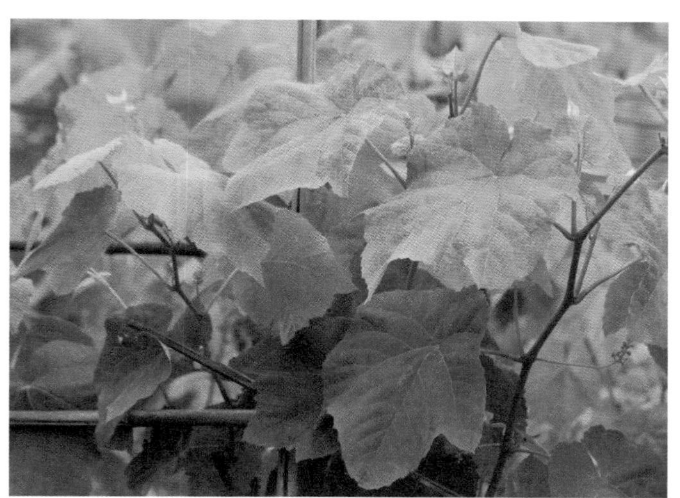

“算了，你也不用不好意思了，既然已经拿回来了，你就美美地吃上一顿吧！回头你再拿一些药膏送给他们，日后也可以让他们应急用。”朱有德说道。

“遵命！”小神农一口答应。

师徒俩人将葡萄拿进屋里，小神农将葡萄洗干净，刚要大吃一顿，结果朱有德又开始发问了。

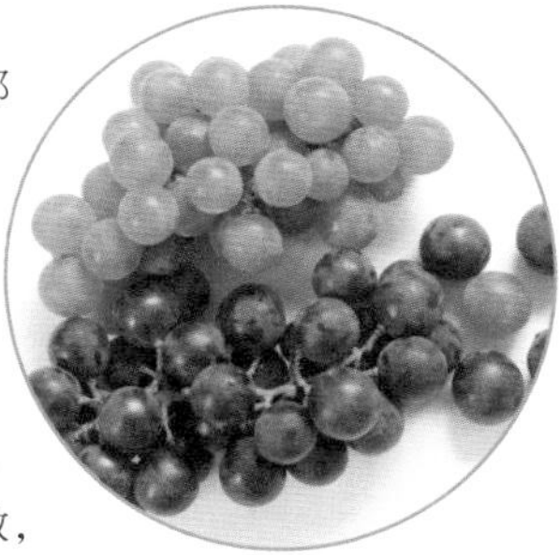

“小神农，你这么喜欢吃葡萄，那你知道这葡萄有什么功效吗？”朱有德挑着眉问道。

“这个我当然知道了，难道师傅您忘记了我对所有的美食都有研究吗？葡萄性平，味甘、涩，具有益气倍力、除烦止渴、热淋涩痛等功效，

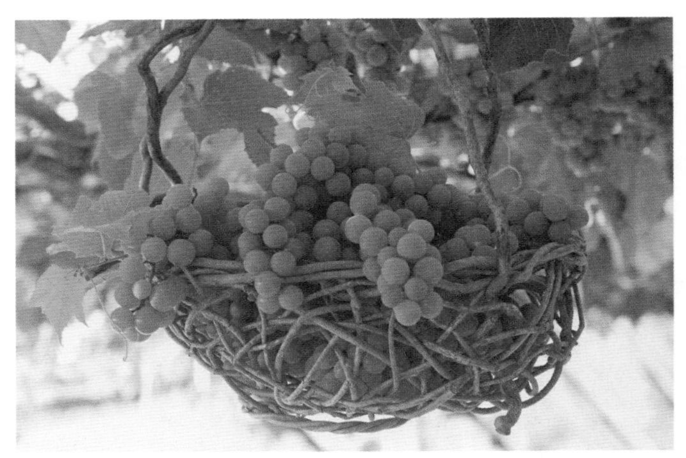

多吃葡萄还可以补气、强心、养血呢！”小神农一边说，一边往嘴巴放葡萄。

“看来你对葡萄的了解还真不少，那你知道葡萄的根、藤以及叶子都有哪些功效吗？”朱有德又问。

“啊？这些不能吃的还能入药？”小神农不解地问道。

“看看你，就知道吃，怎么连葡萄的根、藤、叶子能入药都不知道呢？它们性平，味甘、涩，具有通小肠、消肿满、安胎的功效，可以治疗恶心、腰脚肢腿痛等症。”朱有德板着脸说道。

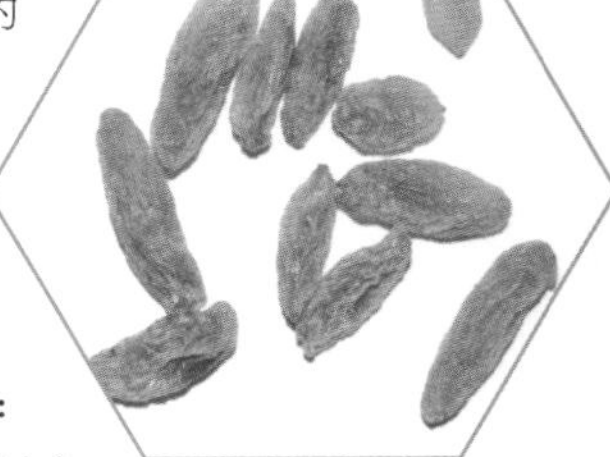

“师傅，我错了，我了解知识不全面。”小神农惭愧地低下头。

朱有德转而笑了，对小神农说道：“你能够知道这些已经实属不易了，不过今天教训你是因为我希望你能够学习更多的知识，而不是仅仅局限于自己最喜欢的。”

“师傅，我知道您良苦用心了，那您能给我讲讲这葡萄的藤、根、叶一般都要怎么使用吗？”小神农问道。

“一般来说，用它们煮成汁服下，就可以治疗恶心了，这个方法十分有效，尤其是对孕妇来说效果更佳。”朱有德说。

小神农默默记住朱有德的每一句话，并且决定等一会儿吃完葡萄之后，还要去李婶婶家采一些葡萄的叶子回来研究。

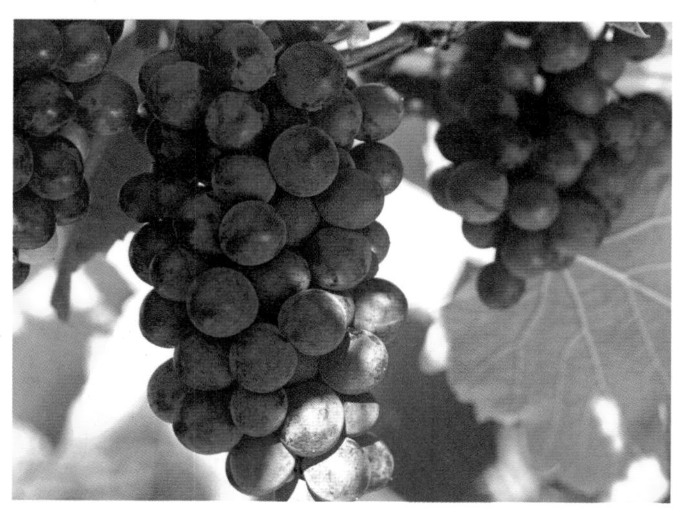

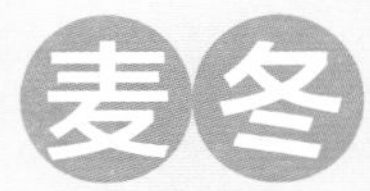

麦冬——滋阴润肺的良药

这一天，朱有德家来了一位老妇人，她进门的时候就显得十分慌张，见到朱有德之后立刻说道：“朱神医，请您想想办法吧！我的儿媳妇生产已经3天了，可是现在乳汁迟迟不下，应该如何是好呀？”

朱有德听闻之后，立刻到药房中准备配一副催乳的药，结果发现家里的麦冬没有了，于是吩咐小神农到山里去采一些麦冬回来。

采麦冬对于小神农来说是一件非常简单的事情，因为山里麦冬还是比较多见的，找起来也很容易。麦冬高15～40厘米，地下长有匍

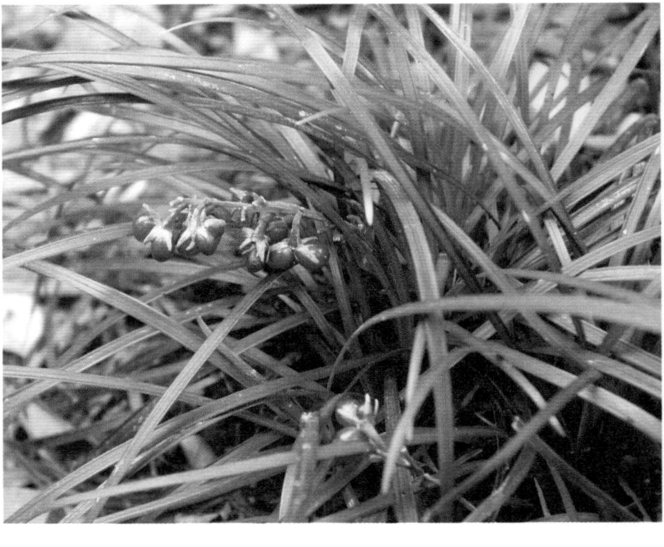

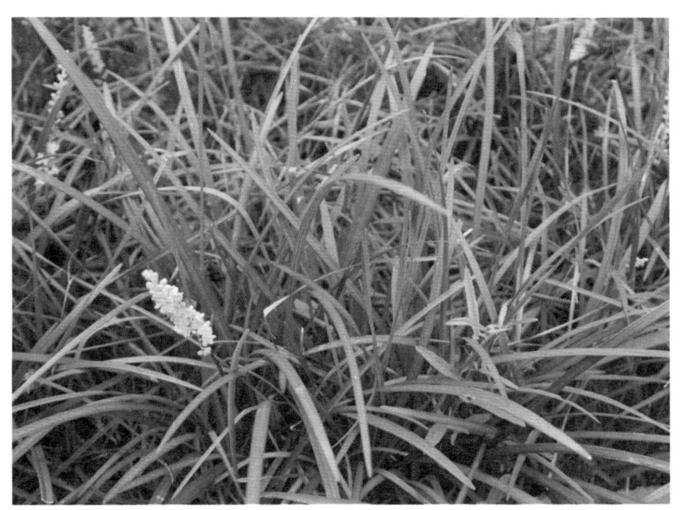

匐的细枝，须根上长有很多膨大的肉质块根。叶子的形状为窄线形，长度15～40厘米，宽度1～4毫米。每年7月份是麦冬的花期，花期时麦冬会开出淡紫色的花朵，花茎的长度为6.5～14厘米，总状花序顶生，花朵的形状非常小，且有点下垂。每年的11月份为麦冬的果期，此时麦冬会长出球状的浆果，浆果成熟时会呈现出黑蓝色或深绿色，直径为5～7毫米。

小神农进山之后，轻车熟路地找到了麦冬，很快就将麦冬的根挖了出来，然后迅速拿着麦冬下山，交给师傅。

朱有德为老妇人配好药之后，老妇人高兴地带着药回家去了。

老妇人一走，小神农就忍不住问

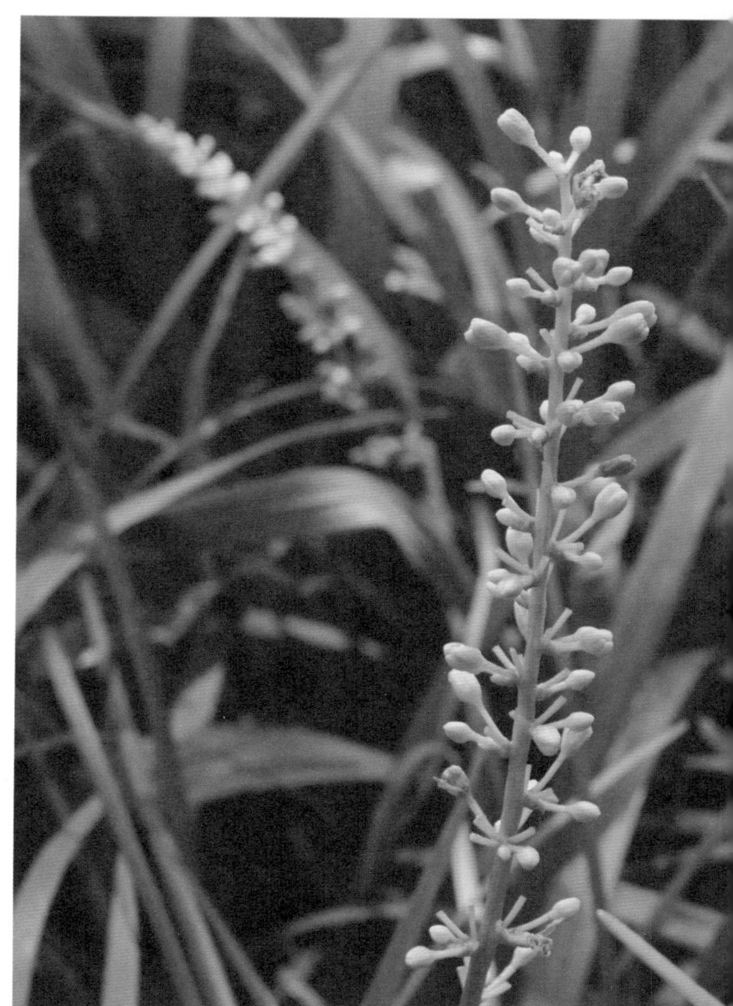

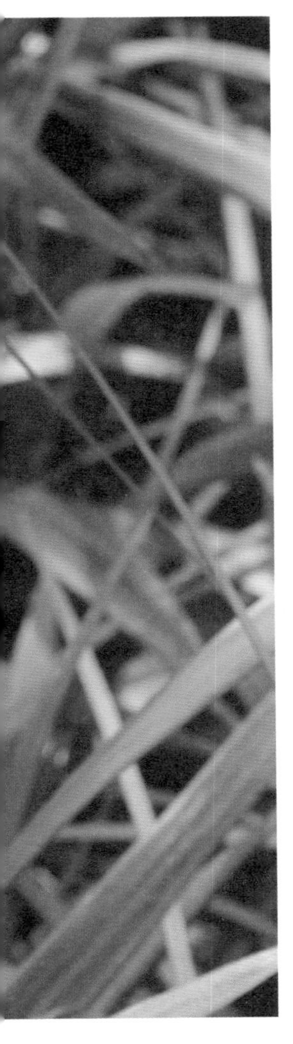

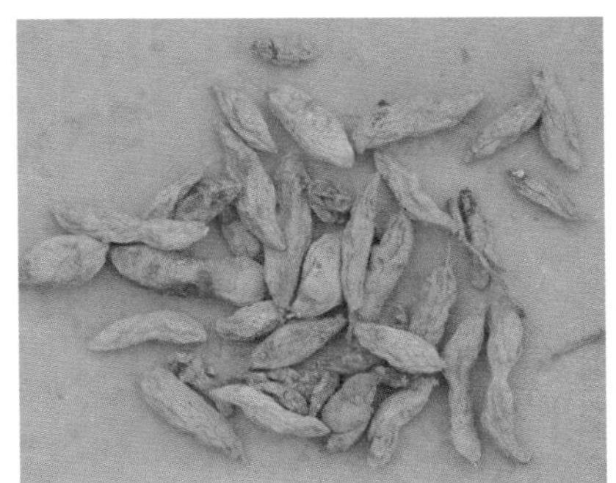

道："师傅，刚刚那位老妇人说她儿媳妇乳汁不下，是需要使用麦冬吗？"

"这个当然了，麦冬可以治疗肺中郁火、心气虚损、血热妄行、口干烦渴、胸腹气结以及乳汁不下等症。"朱有德说道。

"师傅，书上说麦冬的性平，味甘，具有滋阴益气、平定肺气、安和五脏、调养脾胃、安神补气等功效，那这麦冬究竟要怎么用才好呢？"小神农问道。

"新鲜的麦冬在使用的时候，需要将根去心，捣烂之后绞成汁，这一点需要格外注意！"朱有德告诉小神农。

小神农点了点头，心里十分高兴，没想到早前就认识的麦冬居然还有这么多自己不知道的知识，而且还学到了新鲜麦冬的使用方法。

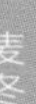

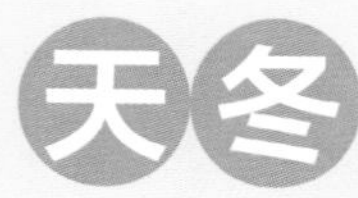

天冬——滋阴降火的止咳中药

小神农一个人在树林里转悠了好长时间，才发现不远处有一株大概50厘米高的多年生草本植物，它的幼藤是直立的，老藤是攀缘的，藤的表面光滑无毛，茎细长且弯曲，并且长有很多分枝。植物的叶子为线形，还有一些叶子已经退化成了倒生刺针，小枝与叶子退化成了鳞片状。藤上还有一些黄白色或者白色的小花，有些藤上还长有一些绿色的球形浆果。

小神农立刻拉来了师傅朱有德，说："师傅，这株草药我从来都没有见过，您帮我看看这究竟是什么！"

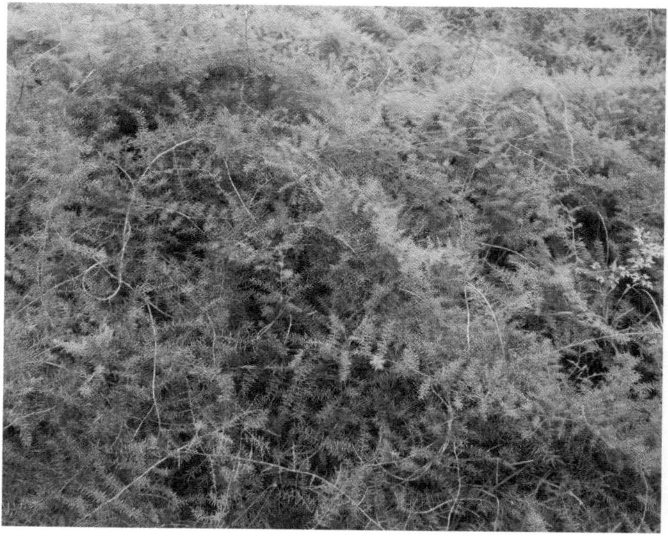

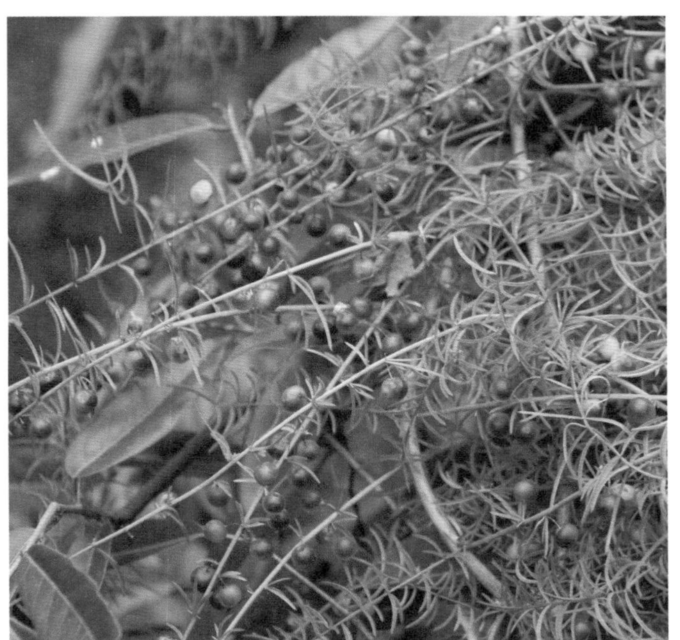

朱有德仔细打量了一下眼前的植物之后，告诉小神农：“你眼前的这株植物叫天冬，不过它能够入药的部分却不是你眼前看到的，而是埋藏在地下的根。想知道它长成什么样子，就挖出来瞧瞧吧！”

小神农听了，二话没说就拿出挖药的工具开始挖天冬。不得不说，这天冬还真是很难挖，因为天冬的根为肉质的纺锤形或者长椭圆形的根块，根块的表皮颜色为灰黄色，挖起来还比较费劲。

小神农辛苦挖出来天冬之后，问道："师傅，天冬我已经挖出来了，您是不是该给我讲讲这天冬的用处啦？"

"天冬性平，味苦，具有润燥滋阴、清肺降火的功效，可以用于治疗咳嗽吐血、阴虚发热、咽喉肿痛、肺痈、消渴、便秘、喘息急促、湿疥等症。经常服用天冬还可以益气减肥、延年益寿，让皮肤变得光滑、白净，并且消除身上的一些不洁疾病。"朱有德说。

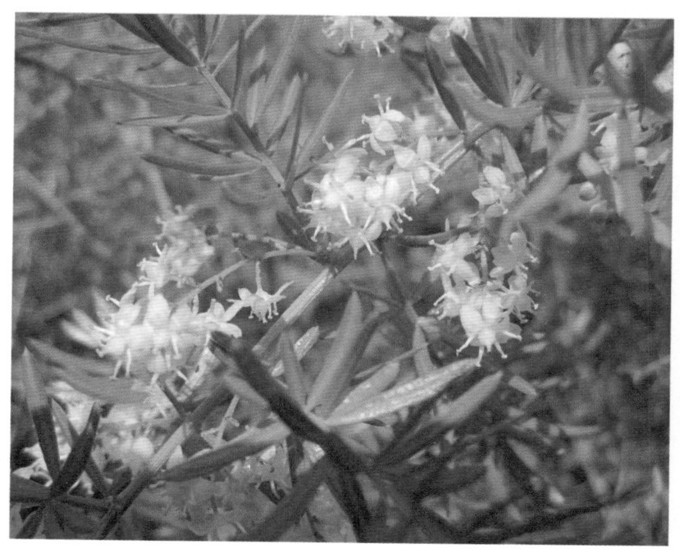

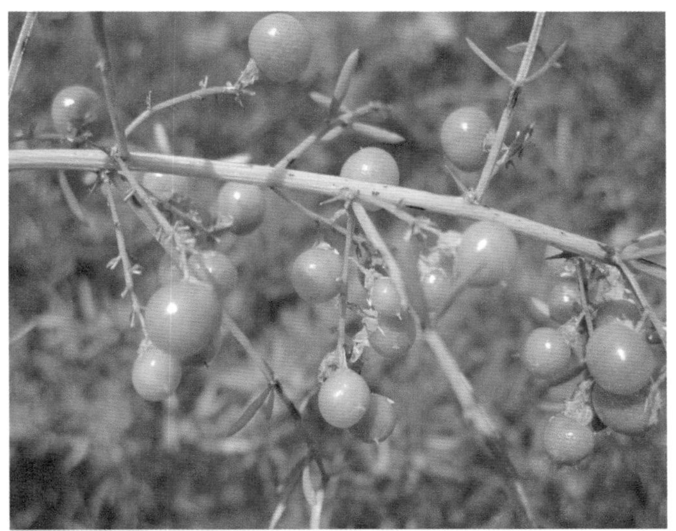

“师傅，您刚刚说可久服天冬，那究竟要怎么服用呢？”小神农不解地问道。

“可以在煲汤的时候放一些天冬进去，当然也可以用天冬末泡酒，每天坚持服用就可以起到保健养生的作用。”朱有德笑着说道。

小神农今天非常高兴，因为意外收获了这药效多多的天冬。

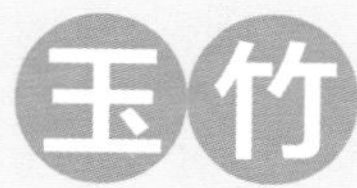

玉竹——可与人参媲美的滋阴圣品

小神农在师傅的房间里发现了一小包草药，他好奇地看了看，觉得它应该是某种植物的根，可小神农从来都没见过这样的草药，于是就问朱有德："师傅，您房间里的这一包草药究竟是什么呀？"

"这包草药可了不得了，它可是能够与人参相比的滋阴佳品，它的名字叫玉竹。"朱有德说。

"玉竹？为什么之前我没有听师傅讲过呢？师傅，这草药是您从哪里挖来的？"小神农问道。

"这玉竹在我们这里可不生长，它一般都生长在黑龙江、辽宁、吉林、内蒙古、河北等地，这是我的好友给我带来的。"朱有德对小

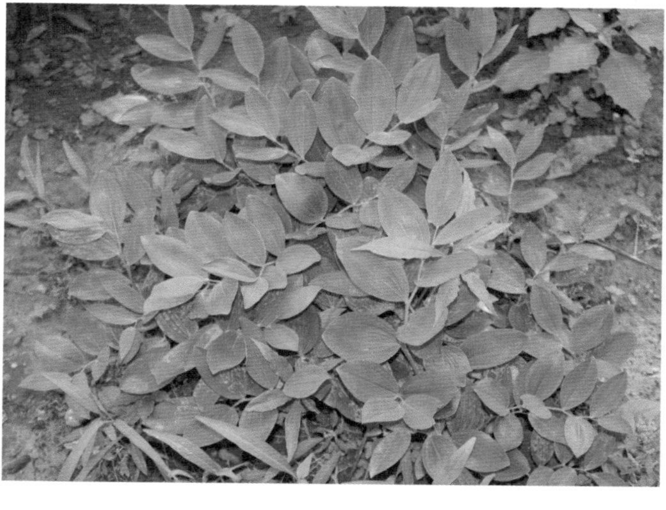

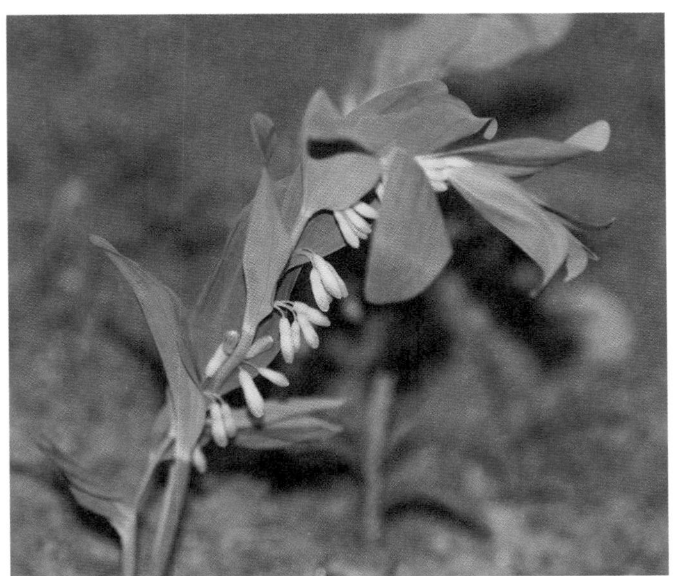

神农说。

“师傅，我现在只能看见它的根，那您能说说它长什么样子吗？”小神农问道。

“这玉竹长有圆柱形的根状茎，直径0.5～1.4厘米，茎的高度20～50厘米，每株草药上都长有7～12片叶子。叶子为互生的，叶片的形状为卵状矩圆形或者椭圆形，叶子长度5～12厘米，宽度3～16厘米。每年的5～6月份是玉竹的花期，在花期的时候每株玉竹会开1～4朵花，花朵的颜色为黄绿色或者白色。每年的7～9月份就是玉竹的果期，此时它会长出蓝黑色的浆果，浆果中有7～9颗种子。”朱有德说。

“师傅，您刚刚说玉竹比得上人参，那它究竟有什么功效？能够治疗哪些疾病呢？”小神农一连问了好多问题，求知若渴的样子让朱有德十分欣慰。

朱有德说道：“这玉竹性平，味甘，具有滋阴润肺、养胃生津、补中益气的功效，可以用于治疗燥咳、痨嗽、虚热、温毒腰痛、胸腹瘀滞、中风发热、半身瘫痪以及各种虚损之症。此外，还可以用玉竹来治疗虚劳发热导致的头痛失眠，又可以用玉竹来治疗腰脚疼痛、风

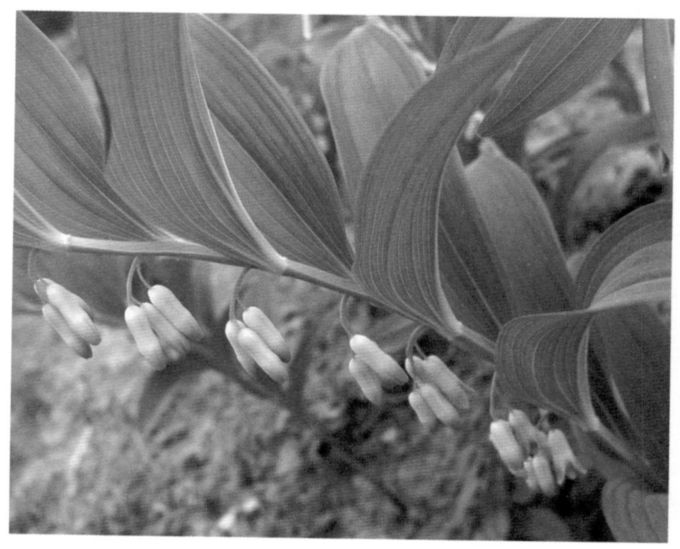

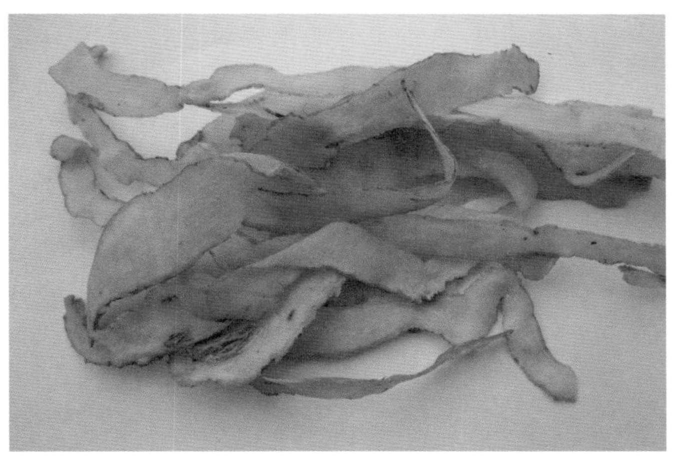

热自汗、劳虚寒热、脾胃虚弱以及男子尿频遗精等症。”

小神农听完师傅的介绍之后，才知道原来玉竹的作用这么大，心想难怪师傅当它是宝贝了。看来自己还是知道得太少了，没想到这么有用的药材自己都不认识，以后一定要更加努力地看书学习才行。

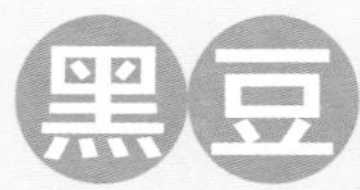

黑豆——豆类中的养生之王

今天一早，小神农就独自上山去采药了，而朱有德则在家接待病人。中午的时候，小神农背着一背篓的新鲜草药回家，刚进门就闻到空气中有一股浓浓的香气。他顺着香味一路跑到厨房，只见师娘正在锅中炒着黑豆，正是这香气的来源。

午饭时，师娘端出来满满一盘的炒黑豆，小神农迫不及待地要吃，却被朱有德给拦下了。朱有德说："想吃这香喷喷的黑豆没问题，你得先回答我几个问题才行。"

小神农心想，美食当前却不让吃，这未免也太折磨人了吧？不过没办法，必须要回答师傅的问题才行。于是他使劲吞下口水，点了点头。

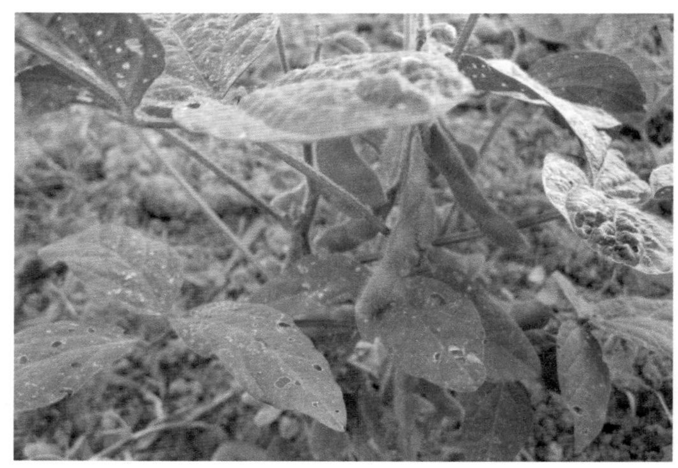

朱有德看着小神农这小馋猫的模样，就说："我只问你比较简单的问题，你就来说说你眼前的黑豆好了。"

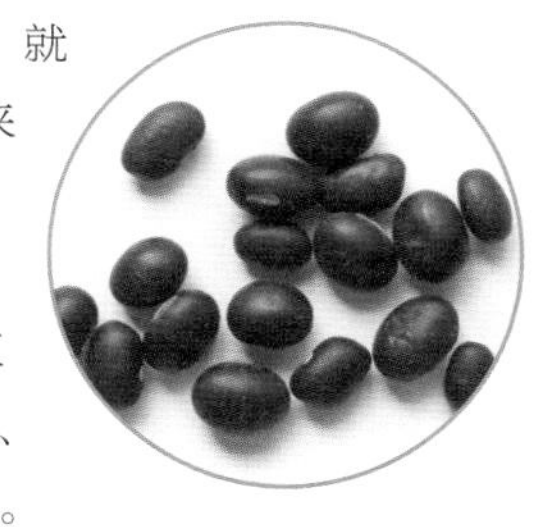

"说黑豆我可擅长，黑豆性平，味甘，具有明目镇心，消水肿，除胃热、五脏寒积等功效，可以用于治疗湿毒水肿、产后头痛、风热痹瘫等症。"小神农说道。

"光知道这些还远远不够，黑豆这么常见而且你也经常吃，你再来说说吃黑豆对身体有什么好处吧！"朱有德不依不饶地继续追问。

"经常吃黑豆可以让人的肌肤越来越健康，而且可以让肤色变得白皙，黑豆是豆类中的养生之王，同时也是补虚的佳品。"小神农回答道。

"那这黑豆一般都要怎么吃才好呢？"朱有德又问。

"吃黑豆的方法有很多，比如说煮着吃就可以治疗湿毒水肿；还可以用胆汁浸泡黑豆，吃被胆汁浸泡过的黑豆可以治疗消渴；此外，还可以将黑豆炒熟之后放入酒中泡酒喝，这样可以治疗风热痹瘫以及产后头痛。"小神农回答道。

"看来你对黑豆的了解还真不少，不过你知道哪类人不能吃黑豆吗？"朱有德问道。

"啊？还有人不能吃黑豆？"小神农一脸惊讶地问道。

"看来你是不知道这个问题的答案了，就让师傅来告诉你吧！有一类人是不可以服用黑豆的，那就是胖人，所以你在以后用药的时候也必须要注意这一点，不要光记着草药都能治疗什么疾病，而忽视了哪些人不能使用。"朱有德对小神农说。

小神农用力地点了点头，心想自己还有很多不足，以后需要学习的地方还很多，一定要谦虚、谦虚、再谦虚才行。

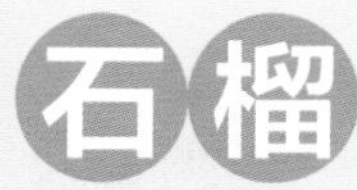

石榴——生津止渴的维生素C佳果

今天一早上山的时候，由于小神农的一时疏忽，竟然忘记带水壶了，这会儿师徒俩的渴得嗓子都要冒烟了。

小神农提议要下山去取水，朱有德则说："其实我们不一定要喝水才能够止渴。这山上有那么多草药，我们吃一点可以生津止渴的草药不是也一样吗？"

"师傅，草药大多数都比较难吃，我不太想吃！"小神农噘着嘴巴说道。

"今天师傅给你找一种不难吃的草药怎么样？"朱有德笑着对小神农说。

小神农点了点头，跟在朱有德的身后，来到林子的深处，发现了一棵高约5米的小乔木。树上的小枝较多，有一些小枝有棱，小枝的

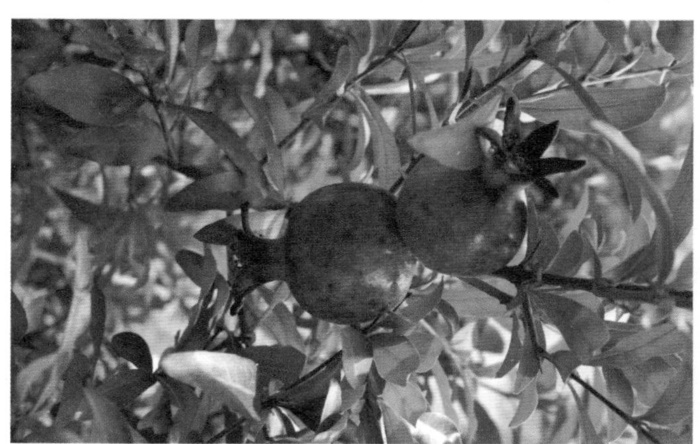

表面光滑无毛。小神农往树木的里面望去，发现里面竟然有好几颗已经成熟的果实，小神农喜出望外，立刻上树将果实采下来。

“小神农，你可知道你手中的果实究竟叫什么？”朱有德问道。

“这个我知道，这个就是石榴，里面的籽有很多汁，师傅您先尝尝吧！”说着小神农便将手中最大的一颗石榴递给了朱有德。然后，小神农心急火燎地将手中的石榴剥开，刚准备一口咬下去的时候，就被朱有德给叫住了。

“小神农，你知道这石榴的入药部分是哪里吗？”朱有德问道。

“当然是这果实了。”小神农自信地回答。

“不全对，除了果实之外，还有你刚刚丢在地上的皮，以及它的树根。”朱有德一脸严肃地说。

“啊？它的皮和根还能入药啊？”小神农一脸茫然。

“今天我带你吃石榴自然是让你吃这多汁的籽，可是我让你采的药却是这石榴的皮。”朱有德说道。

“师傅，这石榴我还真不太了解，不如我们一边吃一边讲吧！”小神农笑嘻嘻地说道。

朱有德知道他一定是渴坏了，于是点了点头后说道：“石榴具有生津止渴、止泻止血、收敛固涩等功效。石榴的果实性温，味酸、涩，能够用于治疗腹痛、赤白痢下、带下、崩漏等症。石榴的皮则性温，味酸、涩，具有涩肠的功效，能够用于治疗筋骨风、腰脚不遂等症。石榴的根性温，味酸、涩，能够用于治疗口齿病以及泻痢等症。”

今天小神农又一次冒失了，却学习到了新的中药知识。

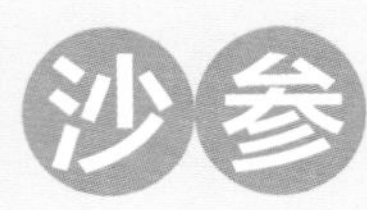

——不可错过的补阴药物

中午，小神农早早吃完午饭便钻进药房里研究草药，朱有德坐在一旁悠闲地喝着茶。小神农突然拿出一块干燥的植物根问："师傅，这是沙参吗？"

朱有德看了看小神农手中的草药，这干燥的根形状为圆柱形，根的两头比较细，根上的分枝比较少，长度大概为20厘米，根的直径大概为5毫米。根的表面颜色为淡黄色，看上去十分粗糙，表面长有纵纹以及未被除尽的棕黄色栓皮。此外，这根的表面还长有一些棕色的点状、斑状痕迹。

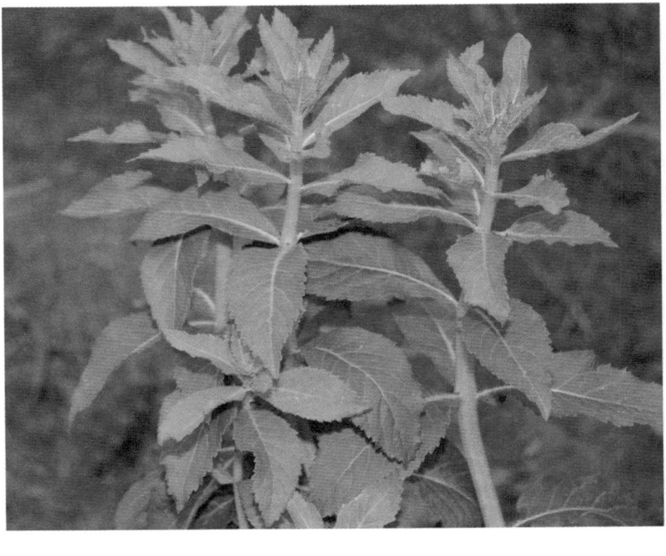

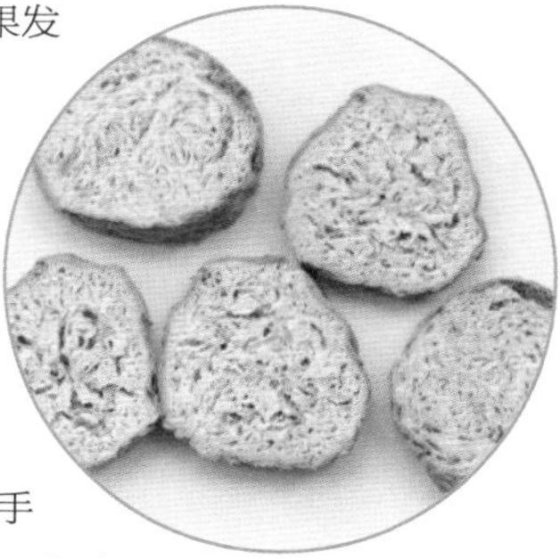

朱有德让小神农将其掰断，结果发现这根质地虽然坚硬，却非常脆，很容易就被折断了。朱有德看了看断面后发现，它的断面不整齐，颜色为淡黄色，中间还有一些黄色放射状的木质部分，呈现圆环状，颜色为深褐色。

经过观察，朱有德断定小神农手上拿的就是沙参，就问："小神农，怎么你对这沙参又感兴趣了？"

"嗯！昨天晚上我看书上说这沙参可是补阴的良药，所以我今天格外留意沙参。"小神农说道。

"你对沙参了解多少呢？"朱有德抿了一口茶后问道。

"我知道这沙参的可入药部分就是它的根，沙参性微寒，味苦，具有补中益肺、清火排毒、清热养阴、润肺止咳、安五脏、除寒热等功效，可以用于治疗肺热咳嗽、咳痰黄稠、百日咳等症。"小神农说道。

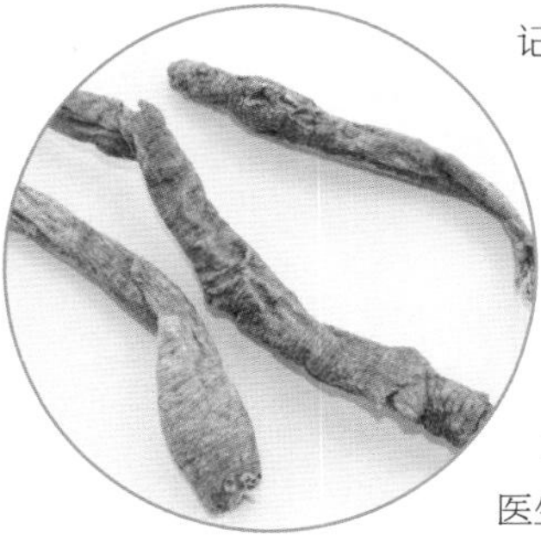

"你说的都对，但是有一点你忘记说了，这沙参还可以用于治疗皮肤瘙痒以及恶疮疥癣，因为它还具有非常好的排脓、消肿毒的功效。"朱有德补充道。

小神农自知自己远远不及师傅懂得多，不过他坚信，只要自己努力，就一定可以成为师傅那样的好医生。

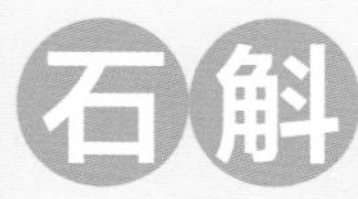

石斛——补虚损、壮筋骨的特效药

最近这段时间小神农的身体不太舒服，总是觉得烦热口渴，偏偏又不喜欢喝难喝的苦药，所以就咬牙强撑着。朱有德看不下去了，于是特意制作了一碗甜滋滋的“果汁”给他喝，结果小神农喝过“果汁”之后，烦热口渴的症状就渐渐消失了。小神农很想知道师傅给自己喝的是什么，就问：“师傅，您能告诉我，您给我喝的果汁究竟是什么吗？”

“我给你喝的就是石斛和甘蔗汁，好喝吗？”朱有德问道。

“好喝好喝！关键是药效也非常好，我现在不适症状已经减轻了不少。您说用了石斛，是之前我们在山上采到的铁皮石斛吗？”小神

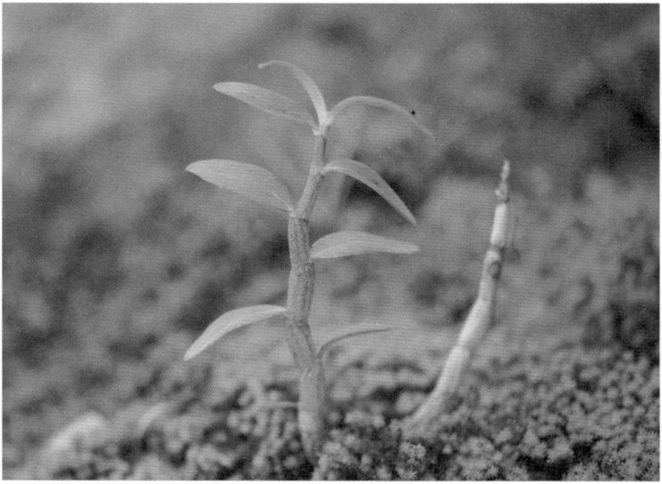

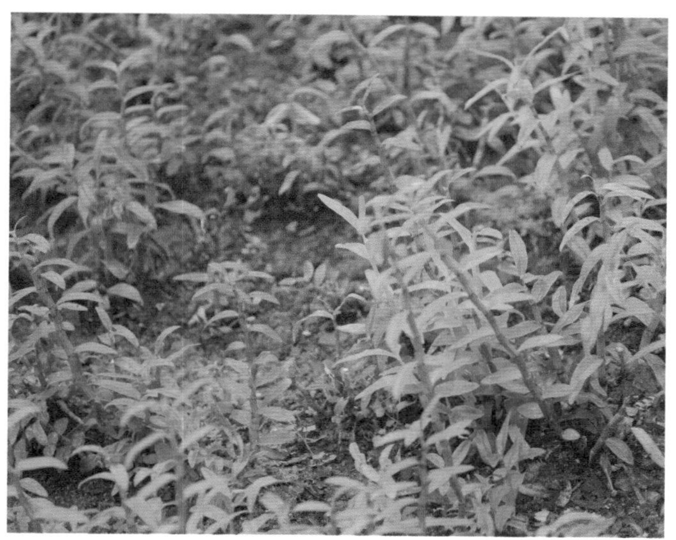

农问道。

“中药里所说的石斛并不是指铁皮石斛，而是泛指石斛一类的，其中包括环草石斛、黄草石斛、马鞭石斛、金钗石斛以及你刚刚说的铁皮石斛。”朱有德说。

“原来石斛有这么多种呀？那它们之间都有什么区别呢？”小神农问道。

“环草石斛的茎细长，形状为圆柱形，茎表面的颜色为黄色，且具有光泽，味淡；黄草石斛的茎表面为淡黄褐色或者黄色，表面长有一些纵沟，容易被折断，断面具

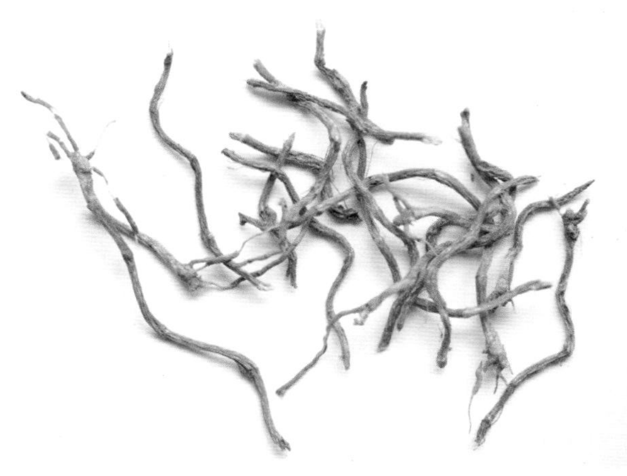

有纤维性，嚼后具有黏性；马鞭石斛的形状为长圆锥形，茎表面的颜色为暗黄色或者黄色，并且长有深纵槽，味微苦；金钗石斛的形状为扁圆柱形，茎表面的颜色为金黄色或者黄中带绿色，表面长有深纵沟，质地比较脆，断面比较平坦，味苦；铁皮石斛的形状为弹簧状或者螺旋形，茎表面颜色为黄绿色，并且长有细纵纹，嚼后有黏性。”朱有德说。

“师傅，《本草新编》记载石斛性微寒，味甘、微苦，无毒。不可用竹斛、木斛，用之无功，石斛却惊定志，益精强阴，尤能健脚膝之力，善起痹病，降阴虚之火，大有殊功。您能给我具体讲讲吗？”小神农说道。

“这石斛可是补虚损、壮筋骨的佳品，它的性平，味甘，具有益胃生津、滋阴清热、补五脏阴虚劳损、养阴益精、益气除热、益智清气等功效，可以用于治疗阴伤津亏、口干烦渴、食少干呕、目暗不明、病后虚热等症。经常服用石斛，还可以健肠胃。”朱有德说。

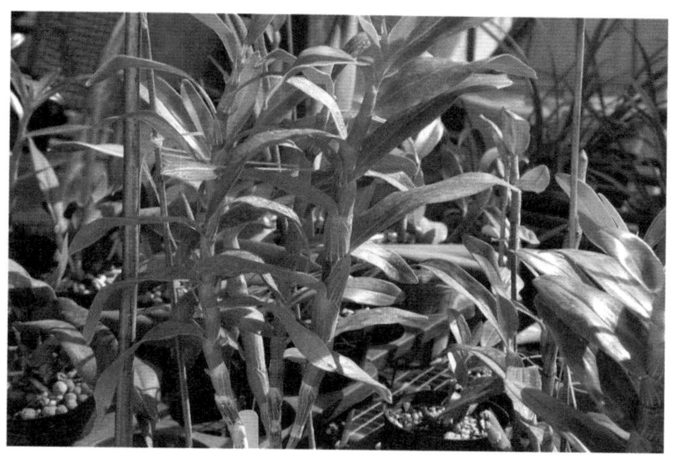

小神农通过今天的亲身实践深刻地体会到了中药的神奇之处，没想到自己多日的不适，竟然被一碗清甜可口的石斛配甘蔗汁给治好了。

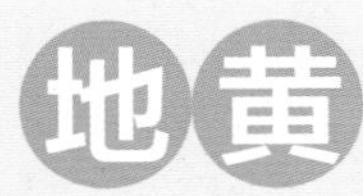

——生精补血的传统中药

小神农跟随朱有德学医已经有很长一段时间了，朱有德想知道小神农最近有没有进步，就将一把颜色乌黑发亮的中药放在了小神农面前。

“小神农，你认识这是什么草药吗？”朱有德问道。

小神农拿过草药看了看，感觉这草药应该是某种植物的根，断面比较平坦，颜色为紫黑色或者乌黑色，药材表面发亮有油润感，摸起来还具有一定的黏性。

小神农为了进一步确认这药材究竟是什么，就问：“师傅，这味药材之前是不是长圆形的块状，长度6～12厘米，直径3～6厘

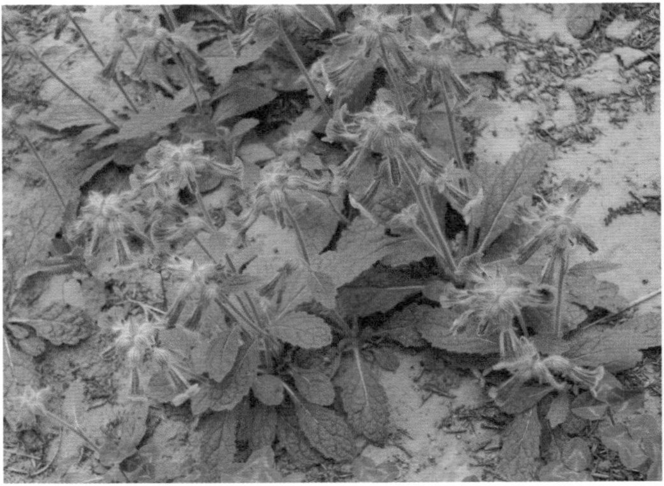

米呢？”

“看来你知道这东西是什么了！”朱有德问道。

“如果我没有猜错的话，这应该就是地黄吧！我之前在山里采药的时候采过它。新鲜的地黄并不是这个样子，它是灰黑色或者灰棕色，根的表面皱缩不平，并且长有很多不规则的横曲纹，质地比较柔软，可是晒干之后的地黄质地变得坚实，很不容易被折断，颜色也变成了乌黑色或者紫黑色了。”小神农说道。

“那你对这地黄了解有多少呢？”朱有德问道。

“《本草衍义》云‘地黄，《经》只言干、生二种，不言熟者，如血虚劳热，产后虚热，老人中虚燥

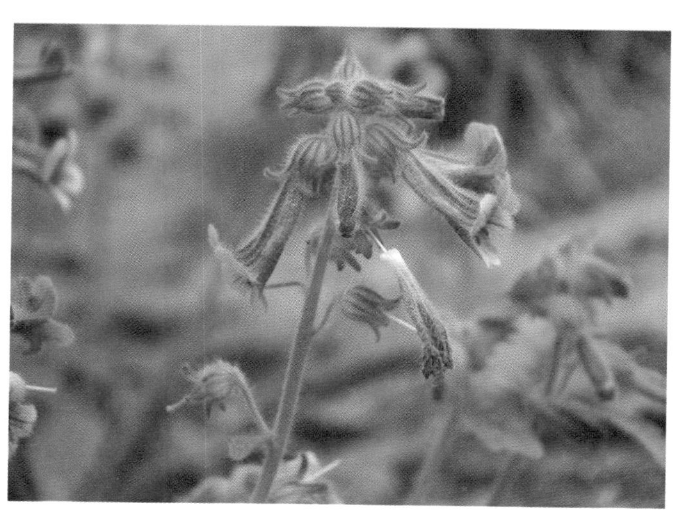

热，须地黄者，若与生、干，常虑大寒，如此之类，故后世改用熟者。’地黄是生精补血的传统中药，可它的性大寒，味甘，具有滋补肝肾、明目除疾、补益五脏、通利血脉、填充骨髓、补助心气、强壮筋骨等功效，可以用于治疗产后腹痛、跌打损伤、尿血、男子的各种劳伤以及妇女胎漏出血等症。”小神农说道。

“看来你对地黄的药性以及作用都已经了解了很多了，那你知道这地黄的炮制方法有哪些吗？”朱有德问道。

“这个我是有所了解的，书上说地黄的炮制方法有3种，在药材上分为熟地黄、鲜地黄以及干地黄3种，这3种不同的炮制方法，也让地黄在药效上有所不同。比如说要治疗崩漏下血，就必须要选用生地黄，而在治疗妇女百病以及各种虚损的时候，就必须要选择熟地黄。”小神农说道。

朱有德看着徒弟讲解着地黄的知识，就如同是看到了年轻时候的自己一样，没想到自己人到老年还可以收这样一个聪明又热爱传统中医的小徒弟。

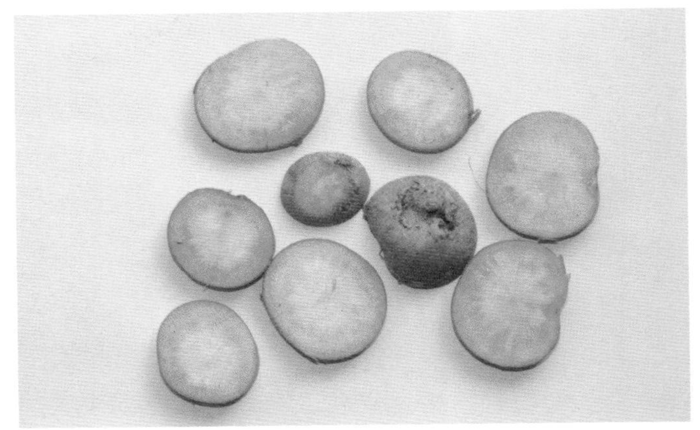

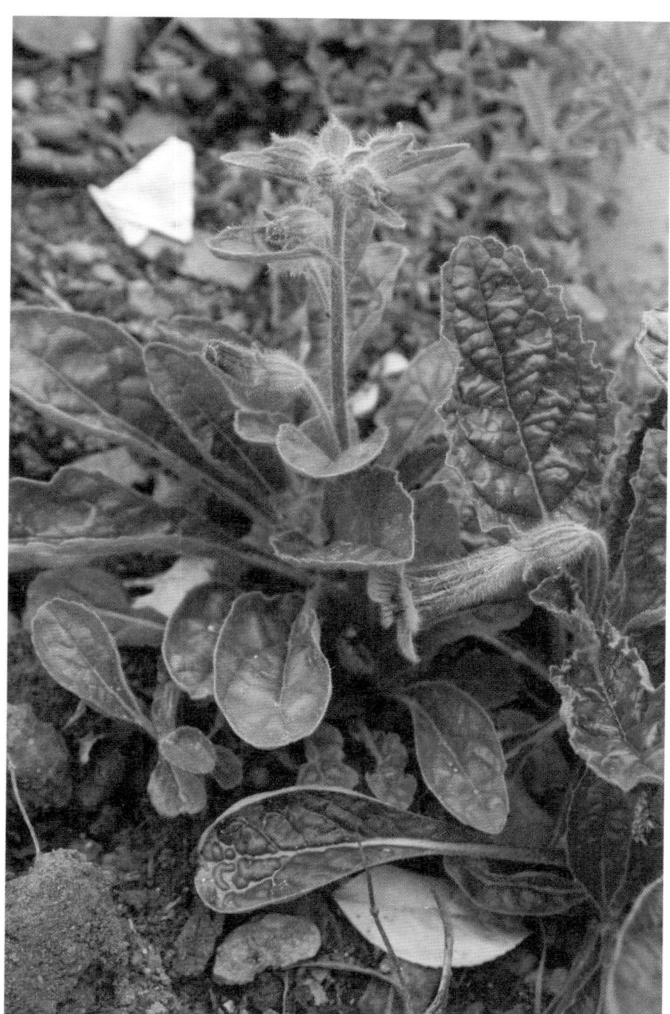

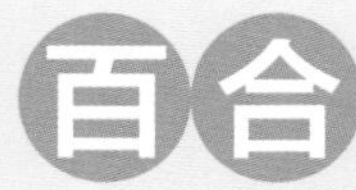

——补中益气、治腹胀心·痛的山丹

小神农与师傅出诊回家时，路过一个小庭院，小神农突然问："师傅，您闻见一股非常浓郁的花香了吗？"

"当然闻到了。"朱有德回答。

"师傅，您知道这是什么花的香味吗？"小神农问道。

"这个香味应该是百合发出来的，你看看人家庭院里不是种着那么多的百合花吗？"朱有德指着小庭院里的百合花说道。

小神农顺着师傅手指的方向望去，见到小庭院中有一些高40～60厘米的花卉，它们的茎是直立的，并且没有分枝，颜色为草

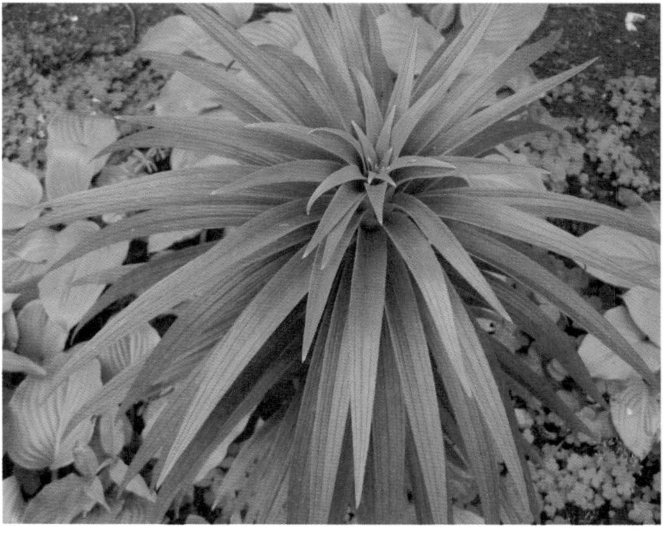

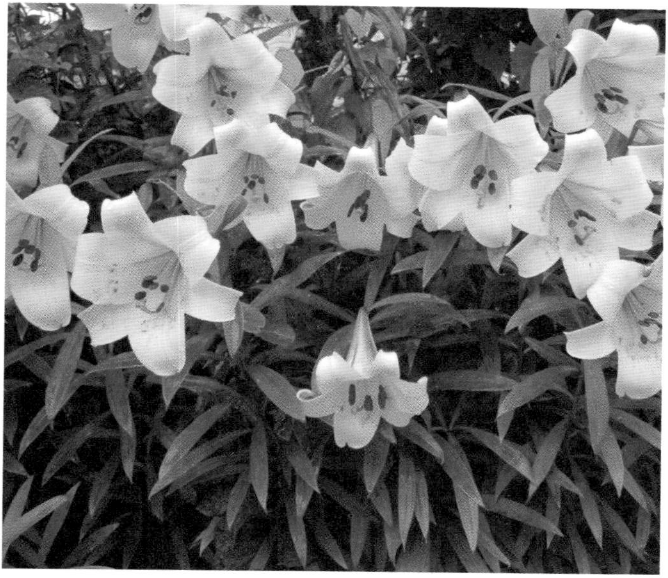

绿色。叶子为单叶互生，形状为狭线形，没有叶柄，叶子直接包裹在茎秆上。

百合花的花序是总状花序，花朵为簇生或者单生。百合花的花冠比较大，花筒比较长，花朵的形状为漏斗形喇叭状，花朵的颜色为粉红色、橙红色、白色、黄色，花朵上还长有一些黑色或者紫色的斑点。小神农一下子就看得出了神，这时，小庭院的主人出来了，见到小神农那么喜欢百合花，于是邀请小神农到庭院中看看，并且准备摘一些百合花送给小神农。

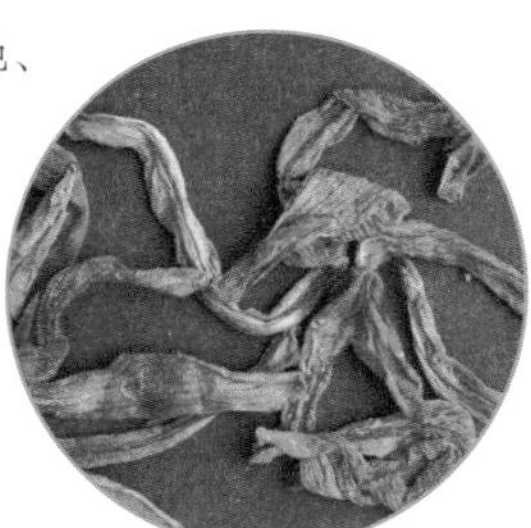

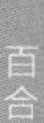

小神农拿到主人送的百合花，十分高兴，道谢之后就跟着师傅往家走。朱有德对小神农说："你知道这百合也具有药用价值吗？"

"我当然知道了，百合性平，味甘，具有养阴润肺、清心安神等功效，不过中医药用的百合是现在我手中的这种百合吗？"小神农说完就开始质疑了，因为毕竟两种百合的样子还是具有很大区别的。

朱有德看着小神农说道："其实，你说的那种百合与你手里的百合是一样的，只不过通常医书中说的百合都是指百合花的鳞叶，那一部分是埋藏在地下的，形状与我们平时见到的大蒜有些相似，晒干之后就是我们平时见到的百合了。而你手中现在拿着的百合花同样具有药用价值，如果将其晒干之后研磨成粉，和菜籽油混在一起，就可以

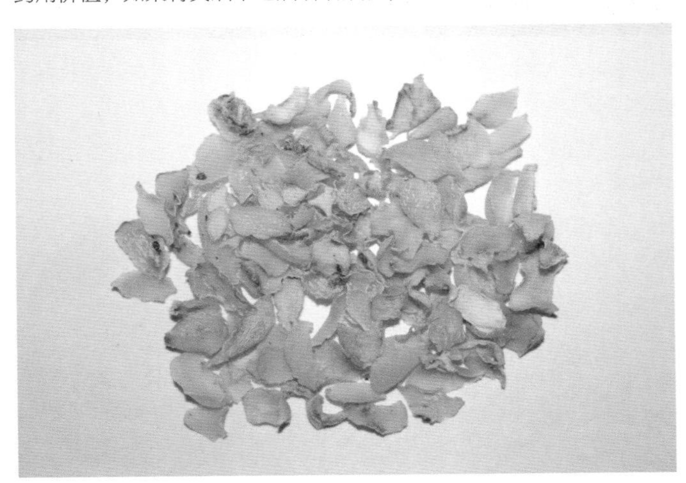

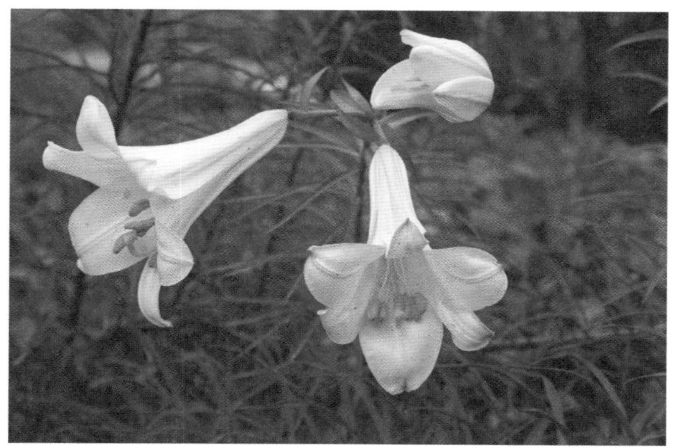

用于治疗小儿天疱湿疮。”朱有德刚要继续往下说的时候，就被小神农给打断了。

“师傅，百合的功效就由我来说吧！我知道百合具有利大小便、补中益气的功效，可以用于治疗腹胀心痛、水肿腹胀、痞满寒热、喉痹、难产、产后血晕、各种疮肿等症。”小神农一鼓脑儿说完。

师徒二人一路上你一言我一语地说着关于百合的药理知识，不知不觉就走回了家。

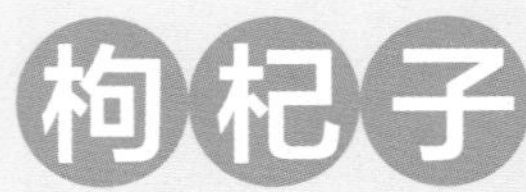

枸杞子——药食两用的进补佳品

今天，朱有德的一位好友来家里做客。午饭的时候，朱有德的妻子做了一大桌子菜，还特意熬制了一锅汤。朱有德的这位好友也是一位中医，他见朱有德的妻子无论是给自己喝的水，还是煲的汤中都放有一些枸杞子，就想考考小神农："小神农，你看咱们的午饭里有这么多枸杞子，你喜欢枸杞子吗？"

"这枸杞子可是进补的好东西，能够药食两用，我自然很喜欢它了。"小神农回答。

"看来你对枸杞子还是有所了解的，那我今天考考你好不好？"

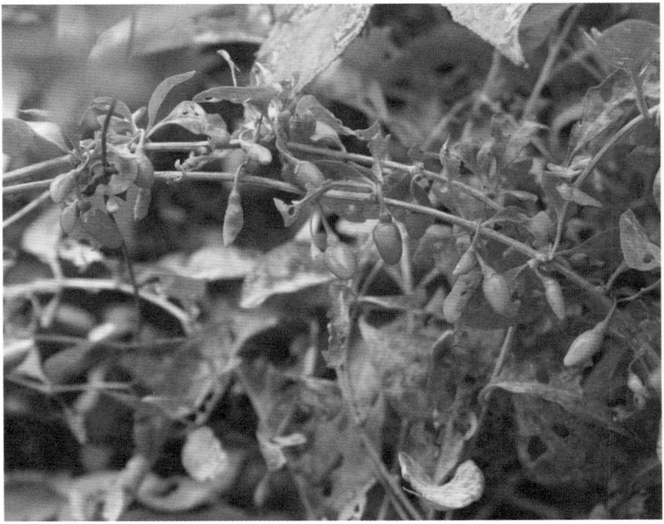

朱有德的好友问道。

“当然好了，师傅也经常会考我，您就考吧！”小神农一副准备迎战的架势。

“这些已经晒干后的枸杞子相信你已经司空见惯了，那你说说新鲜的枸杞子长什么样子吧。”朱有德的好友说道。

“新鲜的枸杞子我也见过，它长得比较茂密，在枝条上长有棘刺，叶片的形状为长椭圆状披针形，叶片表面的叶脉不明显。每年6～8月份是枸杞的花期，会开出紫色或者粉紫色的花。7～10月份是枸杞的果期，会长出长纺锤形饱满的红色浆果，新鲜的枸杞子肉质多汁。”小神农说。

“哈哈，朱有德，你这个小徒弟还真厉害。我以为我考他新鲜的枸杞子能够难住他，没想到他这都知道呀！”朱有德的好友笑着说道。

“小神农，枸杞子你见多了，你就给大家讲讲吧！”朱有德说道。

“枸杞子性寒，味苦，具有补精益气、明目安神、利大小肠、补内伤大劳、强阴等功效。可以用于治疗阳痿遗精、虚劳精亏、腰膝酸痛、眩晕耳鸣、内热消渴、血虚萎黄等症，经常服用枸杞子可以让人身轻不老，而且还可以让人耐寒暑呢！”小神农说道。

“小神农你还真让我刮目相看，没想到你一个这么小的孩子，竟然知道这么多中医的知识，看来我们这传统的中医医术不怕后继无人了。”朱有德的好友笑着说道。

阳起石——温肾壮阳的“石头”

小神农伸着懒腰，又打了个哈欠，懒洋洋地走到院子里活动筋骨。

“师傅，院子里晾晒的草药需要收起来吗？”小神农向屋内喊道。正在这时，院门打开，朱有德走了进来。

“师傅，您去哪里了？”小神农见朱有德手里提着布袋，赶紧上前帮忙。

“我出去转了一圈，见集市上有草药卖，就买了一些回来。”朱有德一边说一边将布袋里的药材拿了出来。

“师傅，您怎么买了一堆石头回来？”小神农一脸奇怪地问。

朱有德被小神农的话逗笑了，说：“你这孩子，又想当然地瞎

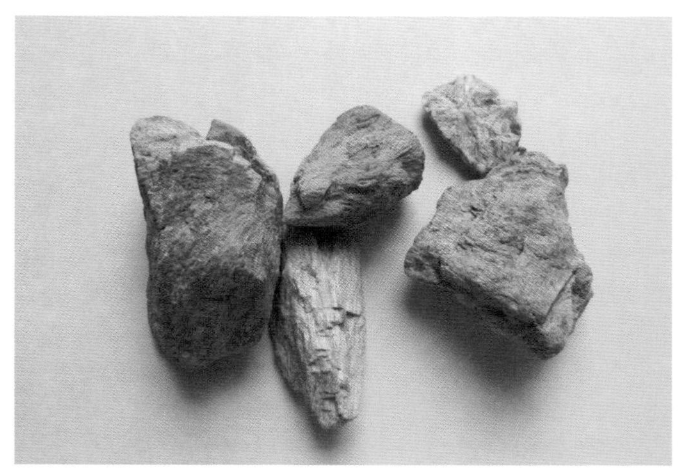

说！它虽然长得酷似石头，可是真真实实的草药呢！”

“短柱状的、块状的、长条形的……这‘石头’还大小不一，形状各异呢。有浅灰白色、淡绿色和白色的，还带有光泽呢。”小神农认真观察过后，又拿起一块摸了摸，接着说，“又硬又脆，能折断，也没什么气味。”

“说得很好。这味药材名叫阳起石，外形与你总结的相符。不过它还有质量稍重，易呈纵向断裂，并有韧性的特点。平时接触的时候要特别小心，阳起石的粉黏在皮肤上会引起瘙痒。”

“啊？会引起皮肤发痒？”小神农一听，立刻将手里的阳起石扔了出去，掉在地上的阳起石碎成了几块。

“好好一块草药，被你摔得粉碎。”朱有德无奈地看向小神农。

“对不起，师傅。”小神农不好意思地低下头去，将摔碎的阳起石收了起来。

“师傅，这阳起石能治疗哪些病症呢？该不会是用石头按摩吧？”小神农想了想这个画面，顿时觉得很好玩。

“你呀，真是个孩子。”朱有德摇着头，一副无可奈何的表情。“阳起石有温肾壮阳之效，其性温，味咸，可治疗腰膝冷痹，妇女不孕，肾阳虚衰，崩漏等症。《本草衍义》中说，‘阳起石，如狼牙者佳。其外色不白，如姜石。其大块者，亦内白’。”朱有德认真解释道，“不过，阴血火旺之人不能服用此药，否则后果极严重。”

“是！徒儿记住了！”小神农认真地说。

“好了，将这些阳起石放到药柜里去吧！”朱有德叮嘱道。

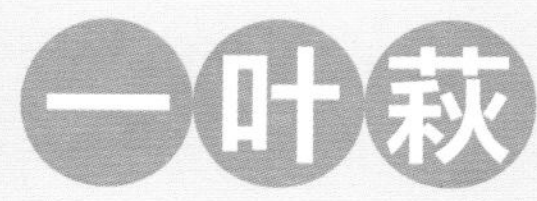

——健脾益肾的狗梢条

小神农总是搞不明白，为什么山上这么多花草都能当中药用呢？所以，他一边在山路上走着，一边问朱有德：“师傅，草药到底有多少种呀，我感觉自己都有些‘草木皆兵’了。”

朱有德一听就笑了，说：“草药有多少种我也不知道，不过，任何一种植物都有可能是你所不知道的好药材。”

“这下可麻烦了，我不是要永远也出不了师了吗？”小神农皱起眉来。

“那怎么可能，当你学会了一定的药物知识，又对药理书籍有所掌握之后，是可以一边医病一边学习的，俗话说，活到老学到

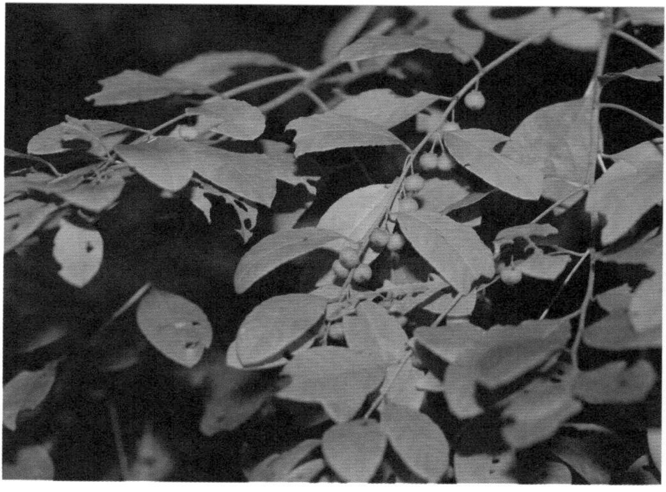

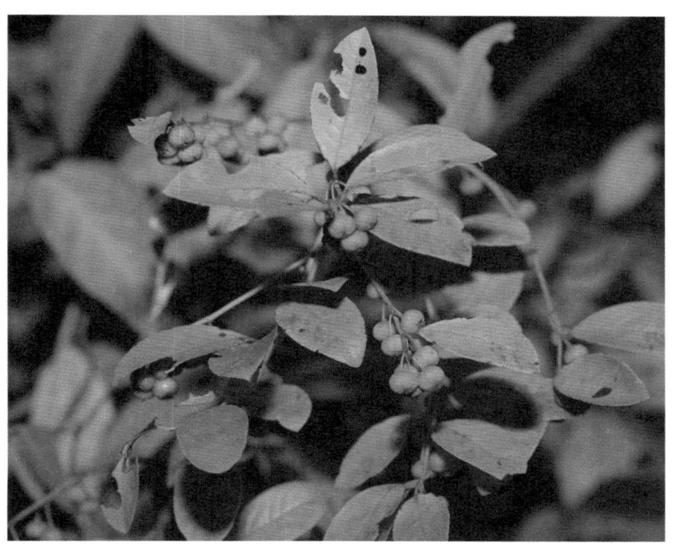

老……”朱有德话还没说完，就发现了新药材。他马上小心地伸出手去，将一根小枝条折了回来。

“师傅，这是什么？也是药吗？”小神农看看那小枝条，是浅绿色的，圆柱形，带有小棱，表面还有不明显的皮孔，但很光滑。叶子很薄，纸质，长椭圆形，上面深绿，下面浅绿，叶脉突出。

“这是一叶萩，是治疗风湿腰痛、肢体麻木、偏瘫等症的良药。”朱有德也仔细看了看那根枝条。

“一叶秋？是不是说一看它的叶子就知道是不是秋天了？”

“当然不是，它是加草字头的萩，可不是秋天的意思。在《湖南药物志》中记载，此药性温，味甘、微辛，归肝、肾、脾三经，可补肾壮阳、强筋骨、通血脉。所以，它不但能治病，更能补虚，是上好的健脾益肾、活血舒筋的中药。”

“这个名字怎么听着都像补药。”小神农噘着嘴，玩弄起那根枝条。

“你怎么能以名字评定它的功效呢？东北人还叫它狗梢条呢，难道它是给动物吃的不成？”

“狗梢条？还是这个名字有意思。师傅，这狗梢条开不开花呀？”小神农一听这个名字，反而笑起来。

“当然开花，它的花期可长呢，可以从3月开到8月，你看枝条叶腋下，那些簇生的不就是小花吗？不过它雌雄异株，雄花的花瓣为全缘、椭圆形；雌花花梗要比雄花花梗长5～10毫米，花盘为盘状，生有3个花柱，直立或弯曲生长。花落之后，会结出三棱形的球状蒴果，约5毫米，成熟之后变成淡红褐色，表面带网纹，里面生有卵形压扁状种子，是褐色的，上面有小疣。”

“师傅，我们是要采它的种子入药呢，还是采花朵？”小神农看

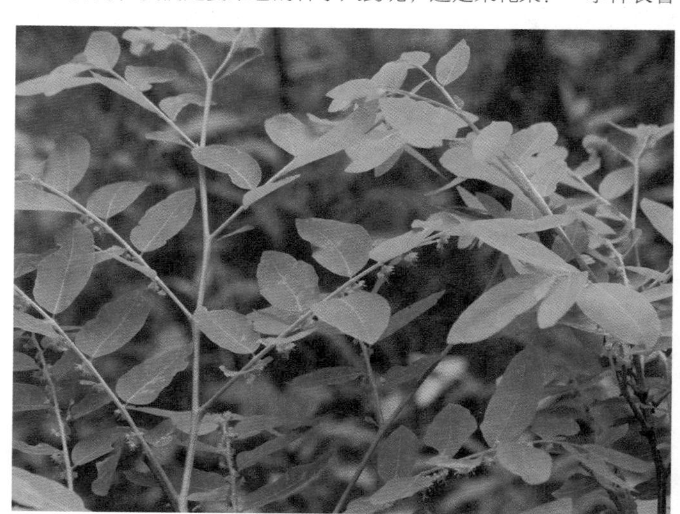

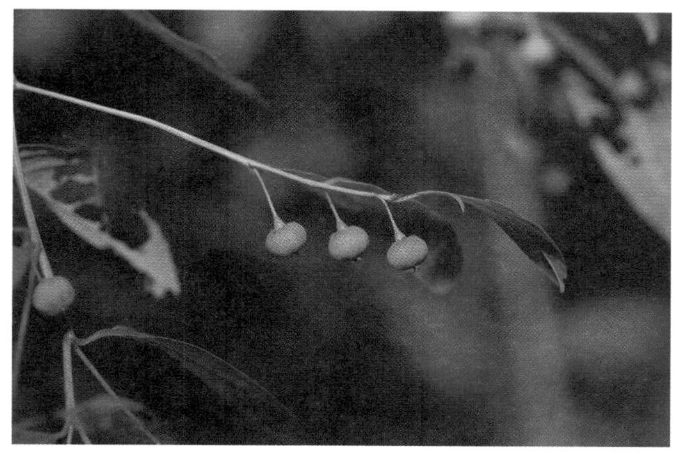

一叶萩就是一丛灌木，足有3米高，分枝好多，想要采种子和花可不容易。

“我们只要采嫩枝就可以了，将它们晒干就可以入药。成药后的一叶萩表面暗绿，带有一点红色，还有纵走的细纹理，质地较脆，断面有纤维状，中间白色，气味微苦。”朱有德将成药的样子也告诉小神农。

“师傅，这就简单了，我过去割嫩枝，您站在这里等着就好了。”小神农说完便跳到那丛一叶萩上，麻利地割起嫩枝条来。

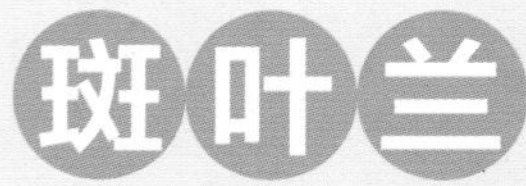

——可补肾气虚的盆栽

在朱有德的诊桌边，养着一盆叶子上全是白斑的绿色植物，小神农每天给它浇水时都会特别观察一下。这天，他依旧仔细观察这盆植物。

“小神农，你好像对这盆栽非常感兴趣，是不是发现了它的什么特别之处？”朱有德问。

“才不是呢，师傅。它长得一点都不好看，披针形的绿色叶片上，带着白色的斑纹，就像生病了一样。而且，叶背面也只是淡绿色，叶片厚却还有短柄，可是又不开花，就这样一直长着，我总

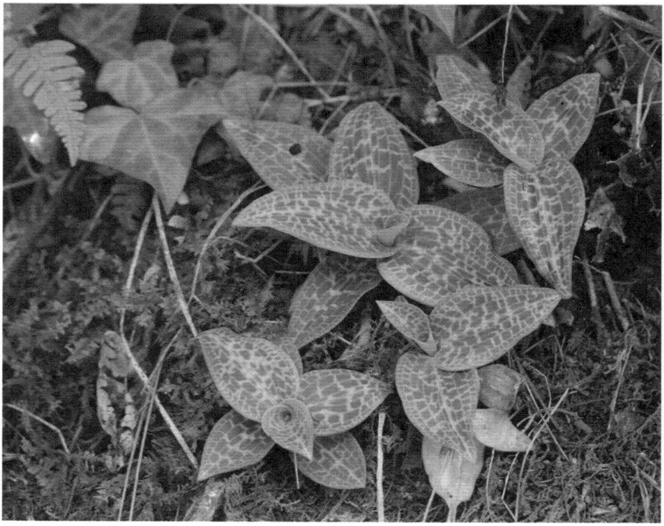

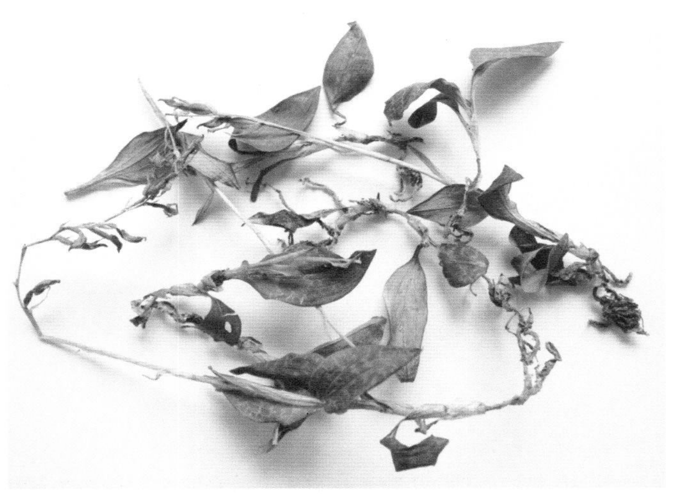

怀疑它是不是成化石了。”小神农见师傅问，这才说出自己的疑惑来。

“化石？哈哈，你这孩子。”朱有德被他一下逗笑了，“这盆栽叫斑叶兰，可是你张大爷费了好大劲儿才从南方给我带来的呢。它要8～10月开花，我养的时候还太小，所以一直没有开花。据说，它的花虽然很小，但很好看，花茎会直立生长，花序为总状，上面可长10～20朵花，花朵为半开状；萼片背面带着柔毛，有一条脉；花瓣为菱形，长10毫米，为白色或者粉色，花瓣前端稍尖，也有一条脉。”朱有德给小神农讲起自己的盆栽来。

“那也没什么意思，它的叶子太没生机了。”小神农还是喜欢不起来。

“可是，它全身可入药，其药性平，味甘辛，可润肺止咳、补肾益气、行气活血，一般肺痨、痰咳、骨节疼痛、痈疖疮疡都可以治疗。特别是它的根，用来补虚最好，对肾气虚弱者有良效。”朱有德不遗余力地夸起自己的盆栽来。

“对呀，我还不知道它的根长什么样呢，师傅，能将它拔出来看看吗？”这下小神农来了兴趣。

“当然不行，拔出来不是白养这么久了？不过，我可以告诉你，它的根为茎状，伸长生长，上面有节，和很多茎状根是一样的。”朱有德连忙制止，他还真怕小神农把自己的斑叶兰给拔出来。

“师傅，我骗您的，我怎么会把您的花拔掉呢？”小神农笑起来，“只是，这斑叶兰既然是补虚的好药，我们为什么不多弄一些呢？只养这样一棵有什么用呀。”

“这药不多见，平时可用其他药代替。我养这一棵，其实就是为了观察、学习没见过的药物呀。”朱有德说。

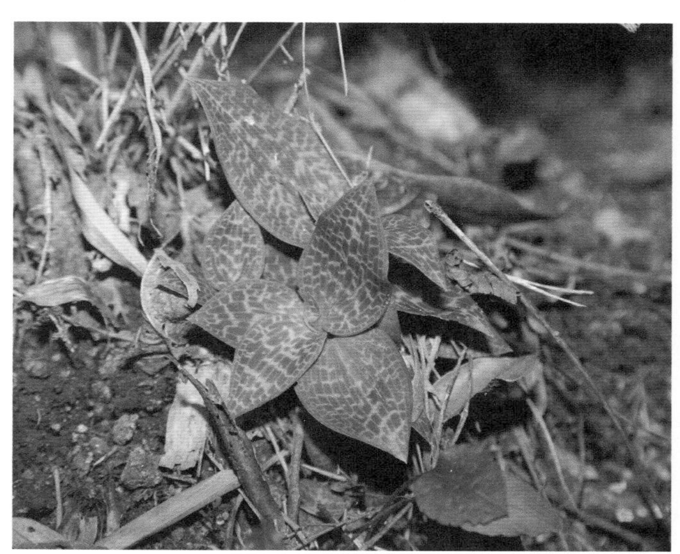

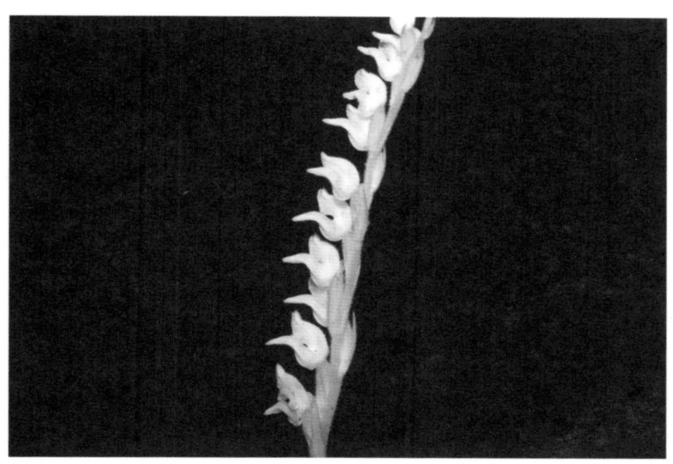

“师傅，我现在知道了，原来药物分布在世界各地，想要都看到不可能，但却要在行医的过程中，想尽一切方法来学习和了解，这才是为医之道，是吗？”小神农若有所思。

“对，说得太好了。”朱有德非常满意，这个小徒弟真是可造之才，不论是智力还是品质，都堪称学习者的典范了。

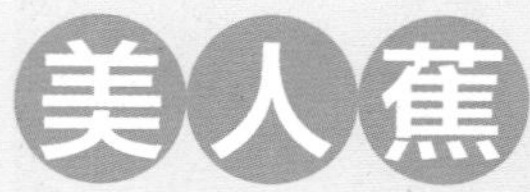

美人蕉——补虚宁神的多效花卉

朱有德出诊回到家中，手里拎了好大一个口袋。小神农连忙去接过来，问：“师傅，你又带什么回来了？”

“当然是好东西。”朱有德拍拍手上的灰尘，坐在石凳上，开始喝茶。小神农打开口袋，一看里面都是些肥大的块状根茎，肉质很多，带有节状，颜色类白，便直接说：“呀，都是美人蕉的根呀。师傅，我们后院不是有美人蕉嘛，要了这些来做什么？”

“当然是入药呀，难不成还是吃吗？”朱有德喝完茶，便将那些根茎倒出来，准备清理。

“哦，对了，美人蕉是清热利湿的药物。”小神农立刻帮助师傅清理。

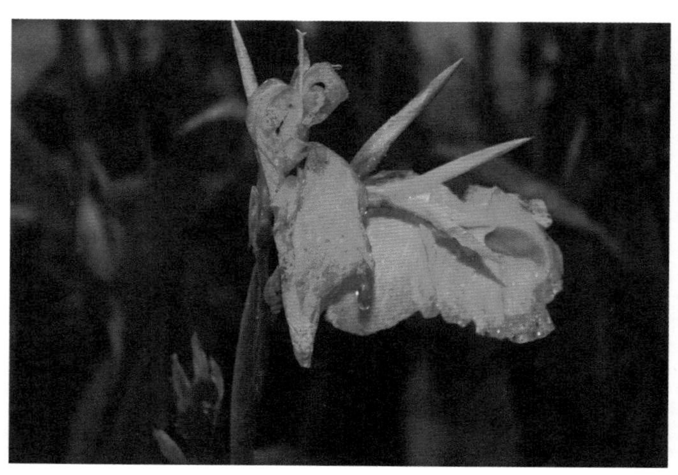

“它可不只是清热利湿，美人蕉性凉，味甘，归心、脾经，清热利湿又安神降压，同时可以活血止血，所以吐血、外伤出血等症也都用得着。而且，它还能补肾虚，《四川中药志》中说它可‘补肾虚，治血崩，白带，月经不调，痈毒初起红肿热痛’，可见，它是具有多种功效的花卉呢。”

“美人蕉真是实用又好看的花，我们可以多种点。”小神农似乎对这种花印象很不错。

“好看吗？那美人蕉的形态特征是什么呢？要说得全面才行哦。”朱有德见机又开始考起小神农来。不过，小神农可不怕，他经常看到这种花，怎么可能不知道呢？所以从容地说：“美人蕉是多年生的根茎植物，株高可以达到1米，它的根茎又肥又大，表面有节，带有鞘状。”小神农一边说一边调皮地拿起一块根茎递到师傅跟前，“它的地上茎也是肉质的，但不分枝，叶子由茎抽出，具有白粉，为互生状。叶片翠绿，宽大，长成阔椭圆形，为革质，全缘。每年6～10月开花，总状花序，由茎顶抽出，花茎可长20厘米。花朵颜色很多，有白的、黄的、红的等；3片萼片，花瓣直伸，外轮退化为4枚雄蕊。花落之后，会结出长卵形的蒴果。”

听着小神农一口气将美人蕉的形态特征说完，朱有德笑起来：“还不错，看来平时没少认真观察。现在师傅要去休息一会儿了，你自己清理这些根茎吧。”

“好，师傅，你去休息吧，我清理完就去药堂看着。”小神农看朱有德满意的神色，心里高兴不已，一边哼着歌谣，一边麻利地清理起那些美人蕉根茎。

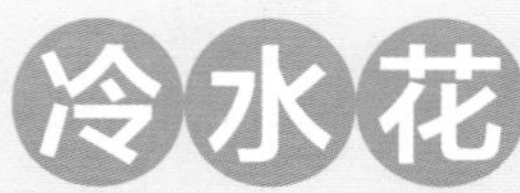

冷水花——健脾和胃的透明草

好久没来的张大爷来送药了，小神农显得格外高兴：“张大爷，您这段时间又去哪里了？”

“我去了趟广东。你师傅呢？快让他出来，我又给他带了件好东西。”张大爷故作神秘地说。

“带了什么好东西？快让我看看。”还没等小神农问呢，朱有德已经从屋里走出来了。

“你们师徒怎么都是急脾气，好歹先让我坐下喘口气吧？”张大爷径直坐在石凳上，自顾自地端起茶喝起来。

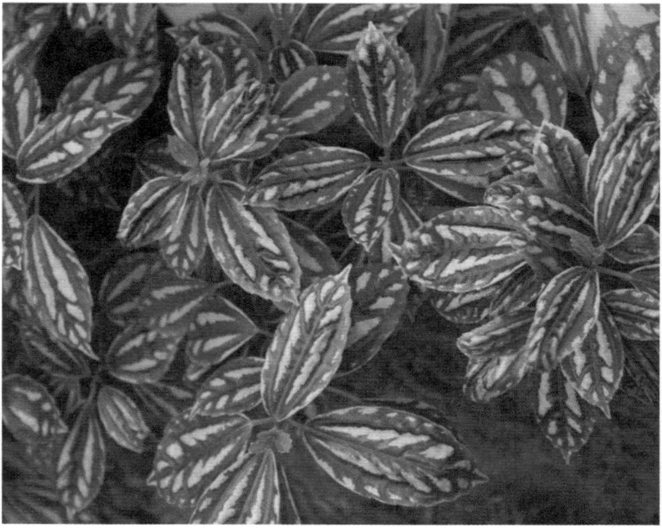

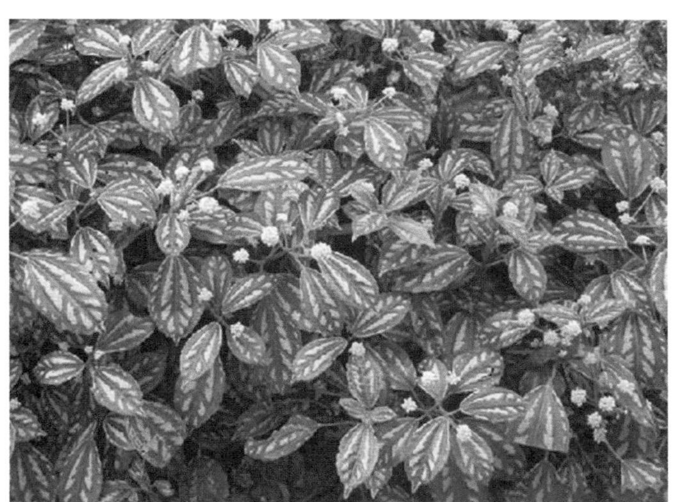

“张大爷，到底是什么呀，你快让我们看看吧。”小神农站在一边早急得团团转了。张大爷不慌不忙，从装药的小车子最下面取出一个小竹筐，打开筐上的盖子，里面放着一盆绿色的植物：“看看，这是什么，认识吗？”

小神农将花盆搬出来，只见那盆花的茎是肉质的，高30多厘米，无毛，中间膨大。叶子对生，叶片带有膜质，呈卵圆形，前端稍尖，基部圆形，边缘带有浅齿，叶面两面有密密的条形钟乳体。

“咦，这是什么植物呀？”小神农还真不认识。朱有德也在一边看了好久，才点着头说：“如果我没看错的话，这应该是冷水花。”

“冷水花？它也没有花呀？”小神农在叶子里仔细看了半天，真没找到花朵。

“冷水花一般6～9月开花，花朵雌雄异株，花被是绿黄色的，花药为白色，中间带有粉色。花丝与药隔都是红色的，花落之后会结小

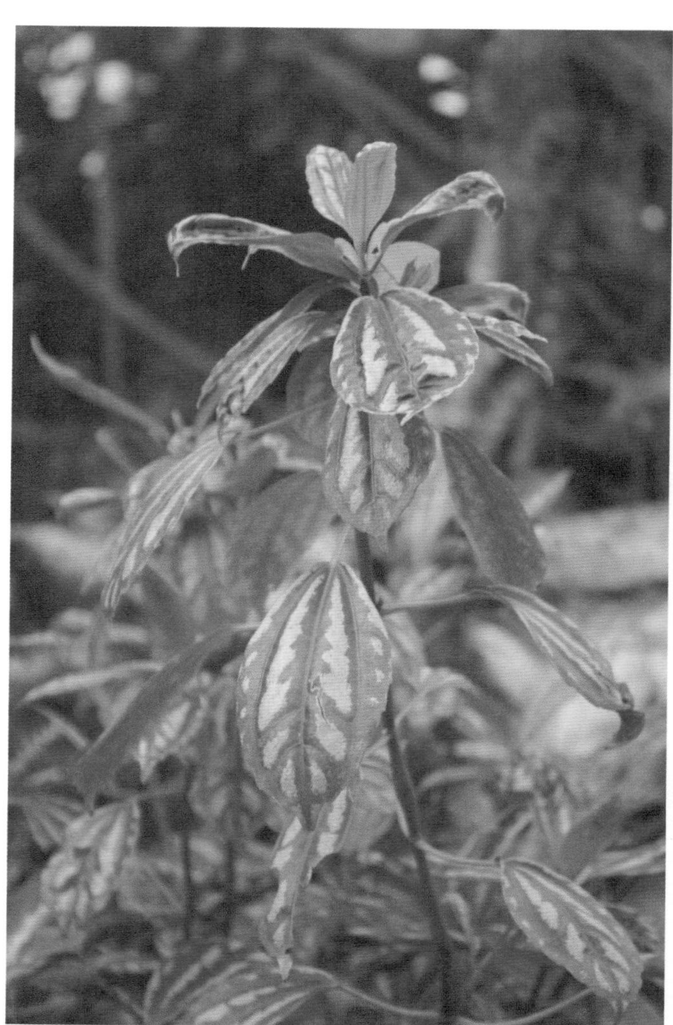

瘦果，圆卵形的，成熟后变成绿褐色。”

“那它到底是盆栽还是药呢？”小神农想起师傅的那盆斑叶兰，感觉这两种盆栽有相似之处。

“这可是药，它叫冷水花，又叫透明草，能清热利湿、退黄散结、消肿护肝，治疗淋浊、尿血、消化不良、跌打损伤等症，而且它还健脾和胃，身体虚弱者可以用它改善体质。”张大爷在一边也忍不住说起来。

“还是透明草的名字好听，至少现在看不到花，它就是盆草呀。”小神农将那盆植物放在桌子中间，看着它绿油油的样子，倒喜欢起来，“师傅，哪天我胃不舒服了，就自己来摘几片叶子吃。”

“要真这样可坏事了，用不了多久，这盆冷水花就会被你摘光的，我还是快收起来吧。”朱有德说笑着，将那盆冷水花抱进自己的屋里去了。

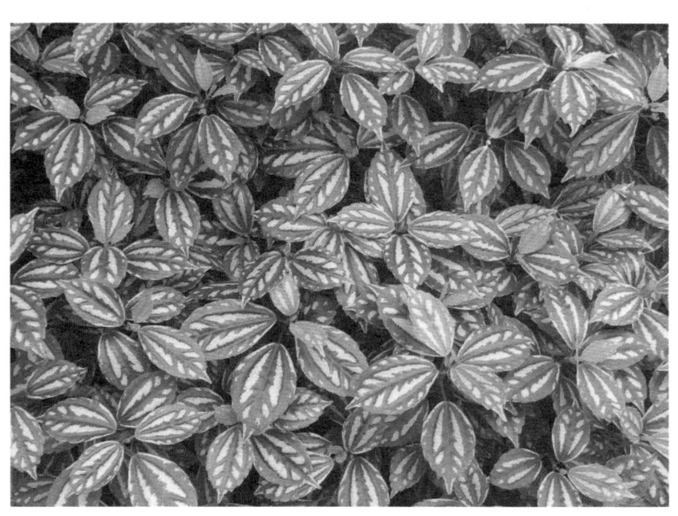

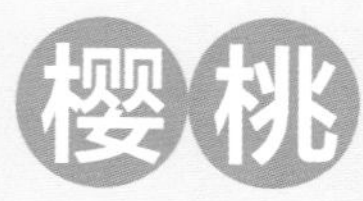

樱桃——补中益气的美容果

小神农听说樱桃这种水果已经很久了，所以，每次张大爷来送货，他都要问问有关樱桃的事。这不，趁着张大爷还没走，他在一边便再次问起来：“张大爷，我们这边不能种樱桃树吗？”

“据说不行，不容易成活，而且气候也不适应，所以古人都说樱桃好吃，树难栽。”张大爷喝着茶，与小神农闲聊着。

“那我不是吃不到樱桃了？它的树究竟长什么样子？结的果子真和红玛瑙一样吗？”小神农心里可着急了，这么好的东西，可惜自己连看看的机会都没有。

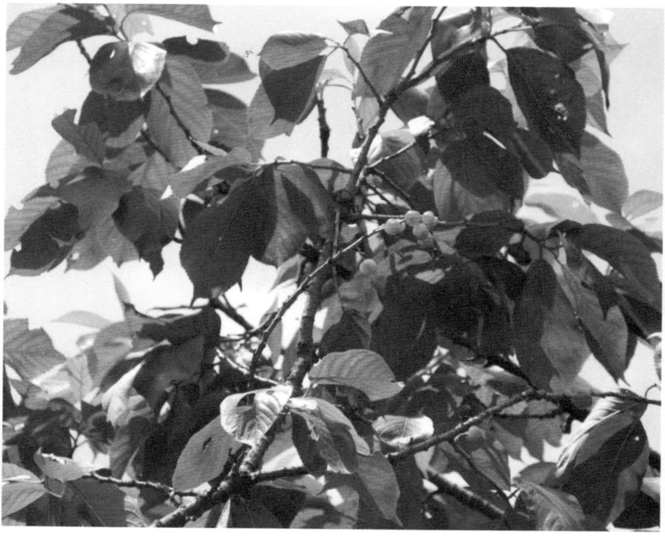

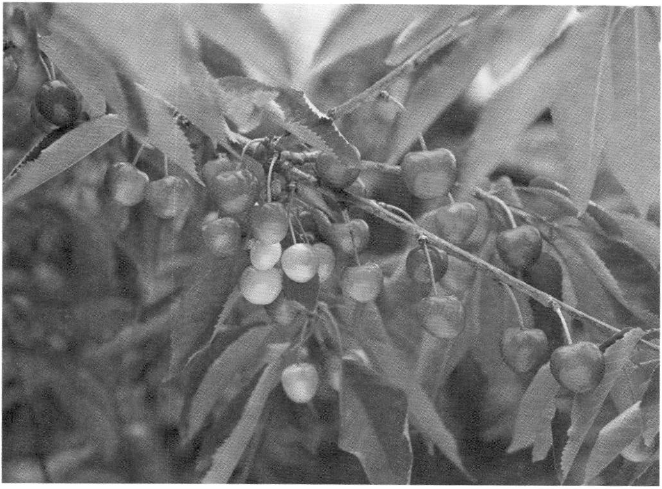

“樱桃树是一种落叶乔木，可以长很高，在南方可达到8米呢。树枝光滑，无毛，叶子卵圆形，前端尖，基部圆，边缘带有锯齿，而且齿上有腺体。每年3月就会开花，花序为总状，花梗长1厘米，一般是先开花再长叶子，花3～6朵簇开；萼筒为圆形，带有柔毛，萼片长圆状；花瓣白色，前端带有红晕，多瓣重生。花落之后，就会长出小核果，先是绿色，5月果实成熟，变成鲜红色的，圆形，直径0.5～1厘米，如同珊瑚珠，而且果皮如蜡，光泽度极强。果肉酸甜，多汁，中间有一棵果核，为棕色。”张大爷说得非常仔细，小神农听得口水直流。

“哎呀，这么好的果实，如果能尝一尝该多好呀。”

“小神农要尝什么呀？”这时朱有德从里屋走出来。

“你徒弟馋樱桃了，你赶快想想办法吧。”张大爷忍不住笑了。

“这简单，等你再大一些，就让张大爷带你出门，到时不就能吃到了？”朱有德笑着坐下来。

“师傅，樱桃要是能入药就好了，这样我就可以在咱们药堂吃到了。”小神农不好意思地挠着头说。

“樱桃原本就可入药，它性微温，味甘、酸，归脾、肝经，最能益脾胃、养肝肾，用来治疗腹泻、脾胃阴伤、口舌干燥、肝肾不足等症都很好。而且，《滇南本草》中说它‘治一切虚症，能大补元气，滋润皮肤；浸酒服之治左瘫右痪，四肢不仁，风湿腰腿疼痛’，《备急千金方》也说‘樱桃味甘平，涩，调中益气，可多食，令人好颜色，美志性’，你说它是不是药呢？”朱有德反问。

“这是真的呀？原来它不只是水果，还是可以补虚美容、调养脾胃的药物，为什么我们不准备一些呢？”小神农这下着急了。

“樱桃怕磕碰，不易存放，运到我们这里，估计就都坏掉了，怎

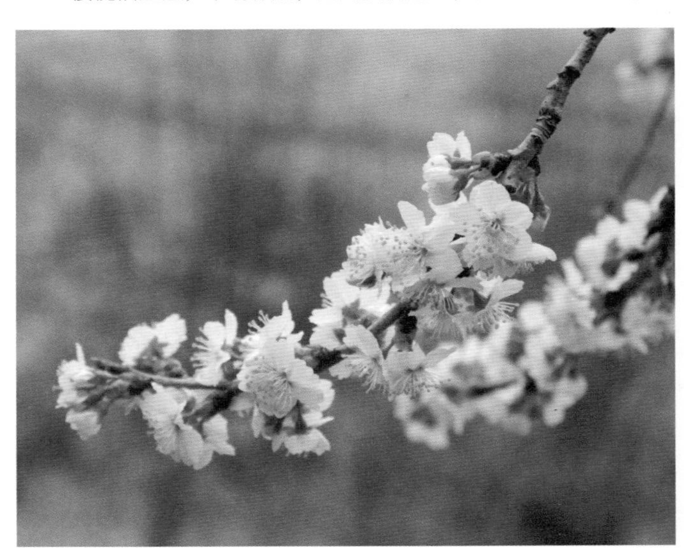

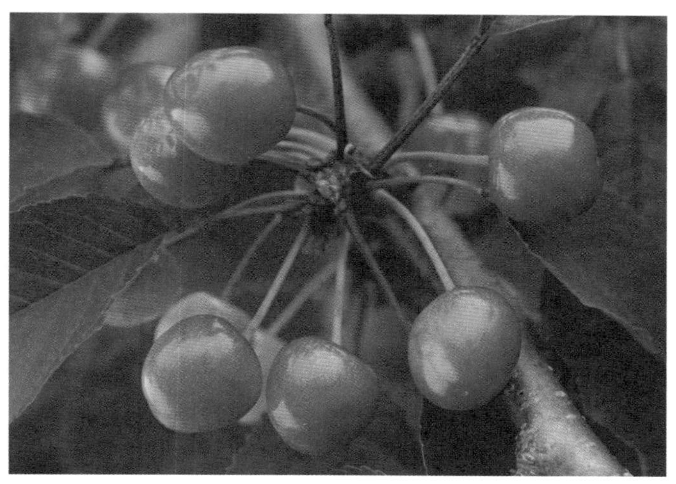

么备呀？还是等你长大了，亲自去品尝吧。”朱有德故意学着小神农叹气道。

“我什么时候才能长大呀，真想现在就能吃到樱桃呀。”小神农托着腮，焦虑地自言自语着，一边的张大爷与朱有德被他的样子逗得哈哈大笑。

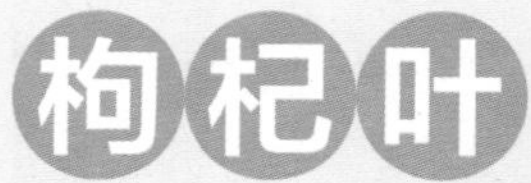

——补肝益肾的除虚药

在西坡的山脚下长着一大片野生枸杞，虽然枸杞子结得并不多，可是枝条却很茂盛。这些枸杞植株都不高，约1米，蔓状生长，其茎干纤细，外皮灰褐，表面带有短小的刺。它的叶子很小，为卵形，长2～7厘米，为全缘状，两面无毛。

朱有德经过这片枸杞丛时，就停下了脚步，自言自语道："应该采点枸杞叶储备起来了。"

"师傅，枸杞子能泡茶、煮汤、入药，可要这叶子做什么呢？"小神农在一边不解，便马上问道。

"枸杞叶也是药呀，它不但能祛风除湿、补肝益肾，还能生津止渴、明目清热呢。对那些虚劳腰痛、烦渴发热、目赤昏痛、热毒疮肿的症状，枸杞叶都有治疗作用。而且它补虚的作用很强，对肝、肾补

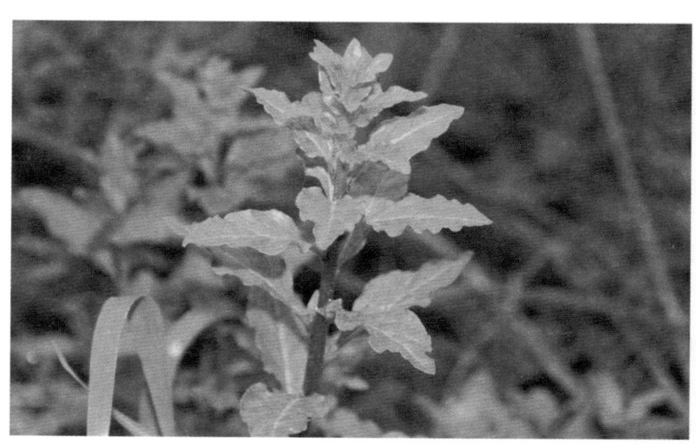

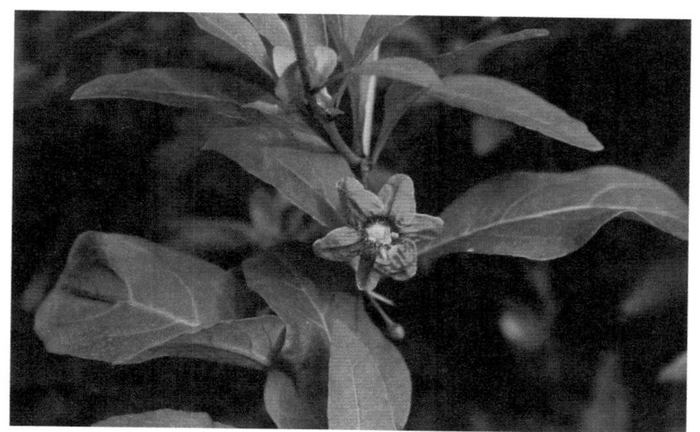

益有利无弊。”

“这么厉害呀！我以前只知道枸杞能用，没想到这些叶子还有这么大的作用。”小神农惊讶地反复看那些叶子。

“所以，不要小看任何一棵草，一片叶子，知道吗？”朱有德说着，采摘起枸杞叶来。小神农跟在后面，也开始采摘。

采着采着，朱有德突然问：“小神农，你看到过枸杞开花吗？现在能不能说出枸杞花的形态特征来呢？”

“师傅，你又考我，我当然知道了。枸杞每年6～9月开花，花朵腋生，萼片钟状，分3～5裂；花冠为管状，于前端开裂，如同漏斗状。花的颜色多为紫色，边缘还有密缘毛。花谢之后，就会长出长圆形的小浆果，成熟后变红，里面还有黄色的小颗粒种子呢，这浆果就是枸杞子，对不对，师傅？”小神农自小就爱在田野里采枸杞子吃，这点儿问题还难不住他。

“确实没错，但枸杞根也可以入药，你知道吗？”朱有德又说。

“根也可入药呀？”小神农真没想到，这小小的灌木，居然全身

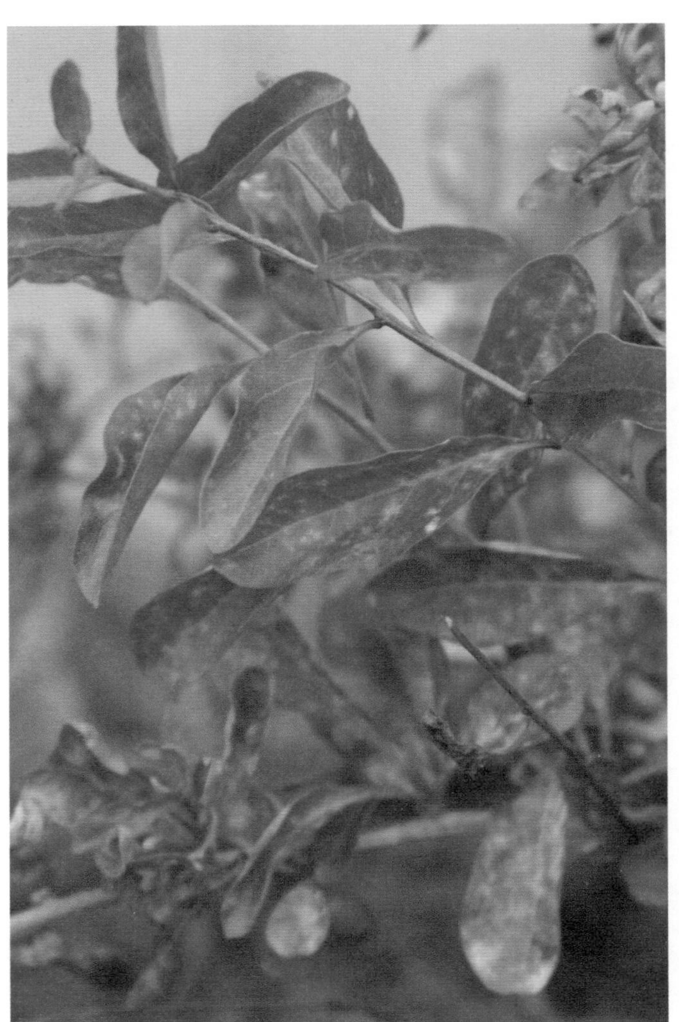

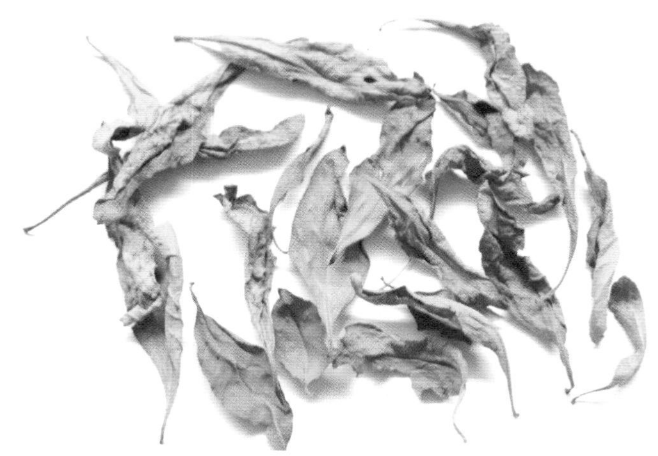

是宝。

“当然，枸杞根煮汁，既能治疗体质虚寒，又能健胃、肝、肾、肺。总之，体质虚弱的人群，可以常食枸杞根、叶、子，最能强体质，增精神了。”

“师傅，这枸杞根我们就留着，让它明年长更多的枸杞，叶子现在可以多采一些。”小神农一边说一边加快手上的动作，飞快地采摘起枸杞叶来。

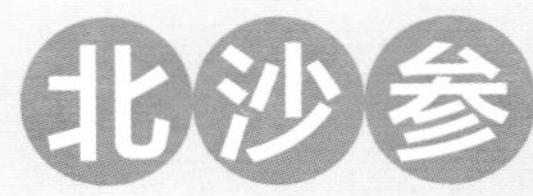

——专门益胃生津的北条参

这天，朱有德出外看诊，小神农独自一人守在药堂。邻街的徐老板来买北沙参补身体，小神农第一次听说这个名字，不知道是什么药，可又不好意思说自己不知道，便说："北沙参有什么好的，绝对不如人参，您还是用人参吧。"

结果，徐老板生起气来："你这孩子，我的身体怎么能吃人参呢？这不是害我吗？不和你说了，等你师傅回来，让他给我送一些过去。"说完，便气呼呼地走了。

小神农也很生气，心想：既然是补身体，当然是人参更好，北沙参不也是参吗？自己不懂，脾气还这么大！

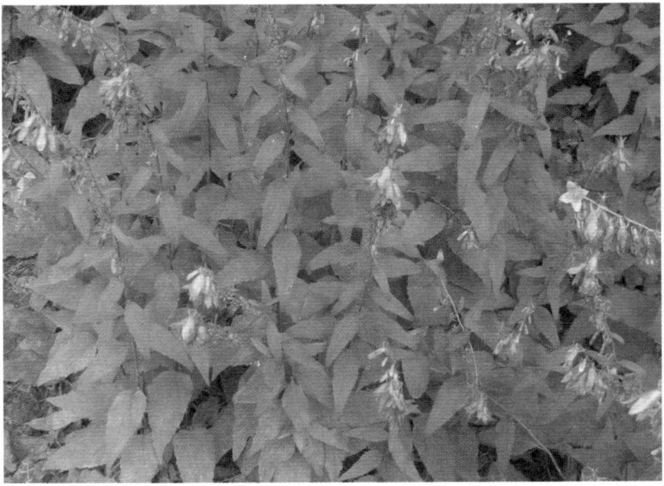

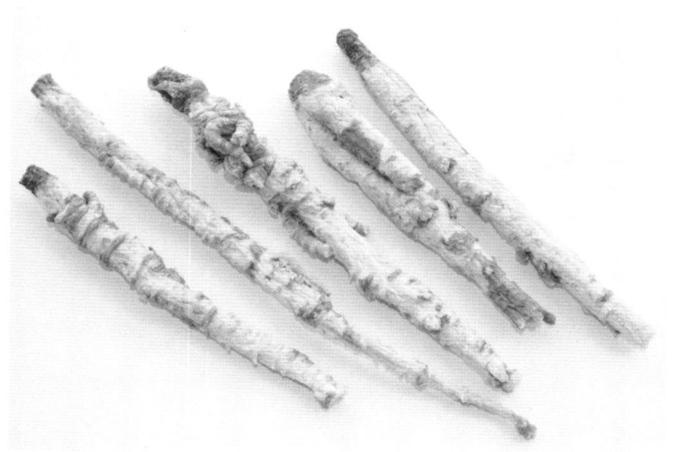

就在小神农纳闷的时候，朱有德回来了，他连忙把徐老板的事告诉师傅。朱有德一听就笑了，说："小神农，你这不谦虚的毛病又犯了，北沙参和人参怎么会一样呢？它是专门用来养阴清肺的，其性微寒，味甘、微苦，对体质津伤、口渴、肺热、痰血等虚弱人群能起到益胃生津的补养之效。徐老板就是热病，当然要吃北沙参，吃了人参只会加重病情的。"

"原来是这样呀，师傅，我怎么没看到店里有北沙参呢？"小神农不好意思起来。

"谁说没有，你看这不是吗？"说着朱有德从药柜下面的抽屉里拿出几枝圆柱形的淡黄白色药物，那药物外皮有细纵皱纹和纵沟，还

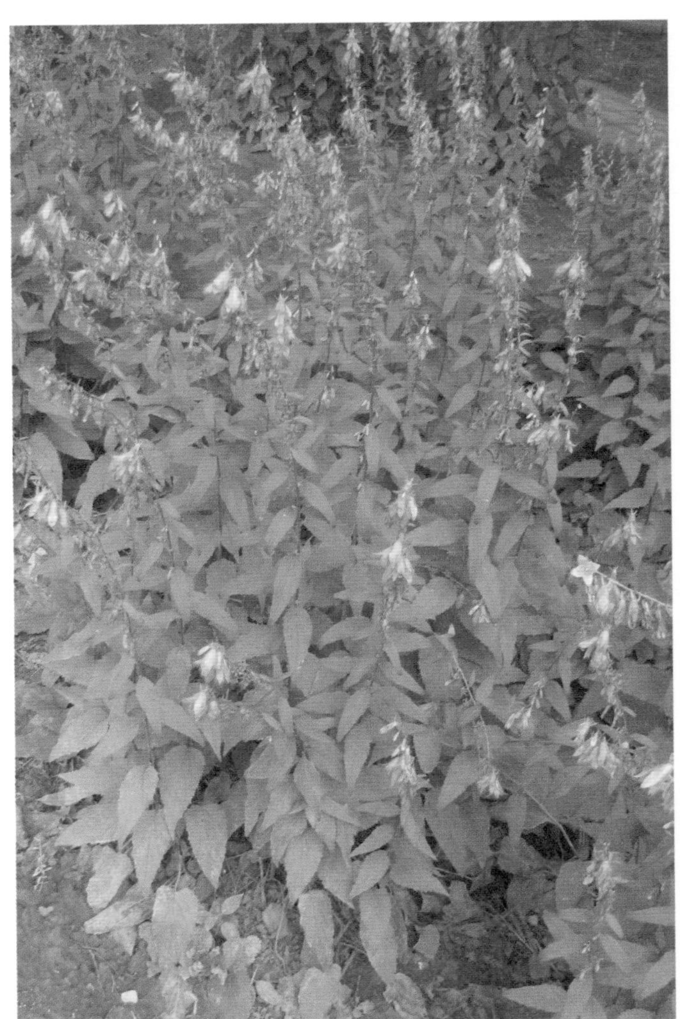

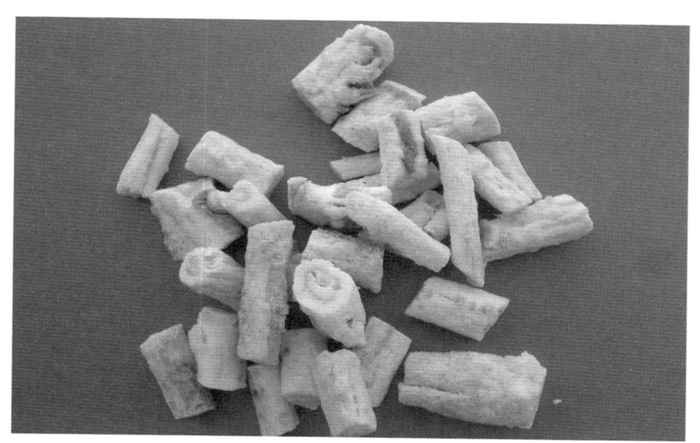

带有棕黄色的点状根痕，上端略细，中间稍粗，到下部又变细。用手一掰就开了，很脆，断面皮部为淡黄色，木部则为黄色。

“师傅，它长得还真有些像人参，采之前是不是也和人参一样呀？”小神农着急地问。

“北沙参是多年生草本植物，一般多生在沙滩边，因此才有这个名字。它的根茎为圆柱形，细长，肉质细密，外皮黄白，有小须根，偶有侧生根。叶子基生，为宽三角卵形，是呈三出式羽状分裂式生长的，带有长柄。茎部叶边缘有圆齿，一般5～7月开花，花序为复伞形，顶生，带有密被灰褐色茸毛，花朵很小，多朵簇生，为白色，花落后，可结球形双悬果，上附软毛，有棱翅。”朱有德非常详细地给小神农讲解北沙参的特征。

“师傅，我现在明白了，我马上就包一些北沙参给徐老板送去，还要向他道歉。下次遇到不懂的问题，我再也不装明白了。”小神农飞快地包好药走了出去，朱有德看着小神农出门的背影，满意地笑了。

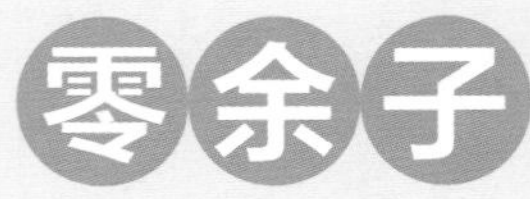

零余子——补虚强腰的山药豆

天气晴好，小神农兴高采烈地跟着师傅上山去采药，一边走还一边说：“师傅，我觉得今天肯定会发现奇怪的药材，你信不信？”

“为什么呢？你有什么根据？”朱有德已经习惯了小神农的唠叨，所以边走边与他聊着。

“因为我们今天走的山坡与平日不一样，而且这边的草和树感觉都很茂盛，当然药材也会长得好一些呀。”小神农自以为是地推测。

朱有德笑而不语，小神农虽小，但观察能力是很强的，一上山他就发现此处与别处山坡的不同了。就在这时，他看到坡边一丛缠绕状的草质藤本植物，茎蔓为紫红色，叶子为三角形，前端尖，基部心形，边缘还有3～5个深裂，中裂片呈椭圆形，侧裂片为耳状。

于是，朱有德停下脚步，说：“小神农，看来真的被你说中了，你看看那些茎蔓上有没有长果实。”

小神农顺着师傅指的方向，很快就在茎蔓上看到了椭圆形的褐色“果实”，而且直径都不大，只有0.8～2厘米的样子。

“师傅，它怎么长了这么多石子一样的果实呀？”

“这是山药豆，又叫零余子，是山药的块茎，你难道不认识？”朱有德问。

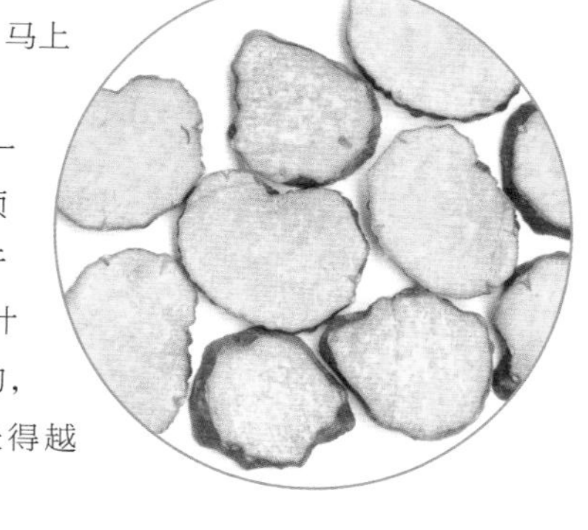

“山药豆？是糖葫芦里常用的糖山药豆吗？”小神农一听，马上来了精神。

“没错，就是它，它一般长在山药主茎或者侧枝顶端，为山药茎的株芽，多于第5～6节上可见，是由茎叶腋表皮下的细胞分裂出来的，一般细胞数量越多，它长得越大。”朱有德说。

“这可真奇怪，其他植物都是开花才结果，它却由细胞分裂而结果。”

“严格说，零余子不是它结的果实，茎蔓自身一般会在6～9月开花，你看这里。”朱有德找到一串穗状花序，长2～8厘米，“这是它的花序，就生在叶腋，有的是锥形，有的是‘之’字形，苞片和花被都带有紫褐色斑点，花朵雌雄异株，雄花比雌花大一些，雌花多为1～3朵，生于叶腋；花落就会长出蒴果，是三棱状的扁圆形，外面有白粉，里面生有带膜质翅的种子，这才是它名副其实的果实。”

“师傅，这山药可真复杂，不过山药豆好吃，我们摘一些回去吧。”小神农问。

“山药豆可不只好吃，《本草拾遗》中说过，山药豆‘主补虚，强腰脚，晒干功用强于薯蓣（山药）’，也就是说，它制成药，比山药功效可强多了，可补肾强腰，一切羸瘦虚劳、腰膝酸软都可改善。”

“师傅，没想到它的作用这么强大呀，我们今天就采山药豆吧。”小神农来不及摘下药筐，便手忙脚乱地开始采起零余子来。

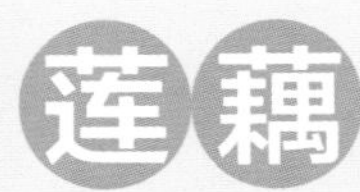

——除虚强身的佳品

晚饭的时候，小神农一边吃着藕夹，一边说："师娘做的藕夹可真好吃，又香又脆，要是能天天吃就好了。"

朱有德在一边笑起来："你可不能只顾了吃，别忘了，莲藕也是一味中药哦。"

"放心吧，师傅，我当然知道莲藕的药性，它性温、味甘，能清热除烦、解渴止呕，将它磨成粉食用，既能健脾开胃，又能益血补心，是滋补五脏、除虚强身的佳品。《名医别录》中就说'生藕性寒，能生津凉血，熟藕性温，能补脾益血'，所以，脾胃气虚、体热

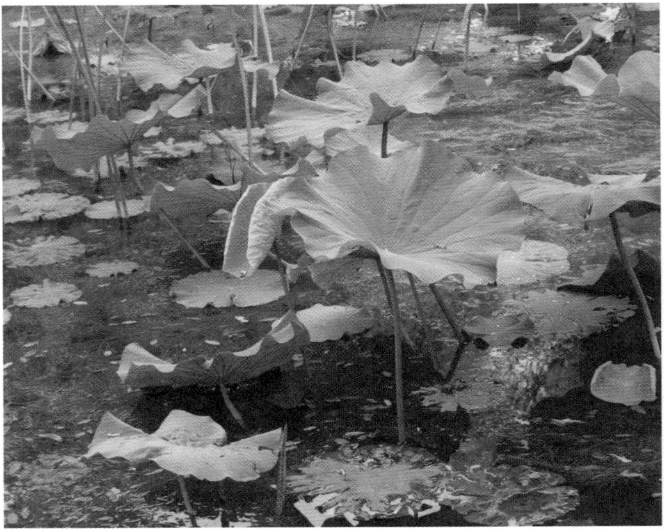

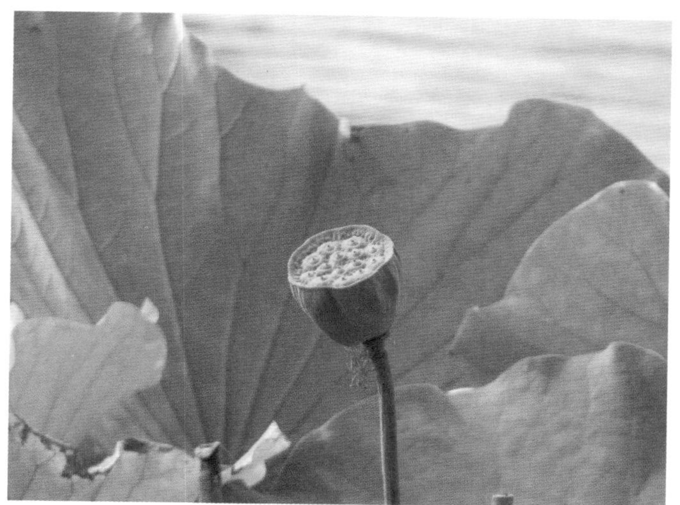

伤津、虚弱多病的人都可以食用。”小神农就像早做好了功课一样，回答得又快又全面。

“看样子你对莲藕了解得很清楚，那就再给为师说说它的形态特征吧。”因为当地不产莲藕，因此，朱有德有意要提醒小神农多熟悉一下。

“师傅，这个太简单了。莲藕是水生类的植物，为莲的根茎，其形状肥大有节，节间生有须根。藕内中带有管状小孔，颜色类白，质地清脆，就如同一个白白嫩嫩的水萝卜。”小神农说完，自己“噗嗤”一声笑了出来。

“这可不全面，它既是根茎，那总会长叶子、开花、结果吧？”朱有德提醒着。

“哦，您是说莲的特征呀，这也容易。莲又叫荷花，叶子由根茎基生，长柄中空，表面带有短棘，叶片盾形，直径30～90厘米，边缘波状，上面深绿，下面浅绿。花朵单生于花茎顶端，5枚萼片，早落，花瓣为卵形，前端渐尖，多为粉色、白色以及红色等。花落之后，生出碗状果实，即莲蓬，莲蓬内会生椭圆形坚果，颜色类白，称为莲子。莲的全身都是宝，藕、荷叶、莲子、莲须都可入药。”小神农对荷花早就进行过了解，他对此知道得一清二楚。

“真不错，我还以为你只把莲藕当成蔬菜吃了，却将药性忘了呢，看来是师傅多虑了。”朱有德笑着说。

“这样益处多多的植物，我怎么能忘了呢？师傅您就放心吧。”小神农说着又夹起一个藕夹，放进师傅的碗里，“师傅，您每天教我很辛苦，应该多补补才行。”

“你是长身体的时候，要多吃才对。”朱有德又将藕夹放回小神农碗里。

师娘看他们师徒两个你来我往地推让，笑着说：“你们俩别客气，师傅多吃点可以填虚，徒弟多吃点可以补益，都多吃点就两全其美了。”一句话，让师徒俩都笑了起来。

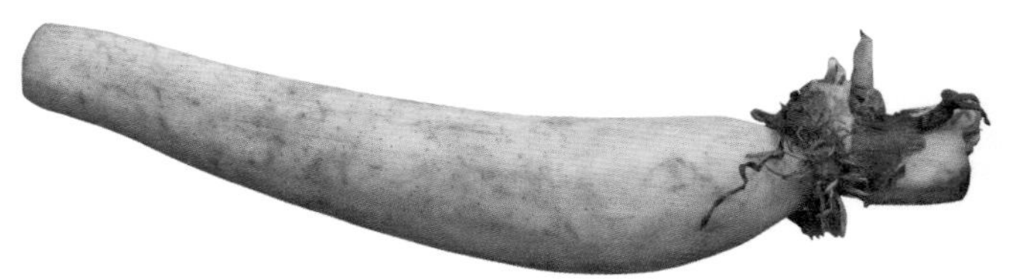

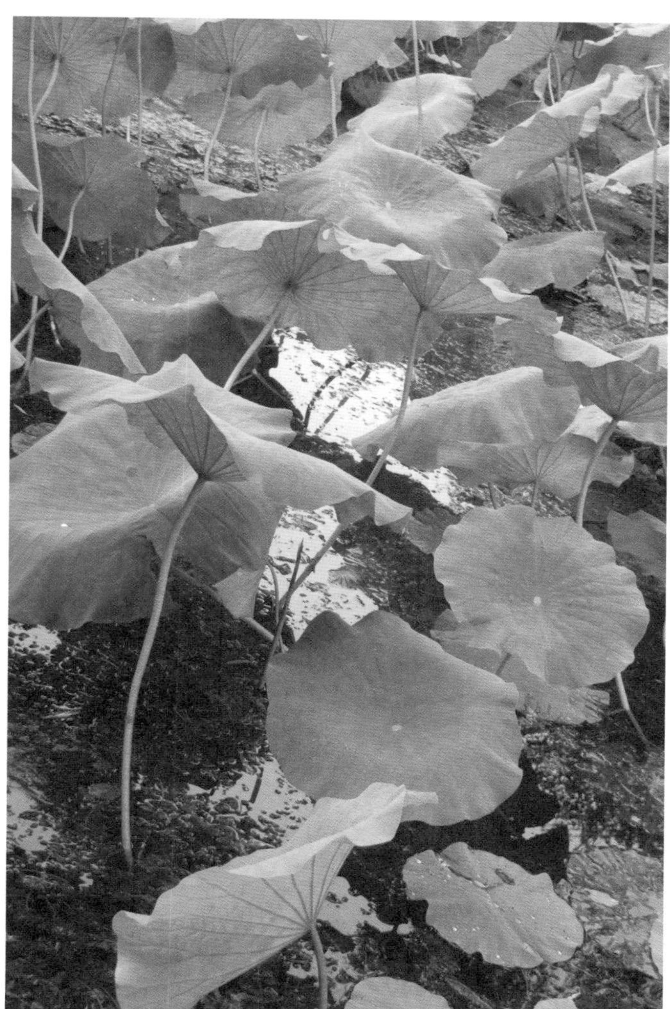

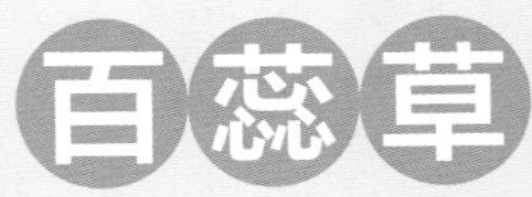

百蕊草——补气益肾的小草

“师傅，我们不应该到这边的山坡上来，什么都没有，你看，到处是沙石。”小神农用脚踢着地上的石子，不高兴地说。

“不来一次，你又怎么知道这片山坡上没有收获呢？凡事只有经历过，才能得到验证呀。”朱有德认为，自己除了要教小神农药学常识，还要教他为人的道理，不然就是自己的失职了。

“可是我们从山脚下就看出来了，这片山坡上植物很少呀。”小神农强调自己的观点。

“别着急，有些药材就是喜欢生长在这样的环境。”朱有德正说着，就看到斜坡上那些稀小的野草，便接着说，“你看这些小草，不

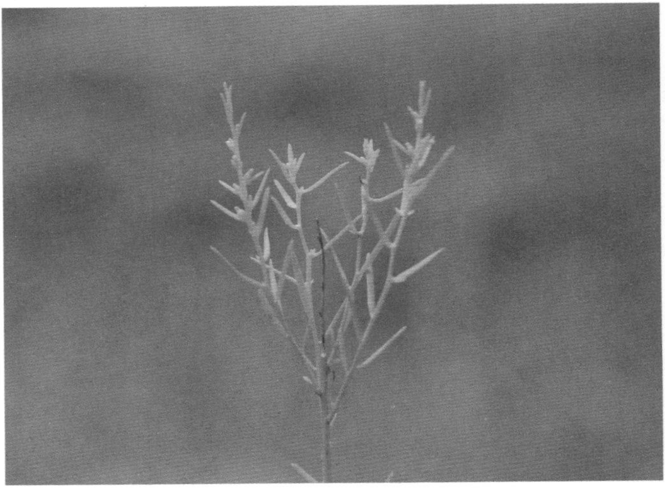

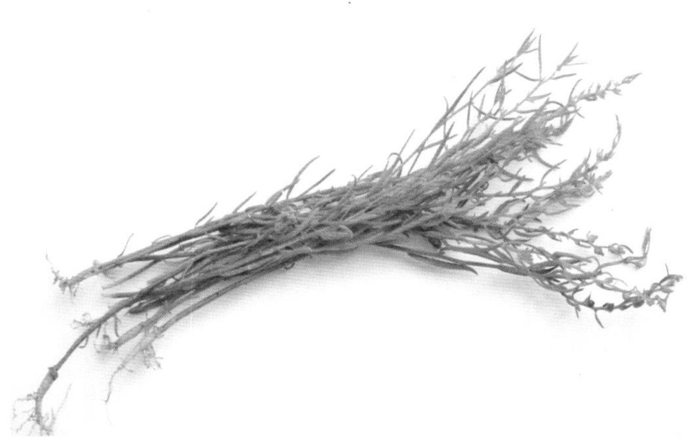

就喜欢生长在这里吗？”

“它们又没什么用，喜欢长就长呗。”小神农看那小草长得柔弱稀疏，连看一眼都不愿意。

“你又瞧不起小草了吧？这是有名的百蕊草，其性温，味苦涩，是补气益肾、清热解毒的药材，它还能解暑、增精神，治疗肠炎、肺脓肿、扁桃体炎、膀胱炎等症呢。”朱有德说着，放下了自己的药筐，准备要采集百蕊草了。

“师傅，您没骗我吧？这么小的草，还有这么大的作用？”小神农不敢相信，他马上蹲下身去，仔细看那些小草。只见小草不高，15～40厘米的样子，全株带有白粉，但无毛，茎细长纤弱，簇生。在基部分枝，茎上带有纵沟。叶子也是很细小的，长约3毫米，宽1毫米左右。叶子前端尖，带有单脉。

“师傅什么时候骗过你？自己回去查一下中药典籍就知道百蕊草的作用了。”朱有德一边说一边开始采草。

“师傅，它怎么没有花呀？这上面淡绿色的球形坚果就是种子吧？上面还有网脉呢，您看，前端还带着宿存花被。”小神农拿着小草的果实，送到师傅跟前。

“对，这是它的种子，百蕊草是4月份开花的，花朵单一生长，每棵草大约可开5朵花，都生于腋下，花梗很短，只有1枚总苞片，是线状披针形的，2枚小苞片也是线形；花被是绿白色的，为管状，上端开裂，裂前端变尖，向内弯曲，里面有微毛。花落了，就长出这样的小果实来了。”朱有德说。

“师傅，怪不得它长得这么稀疏，因为开的花太少，所以传播的

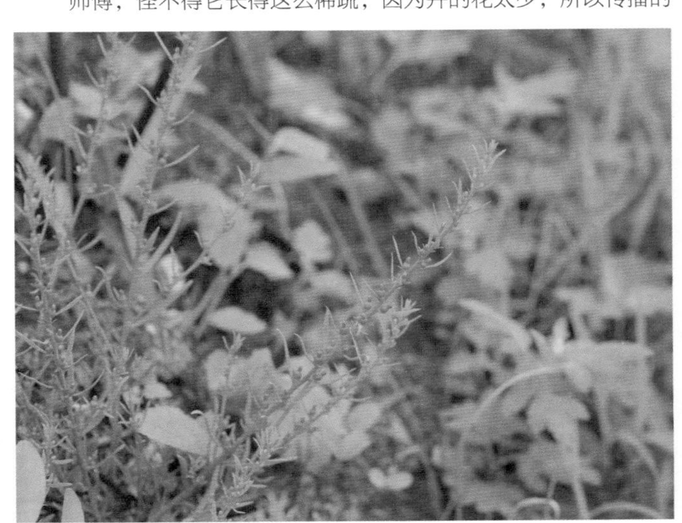

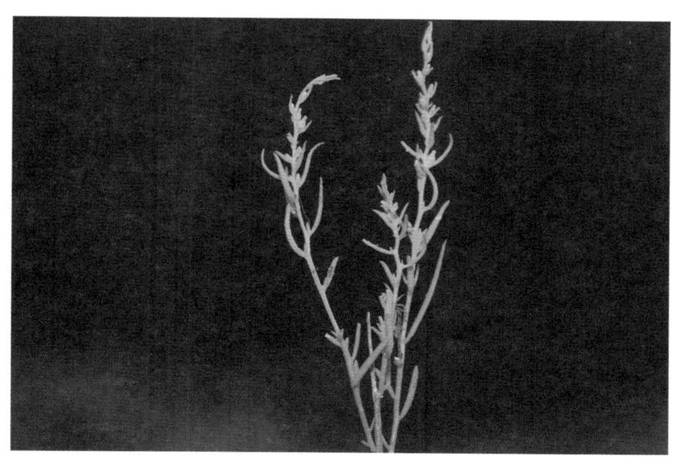

也就少了。”小神农得出了自己的结论，很快开始拔百蕊草，“师傅，您慢点，我多拔一些。”

“是谁刚刚还看不起这些小草的？怎么现在就抢着拔了？”朱有德笑起来。

“师傅，我这毛病可真不好，保证以后不再犯了。”小神农非常不好意思，刚说完脸上就升就起了两朵“红云”。

大叶仙茅——补肾健脾的竹灵芝

早上起来，朱有德站在门前，看着通向远方的路沉思。小神农在他身后问："师傅，您是在等什么人吗？"

朱有德一听马上笑了起来，说："真是鬼机灵，一下就知道师傅在等人了。不过等也没用，你张大爷今天是不会来的。"

"张大爷才走没几天，为什么又要等他呀？"小神农不解地问。

"上次我忘了告诉他要带点大叶仙茅回来，店里的已经用完了。我这记性越来越差，真是老了。"

"大叶仙茅是什么药？咱们山上没有吗？"小神农一听这个名字陌生，便马上开始追问。

"我们山上可没有，它是南方特产的药材，为草本植物，可以长

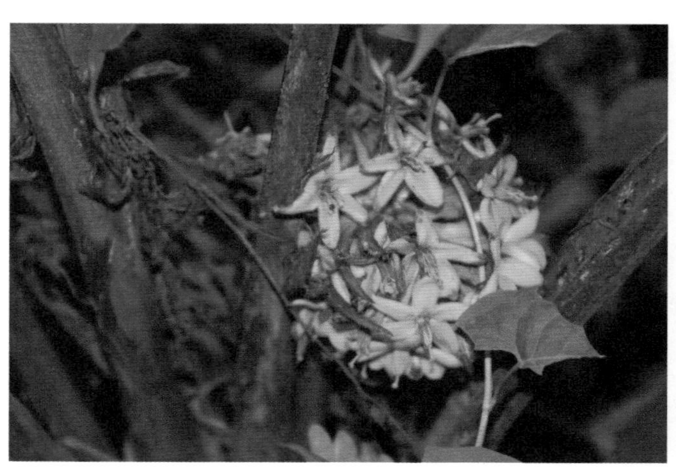

1米多高，根茎粗厚，为块状，具有细长的走茎。叶子多为4～7片，是长圆形的，长40～90厘米，纸质。叶片全缘，前端尖，带有折扇状脉络，背面的脉上还有短毛。叶柄也很长，长30～80厘米，有一条浅槽，附有密被短柔毛。”朱有德边说边走回到药堂坐下。

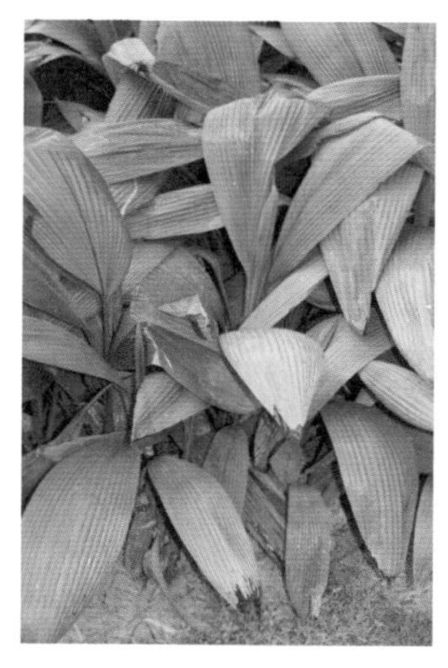

小神农连忙给师傅端来一杯茶，然后也坐在一边，托着双腮，继续听朱有德讲：“它每年5、6月开花，花茎长15～30厘米，带有长柔毛，花序为总状强烈缩短成头状的球形，低垂生长，花苞片为披针形，带有被毛。花是黄色的，花被裂片长圆形，顶端稍钝，外轮有被毛。花落之后，结白色的球形浆果，里面有黑色种子，种子表面带有不规则的突出纹理。”朱有德说完，开始品起茶来。

“那到底是用叶子入药，还是用种子入药呀？它有什么功效呢？”小神农迫不及待地追问起来。

“是用它的根以及根状的茎入药的，一年四季都可炮制。大叶仙茅又叫竹灵芝，所以它有补虚之功效，取它入药，不但可润肺化痰，还能健脾补肾、镇静固精，特别是肾虚引起的喘咳，或者腰膝酸软，用它最管用了。”

“原来是这样呀，如果能知道张大爷去了哪里就好了，写一封信过去，他就可以给我们带一些回来了。”小神农说。

“这可不容易，你张大爷行踪不定，看来我们只好想别的办法了。”朱有德说着，背起双手朝外面走去。

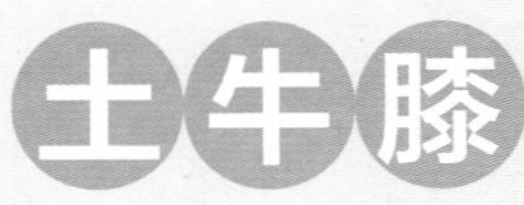

土牛膝——强筋骨、补肝肾的逐瘀除痹药

张大爷似乎与朱有德心有灵犀一般，大约过了十来天，他就托路过本镇的南方药材商专门为朱有德带来了一大袋大叶仙茅以及一袋圆柱形的灰黄褐色根茎。

小神农还来不及感叹，早被那些略带光亮、断面还有些淡灰褐色的根茎吸引了，他开始研究起来："师傅，这些根茎是什么呀？里面还有点状的维管束呢，闻着有点甜，可又有点涩。"

"这是土牛膝，《纲目拾遗》又称它为'透血红'，是南方多见的药材，其性凉，味甘、酸，归心、肝、大肠经。平时多用来活血散瘀，祛湿利尿，治疗淋症、癥瘕、水肿、经闭、痈肿等症。不过，

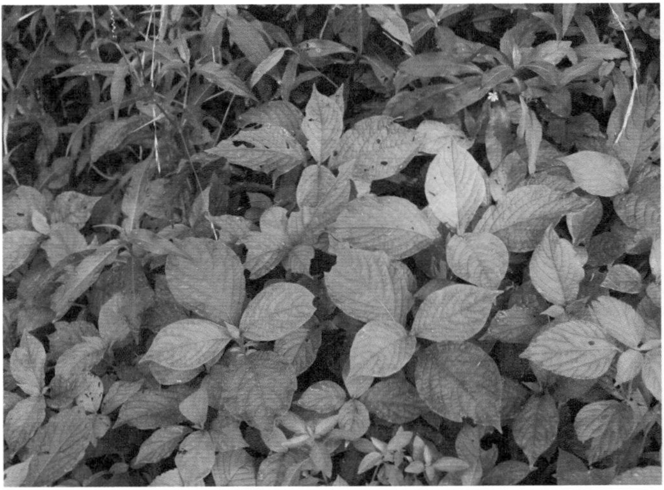

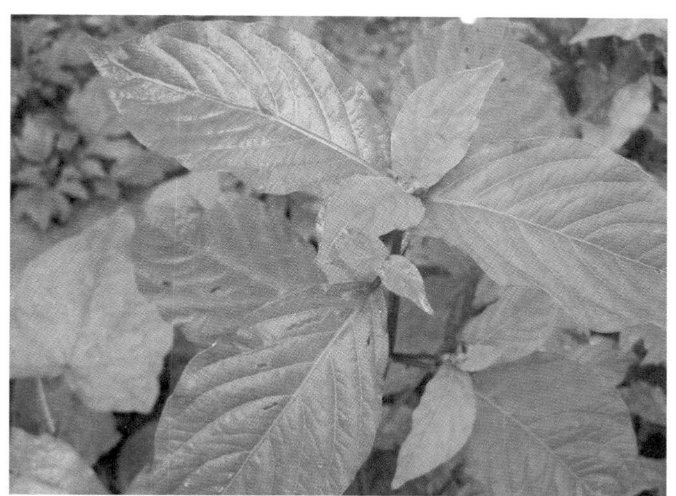

不同用法，功效不同。《贵州草药》中说过，‘生用可破血利湿，炒用补肝肾、强筋骨’，福建民间也说它‘散瘀血，强足膝，引药下行’，所以，它兼治与补双用，是一味用处颇多的中药材。”

“哇，这土牛膝真神奇。师傅，它的植物长什么样呀？是不是和怀牛膝差不多？”小神农知道怀牛膝，但还是第一次听说土牛膝。

“它们各有相似与差异，土牛膝是多年生草本植物，可以长1～1.6米高，茎直立生长，为四方形，节膨大。叶子对生，为披针形，前端和基部都是渐尖状，叶片全缘，上面绿色，下面却是紫红色的。所以，它的茎和怀牛膝茎相似，但叶不同。”朱有德一边说，一边反复看那些土牛膝。

“土牛膝会开花吗？开成什么样？”小神农又问。

“当然会开花，每年7～10月开花，花序为穗状顶生，花多朵簇生，1个总苞片，2个小苞片，为紫红色，带有小刺。花被5枚，是绿

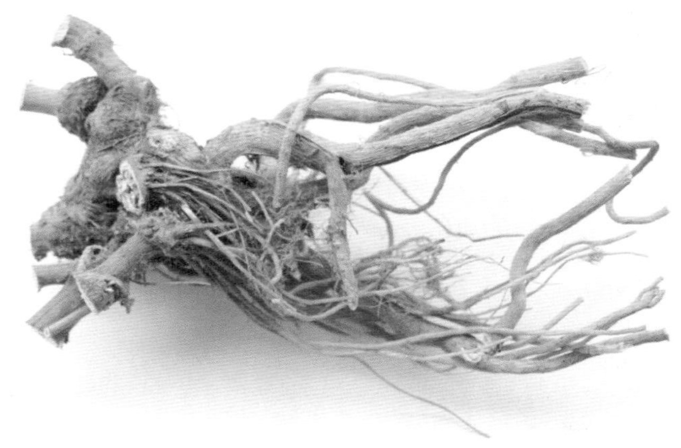

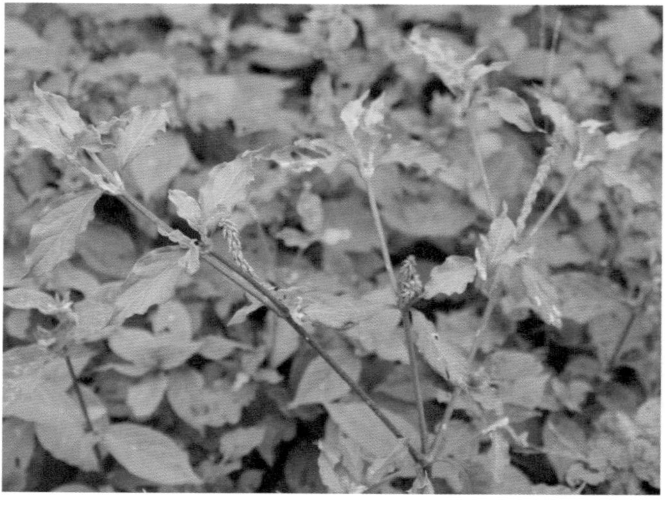

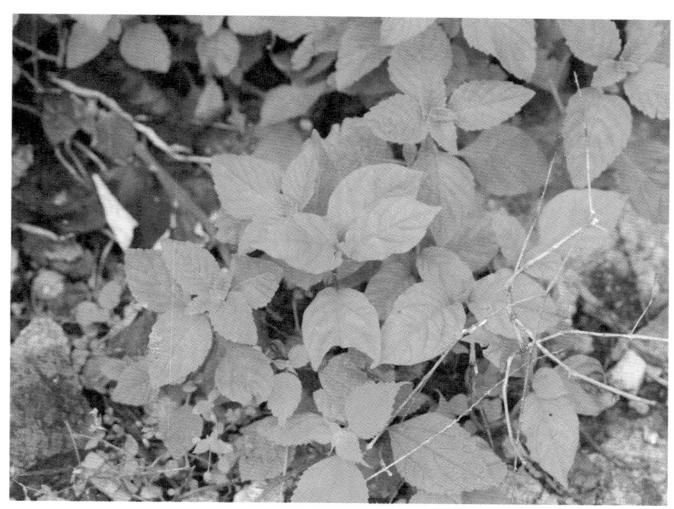

色的，呈线形，有3脉；花丝下部合生，雄蕊5枚，花蕊前端有不明显的齿。花落之后，会结长卵形的胞果。”朱有德说着，已经将这些药收了起来，准备放到药房中去。

“师傅，我记下了。我把它们送到药房去吧。”小神农马上接过朱有德手中的药材。

“好，你去放这些土牛膝吧，我自己来处理这些大叶仙茅。”

“师傅，张大爷可真了解您，连您缺什么药材都记得一清二楚。”小神农一脸羡慕地说。

“所以我才会与你张大爷成为好朋友啊。”朱有德说完，不无得意地笑了。

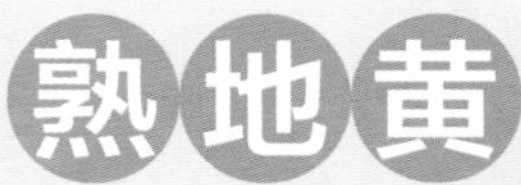

熟地黄——益精填髓的补益圣药

朱有德带着小神农从南坡后面下来，虽然采了一些药材，但都不甚满意。小神农却很高兴，因为他又吃到了野果子。所以，他一边走一边说："师傅，我们今天采的药已经够多了，怎么不原路返回，却绕到山后来呢？"

"我看着这边的地形尚可，这个时候药材丰富，说不定会遇到好药。"朱有德说着，早看到了坡下的一片紫色的花。他三步并作两步，走了过去。

"师傅，您慢点走。这些花是药材吗？"小神农在朱有德身后追着问。

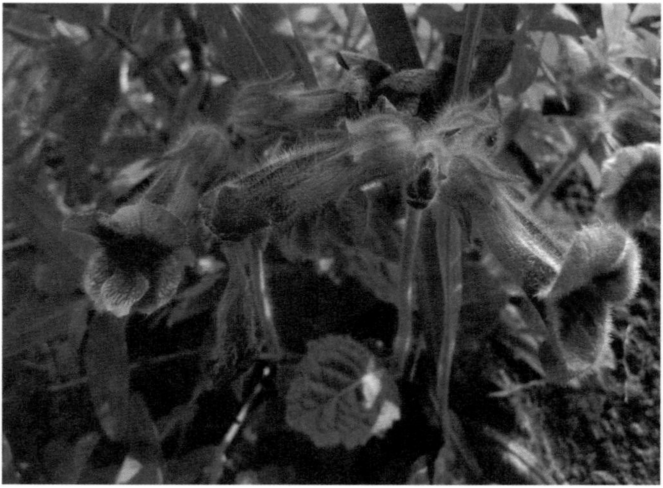

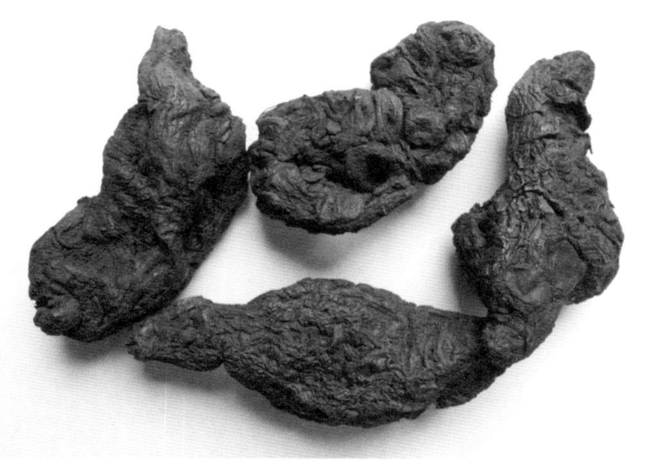

“当然是，你连地黄也忘了？”

“哦，我记起来了，地黄是清热凉血的药材。”小神农马上想了起来，“原来它们就长成这样呀？”

小神农说着蹲下身，细细观察那些植物。只见地黄植株并不高，10～30厘米的样子，全株带有长柔毛，茎为紫红色，叶子在茎基部，形成莲座状，向上呈强烈缩小的苞片。叶片长椭圆形，上面绿色，下面却带有紫红色。叶片边缘有钝齿，叶脉下陷。它的花序为茎顶排列式总状，花萼长1厘米左右，带有白色长毛，还有隆起的脉络。5枚萼齿为披针形，花冠筒状，外面紫红色，内里黄紫色，多柔毛。花冠裂成5片，也长着细毛。

“你说的是鲜地黄的功效，我们可以采一些回去炮制成熟地黄，那功效就不得了啦。”朱有德似乎很满意这些地黄，已经动手开始挖起来。

小神农这才看到，它地下的根茎是肉质的，颜色微黄，直径可有

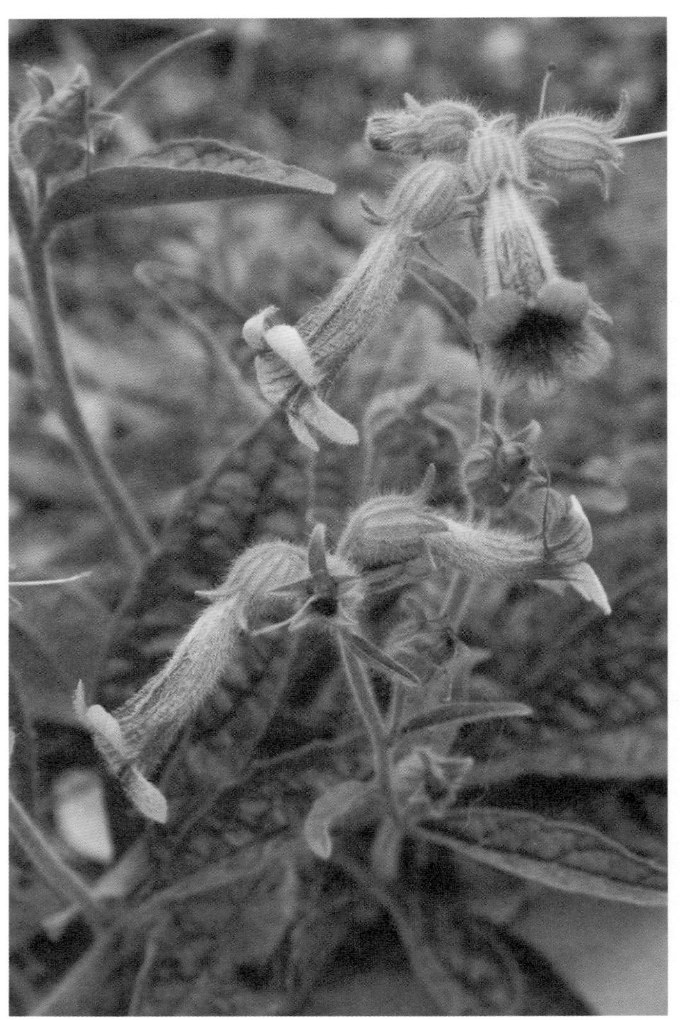

5厘米。便说："师傅，是蒸熟使用吗？那它会变成什么样啊？"

"炮制可没这么简单，可用蒸制法，也可用酒、砂仁等不同方法。制好的熟地黄为不规则块状，呈现内外漆黑色，带有光泽，表面皱缩不平。断面湿润，中间能看见亮亮的油脂块，带有黏性，质地柔软。所以，在制作时不能马虎，不然就浪费了。"

"感觉很麻烦的样子，还是生用比较方便。"小神农说。

"你要知道，熟地黄的功效要比生地黄大得多。生地黄性凉，可祛热生津。但熟地黄性温，用它可治疗须发早白、头目昏花、腰膝酸软、耳聋耳鸣等虚症。《本草纲目》中说过，熟地黄'填骨髓，长肌肉，生精血，补五脏、内伤不足，通血脉，利耳目，黑须发，男子五劳七伤，女子伤中胞漏，经候不调，胎产百病'，说明它可是补益圣药呢。"朱有德说着，已挖了好几块出来。

"呀，原来熟地黄这么厉害啊。师傅，我们多挖一些吧，回头我帮您炮制。"小神农立刻放下药筐，麻利地挖起地黄来。

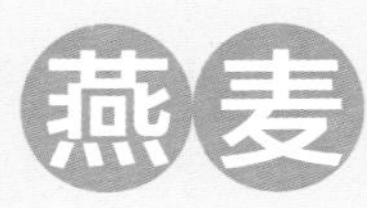

燕麦——治疗体虚自汗的高档补品

虽然朱有德与小神农经常上山，但有时也会空手而归，毕竟，山上的药材也要分时节、按次序地采收。今天就是这样，师徒俩走了一大段路，但什么药也没有采到。就在小神农无精打采的时候，他突然看到山坳中有很多麦穗一样的植物，便好奇地说：“师傅，这里怎么会长小麦呢？而且，一枝上面长好几个麦穗，真有意思。”

朱有德看了一眼，笑了，说：“这可不是小麦，它叫燕麦。过去种植的人很多，但因为收成不高，所以现在本地已经不多见了。”

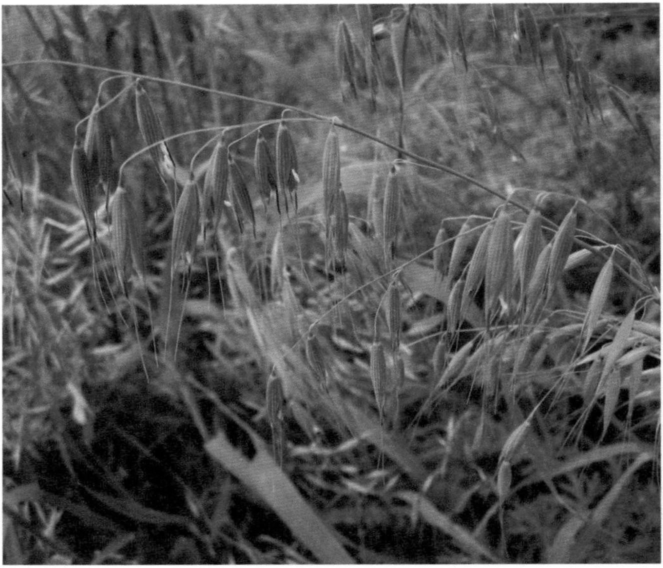

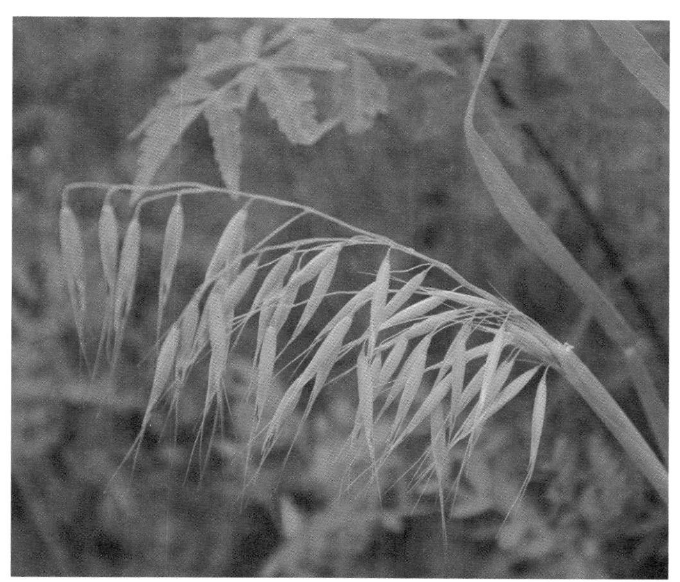

“燕麦？也是像小麦一样磨面来吃的吗？”小神农走过去，用手搓了几穗，发现里面果然是饱满的籽粒。

“是的，不过，燕麦可比小麦的营养高多了。它性温，味甘，归归肝、脾、胃经，可益肝、胃，补虚益气，治疗食少、纳差、自汗等症。”朱有德对那些燕麦非常喜爱，看了又看。

“师傅，您是说它们可以入药对吗？”小神农问。

“是的，《本草纲目》中就有取它入药的记载，称其为野麦子，而《求荒本草》中则说它‘能益脾养心、敛汗，有较高的营养价值。可用于体虚自汗、盗汗或肺结核病人。煎汤服，或舂去皮作面蒸食及做饼食’，因此，燕麦是强体力、延年益寿的好药材。”

“原来是这样呀，我先好好看看它的样子。”小神农说着，开始从头到脚观察起燕麦的特征来。只见燕麦株高60～120厘米，拔一下很难拔起，因为根系入土很深。它的叶子似舌状，如同凸出膜状的齿形，上端分枝生长，每个分枝都可生出多个小穗，每一个小穗带2片稃片，它的麦粒就包在内、外稃之间，为椭圆形，中间有一条下陷的槽。

“师傅，它开花与小麦是一样的吗？现在看不到花了。”小神农问。

“嗯，差不多，不过燕麦花序为圆锥形，也有紧穗型和周散型的，多为1～3朵小花簇生，花很小，为自花传粉，花落就会长出燕麦粒来了。”

“师傅，这片燕麦长得这么好，我们不如割回家吧。就算不入

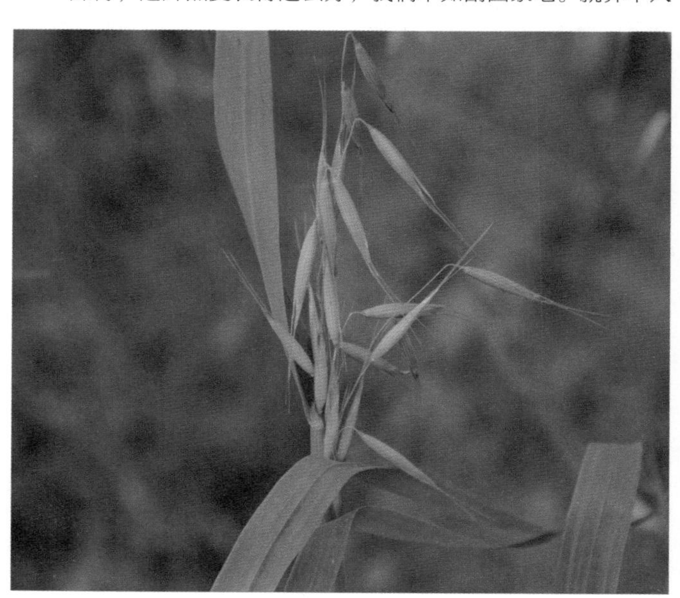

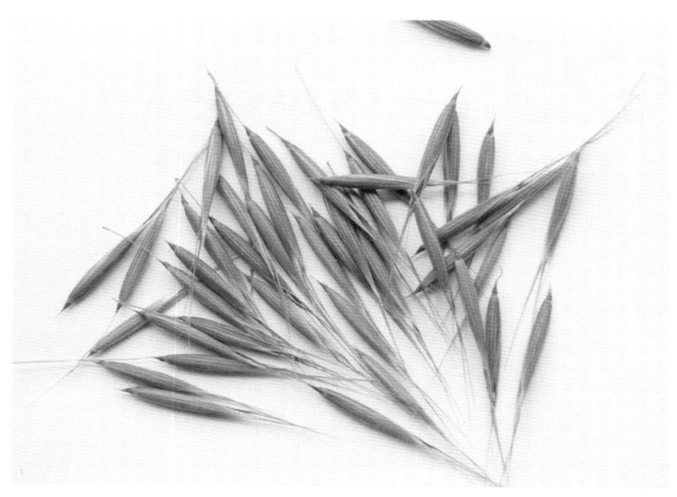

药，自己吃也是好的呀。”小神农跃跃欲试。

“可是背回家会很沉哦。”朱有德笑着说。

“没事，我们今天背不了，就明天再来，这么好的东西，不收着多可惜呀。”小神农已经等不及，开始动手割了。朱有德看看空空如也的药筐，便也将它放在一边，开始收割起燕麦来。

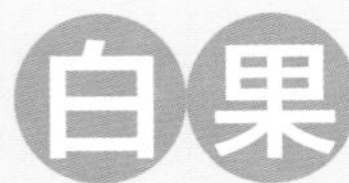

白果——益气除虚的皇家贡品

张大爷出去采购回来了，而且特意为朱有德与小神农带了一些特产，这可把小神农高兴坏了。他打开其中的一个小袋子，发现里面是一颗颗白色的椭圆形果实，表皮有膜质，两头稍尖，中间有棱，如同杏核，果核骨质。

“张大爷，这是什么坚果呀？好吃吗？”小神农拿起一颗就要往嘴里放。朱有德眼疾手快，一把将他手里的种子打落在地。

“不能生吃，有毒的。”朱有德连忙说。

“张大爷，原来你带了有毒的种子给我们呀。”小神农一下噘起嘴来。

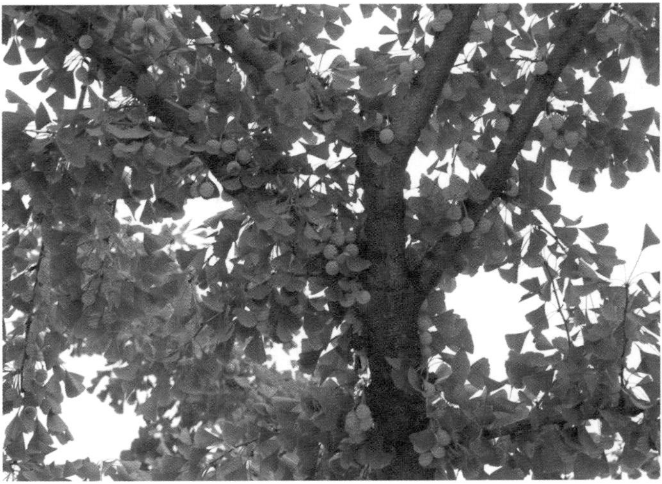

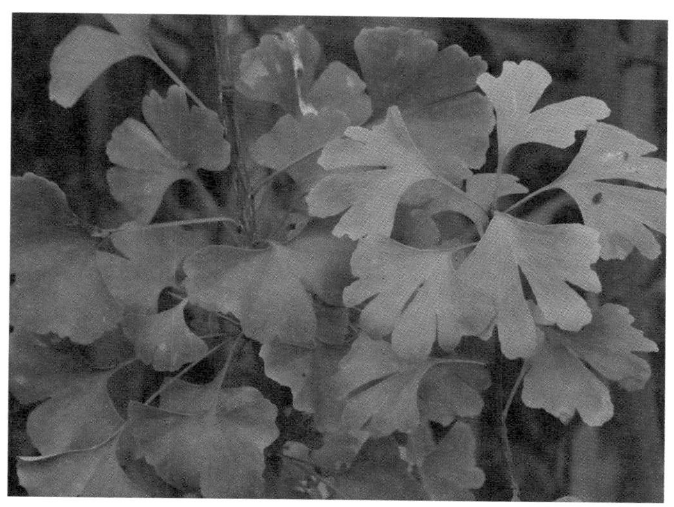

“你可真没良心，这明明是皇家贡品，是你自己不会吃，还说我带得不好，下次不给你们带了。”张大爷故作生气。

小神农有些糊涂了，问师傅：“师傅，这真的是皇家贡品吗？要怎么吃呀？”

“你张大爷说的没错，它叫白果，是银杏的种子，以前是皇家专用的养生贡品。李时珍在《本草纲目》中记载：‘原生江南，叶似鸭掌，因名鸭脚。宋初始入贡，改呼银杏，因其形似小杏而核色白也。今名白果。’它功效可多了，其性平，味甘、苦、涩，有小毒，归肺、肾经，可敛气、定喘、止带、缩小便、杀虫消毒。所以，这是好东西没错，只不过不能生吃，也不能多食。”朱有德说。

“这么说它也能入药啦？”小神农追问道。

“是呀，它主治咳痰、哮喘、小儿腹泻、虫积、淋症、肠风、脏毒等症，当然，没病的人食用的话，就是起滋补之用，因此，《本草纲目》称其为益气温肺的补虚食材。”朱有德答道。

“这也太有意思了，可是银杏树又长什么样呢？我们这里怎么没有呢？”小神农又着急起来。

“这就没办法了，银杏喜温，咱们这里的气候不适合它。”朱有德说着，坐了下来，细细给小神农讲解：“银杏是一种落叶乔木，可以长25～40米高，据说最粗的直径可达4米。它的树干初生比较光滑，长大后慢慢产生不规则纵裂，一年枝为淡褐黄色，两年枝为暗灰色。叶子为扇形，呈二分裂或者全裂；叶脉平行，螺旋状散生；初

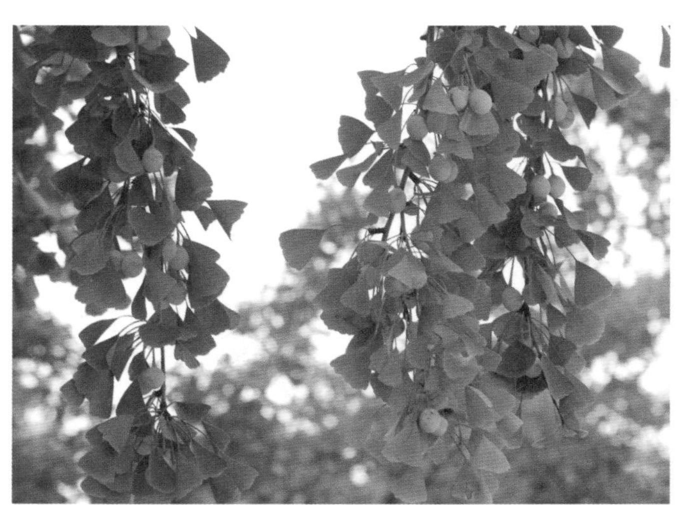

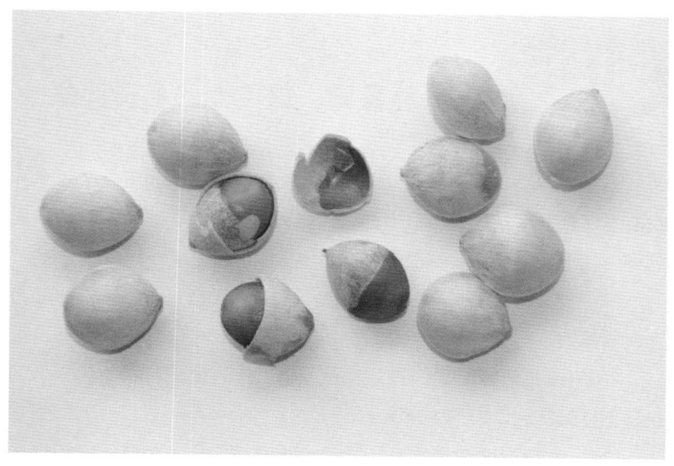

生绿色，至秋天变黄。每年4月开花，花朵雌雄异株，生于腋内，簇状生长，雄花的球状花序下垂生长，有2枚花药，雌花带有长梗，分3~5叉，每叉顶生盘状珠座。花落就可以结出这长卵形的银杏果来了，它外皮白色，内里肉质，有淡红色皮膜，吃的时候要将膜剥掉才行。”

“我觉得这树一定很好看，肯定又高大又壮观。不过，我现在还是先去炒一下白果，尝尝是什么味道。”小神农说着，拎了白果朝厨房跑。

“别忘了放点盐，不然不好吃的。”张大爷看小神农猴急的样子，不由笑起来。

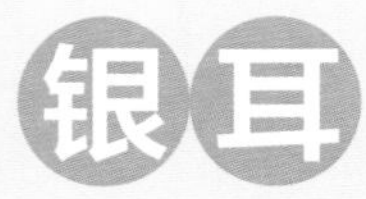

银耳——补胃肾、益气血的名贵补品

小神农津津有味地吃了5颗白果，朱有德便不让他再吃了。小神农没吃够，很不高兴，嘟着嘴说："张大爷，白果虽好，但刚勾起人的馋虫就不让吃了，实在没意思。"

"不是告诉你了，这是补品，怎么可以当零食吃呢？"朱有德与张大爷都笑了起来。

"还有没有新鲜的东西呀？我看您车上还有很多口袋呢。"小神农马上打起其他口袋的主意来。

"有，你看看这个是什么。"张大爷说着，将一个袋子轻轻放在桌子上。

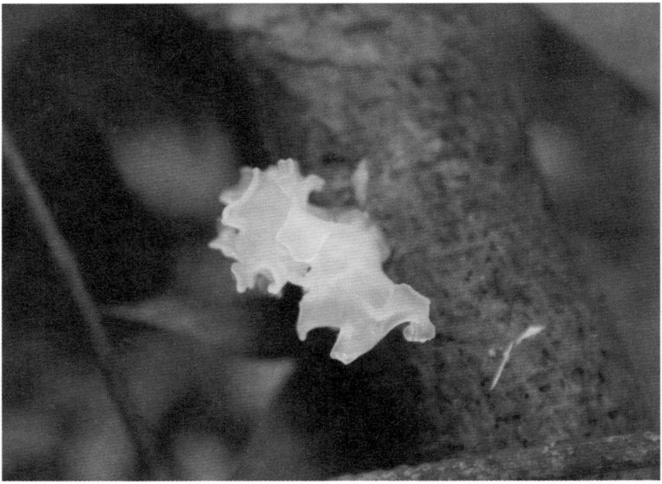

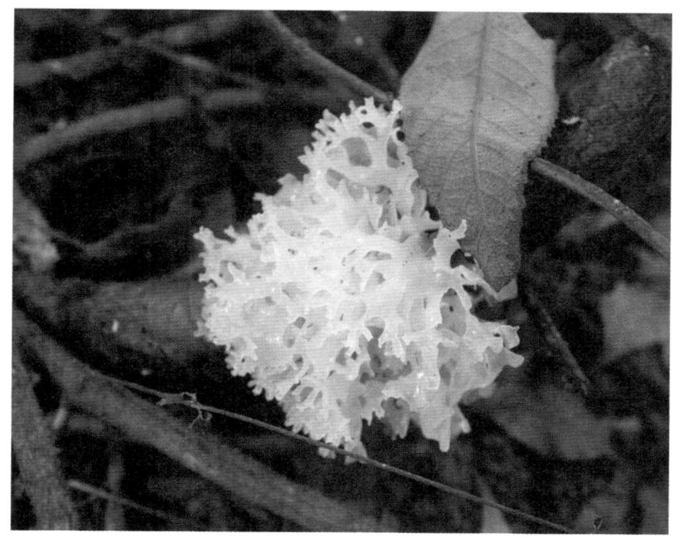

小神农打开来一看，立刻就不说话了，因为那袋子里是一些黄白色的东西，长得如同菊花和鸡冠花一样，多层薄而多褶的扁平形瓣片连在一起，放在手中却很轻，质地较硬，又有些脆脆的。

“咦，这是什么？也能吃吗？”小神农拿起一朵翻来覆去地看。

“这是银耳，在过去，有钱人家要花一二十两银子才买得到呢。”张大爷煞有介事地说。

“银耳？师傅，银耳是什么呀？”小神农一头雾水。

“银耳是一种真菌的子实体，属担子菌纲，担子近球形，为纵向分隔生长，一般在夏季或者多雨时节，生长在阔叶腐木上。因此，此物在南方多有，就如同北方的木耳。”朱有德拿起一朵银耳，细细察看起来。

“那银耳要怎么吃呀，是煮菜吃吗？”小神农知道木耳是烧来吃的，就想银耳应该也是如此吧。

“嗯，可以烧来吃，也可以炖成汤，或者做药膳。食用的时候，要先将它用清水泡发，泡好的银耳如同盛开的花朵，直径可达3～15厘米，单层洁白，呈半透明状，而且弹性很足，入口又糯又软。”朱有德说。

“应该很好吃。我们泡一点尝尝吧？”小神农一听，马上心动了。

“不只是好吃，师傅不是说了嘛，它是可以入药的，其性平，味甘、淡，既能补脾开胃，又能强精益肾、滋养气血。一般体虚咳嗽、气短乏力、久病气虚、津少口渴的人，都可以用它来补养身体。常食银耳，可强心壮身、提神补脑，还能嫩肤呢。”朱有德显然非常喜欢这些银耳，所以不断讲着它的用途与好处。

小神农更加心动了，着急地说：“师傅，我现在就去泡一些，也让我尝尝银耳的味道。”

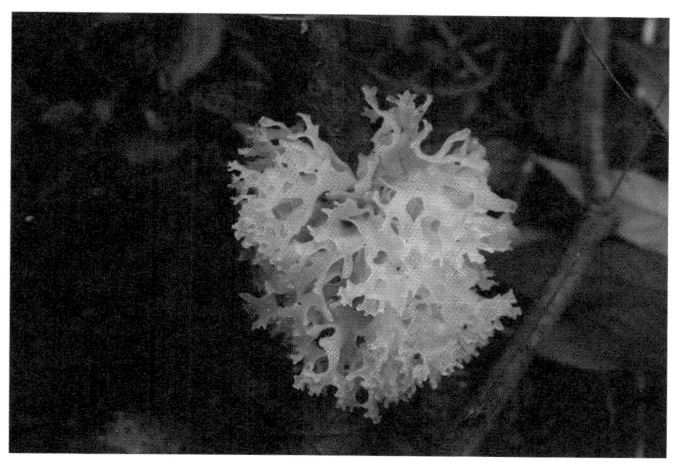

“吃它可不能着急，要在清水中浸泡2个小时以上才行。少泡一点，其他的留着入药吧，真是好东西啊。”朱有德说着，取了两小朵给小神农，其他的马上收了起来。小神农却嫌太少，站在那里与师傅讨价还价：“师傅，你就多给两朵嘛，这么少怎么够吃呀。”

张大爷看着他们师徒俩你一言我一语的争论，不由哈哈大笑，说：“放心吧，下次遇到好的，我再带些给你们。”

朱有德与小神农一听，也不好意思了，禁不住笑起来，小院的笑声一直传出很远……

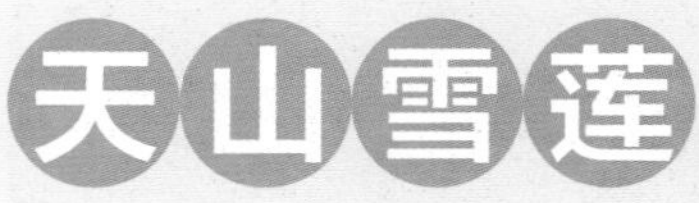

——除寒壮阳的滋补圣物

为张大爷泡好了茶，又说笑了一会儿，小神农才继续去翻看那车药材。他看到上层有一个小袋子，掂着也没什么分量，便不怎么重视，一下扔到地上，想要直接去拽下面的大口袋。

没想到，张大爷马上就冲了过来，将那个小口袋捡起来，着急地喊着："小祖宗，你轻点啊，这可是我费了好大的劲儿才找到的一点儿天山雪莲，你倒不当回事儿。"

"天山雪莲？"小神农一听这名字，立刻就停下了手里的动作，追到张大爷身边说，"张大爷，快让我看看，天山雪莲长什么样呀？老听师傅说是好东西，可从来没看到过呢。"

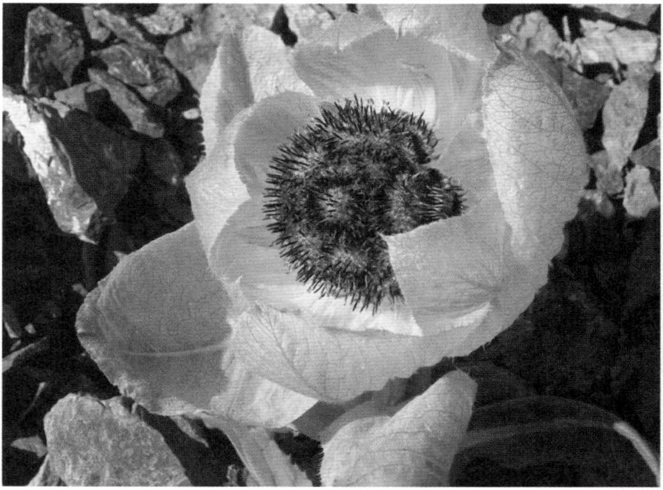

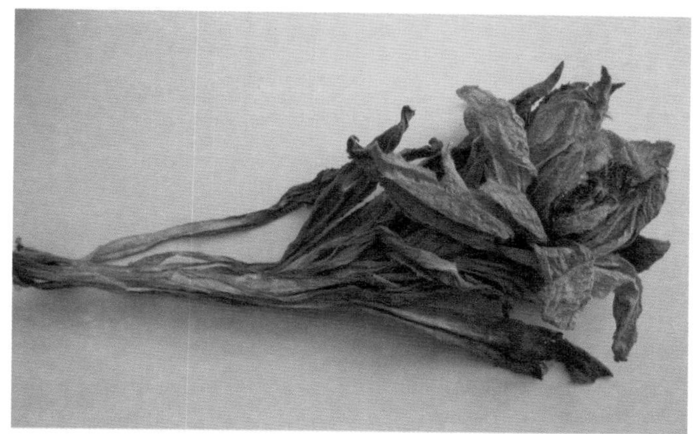

张大爷却不理他，将小袋子递给朱有德："给，这是花了大价钱的，总共就这些，都给你带来了，你要多给我钱才行。"

朱有德笑着说："好，一定多给。"说完，他有些迫不及待地将袋子打开来。只见小袋子里是一些表面黄色，有的还带些紫色的圆柱形药材，断面是中空的，茎生叶很密，但无柄，边缘有齿及缘毛。茎顶带着颜色多样的干花，质地很脆，还有微微香气。

"师傅，这就是天山雪莲吗？可是都看不出它长什么样子了，我以为是新鲜的呢，原来是晒干的呀。"小神农有些失望。

"当然要晒干了，这是它的全株，不晒干怎么入药呀？新鲜的天山雪莲可以高10～30厘米，茎比较粗，基部有棕褐色的丝状残存叶片，叶子密集排列，但无叶柄，为披针形，长10～13厘米，宽3～4厘米，前面尖，基部抱茎生长，叶片两面有毛，边缘有齿。它的花是6～7月盛开的，花序为头状顶生，10～40朵密集生长，集成圆球形。总苞片为卵形叶状，多层，近似膜质，颜色有白的，也有淡绿黄的；花朵则为管状，是棕紫色的。"朱有德一边说，一边拿起一株完

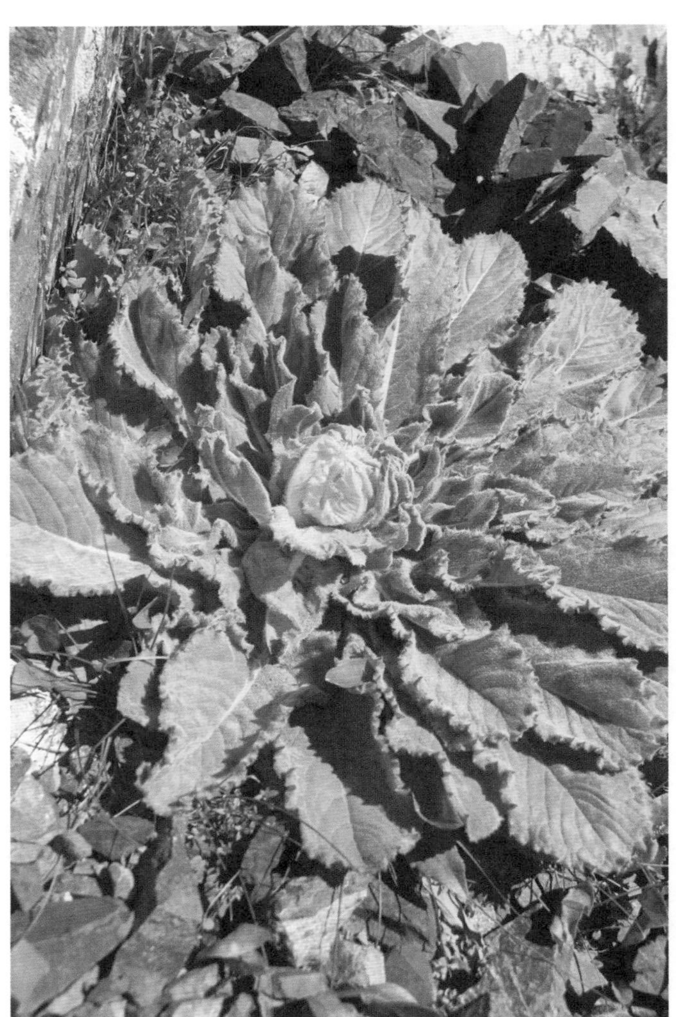

整的天山雪莲给小神农看。

“难道它不结种子吗？”小神农想不通，开着花就采收了，它要如何传播呢?

“它当然会结种子，花谢了就会长出瘦果来，那就是种子，它会长白色冠毛，还有刺毛呢。只不过，入药是要在开花时采的，所以一般看不到种子。也正是因为如此，天山雪莲才越来越少了。”朱有德说着叹起气来。

“师傅，这么珍贵的天山雪莲，是用来治什么病的？”小神农追问。

“《本草纲目拾遗》中说‘大寒之地积雪，春夏不散，雪间有草，类荷花独茎，婷婷雪间可爱。其根茎有散寒除湿、强筋活血之奇效’。不过，除了除湿散寒，它还能助阳温肾、通经活血，从而达到延年益寿的作用。因此，自古以来，生病的、没病的，都想要求一点天山雪莲滋补身体呢。可越是这样，滥采雪莲的现象越多，以至于让它越来越少了。”

朱有德一席话意味深长，小神农与张大爷听完之后，一起陷入了沉思。

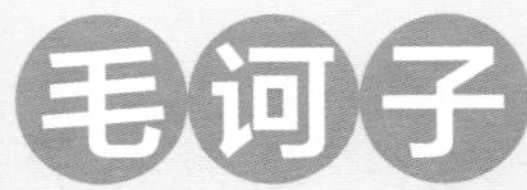

毛诃子

——调理虚弱的假草果

张大爷因为还要去别处送药，所以吃过午饭就离开了。小神农与师傅对着一院子的草药，开始一样一样认真打理起来。

小神农先打开一个粗布袋，看到里面是些卵形的果实，长2～2.8厘米的样子，表面棕褐色，带有红棕色茸毛，表面有5条棱脊，棱间有不规则的皱纹。捏一下挺硬的，闻一闻又有点苦涩。

“师傅，这些草果怎么不是香的呢？是不是发霉了呀？”小神农将它们误认为是草果，所以奇怪味道不对。

“这可不是草果，你看它的果肉比较厚，里面是暗棕色的，还带有一颗淡棕色的种子呢，这与草果完全不相同。它叫毛诃子，是云南、贵州一带出产的药材。”朱有德用力掰开一颗毛诃子让小神农辨别。

“毛诃子？这个名字可真奇怪，就因为它表面这些细毛吗？我觉

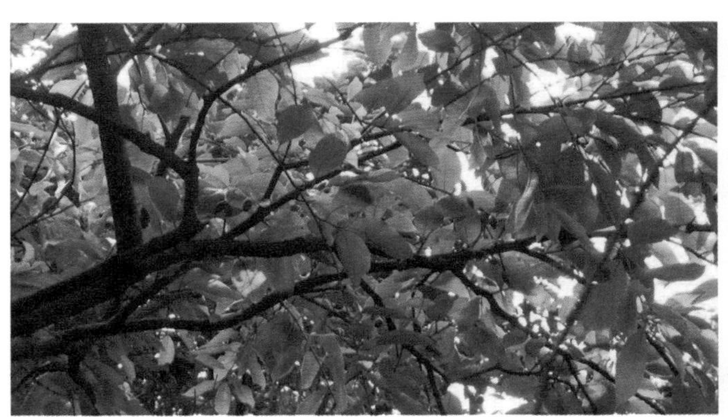

得还是叫它假草果更形象。”小神农自己为毛诃子取起名字来。

“毛诃子只是这种果实的名字，它其实就是毗黎勒结出的果实，晒干之后就叫毛诃子了，可不能当成草果。”朱有德再三叮嘱。

“毗黎勒？怎么都是这么奇怪的名字呀？它长什么样呢？”小神农有点迷糊了，南方的药材多，奇怪的名字也多，让人一头雾水，完全记不住。

“毗黎勒是一种落叶乔木，可以长35米高。它的枝表是灰色的，叶子密集生于枝顶，叶片为倒卵形，纸质，两面光滑无毛，于中间上部可见2个腺体。一般在3～7月为花、果期，它的花序呈穗状腋生，有时也长成伞房状，上面带有红褐色的丝状毛。花序上部为雄花，基部则是两性花。花萼呈杯状，花盘长有红褐色的柔毛。花落之后，就长出这样的果实来了，被当地人称为毛诃子。”朱有德大致为小神农讲解了一下毗黎勒的特征。

“师傅，毛诃子有什么功效呀？难道也可以放在菜里使用？”小神农还是觉得它像草果，所以认为应该与草果一样使用。

“当然不是，毛诃子性平，味甘、涩，最能收敛养血、清热解毒，而且，一般用它调和其他药物，也非常好用。它还能治疗黄水病、肝胆病、泻痢、各种热病，如果病后身体虚弱，也可以用它进行调理。所以，它是集治与调于一身的补虚药，用处可多呢。”朱有德说着，将那袋毛诃子收了起来。

“没想到这假草果作用这么好，简直比真草果功效还要强大。”小神农自己给毛诃子下了结论。

“都说了不要叫它假草果，你这孩子真是调皮。”朱有德又一次纠正小神农。

“我知道了，师傅。”看师傅认真的样子，小神农淘气地笑了起来。

五指毛桃——治疗脾虚无力的土黄芪

在众多的草药中，小神农发现了一种圆形的厚片。它表面灰棕色，带有纵皱纹，有明显的横向皮孔和须根痕。厚片的断面呈纤维性，皮部薄，木部为黄白色，有多层同心环，可见放射状纹理。最为重要的是，轻轻闻一下，气味香甜。小神农觉得非常奇怪，这不出众的厚片，怎么会这么好闻呢？于是他问师傅："师傅，这是什么药呀？味道可真好闻。"

"哦，这是五指毛桃，在广西、云南、贵州一带都有出产，当地人喜欢用它来做汤提香。"朱有德笑着告诉小神农。

"五指毛桃？这也太不像了吧？五指在哪，桃子在哪呢？"小神

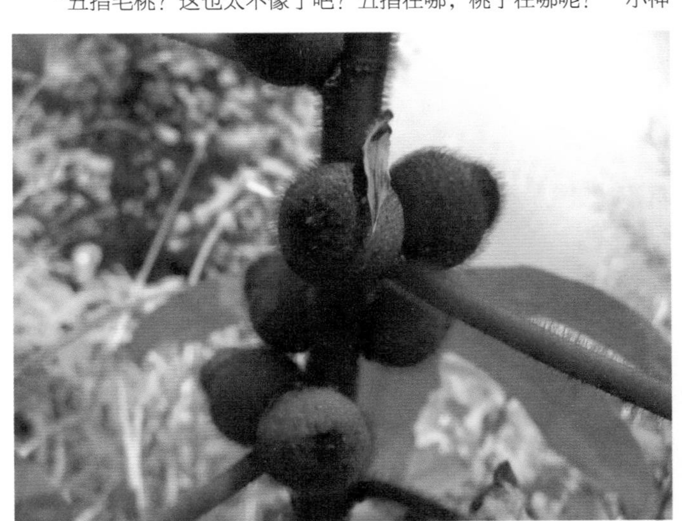

农感觉这个名字太奇怪了，取得完全没有根据嘛。

“因为你看到的是它的枝、茎，它结出的果实像毛桃一样，而它的叶子可分5裂，如同五指，所以才有了五指毛桃这个名字，一般我们也可称它为土黄芪。”朱有德看小神农激动的样子，觉得好笑。

“原来是这样呀，那五指毛桃长什么样？师傅，您给我仔细讲讲吧。”小神农忽然觉得，要是能吃一下它的果实就好了。

“五指毛桃是落叶小乔木，可长1～2米高，全株生有黄褐色的短硬毛，还带有乳汁。它的叶子互生，纸质，为长椭圆形，分成5裂，或者多型。叶片边缘有波状锯齿，叶面粗糙。每年5～7月开花，为隐头球形花序，对生于叶腋，花序顶端的苞片形成一个突起状。4枚花被为线状，花朵被分成雌花、瘿花两种，没有雄花，花落之后就会结出像毛桃一样的圆形瘦果来了。”朱有德知道小神农一定又嘴馋了，所以，他只是粗略为他讲解一下，并不仔细描绘五指毛桃的果实。

“师傅，这五指毛桃除了煮汤，还可以入药是吗？要不张大爷也不会把它给我们送来了。”

“那是当然，五指毛桃不但可以舒筋利湿、行气活络，而且对脾虚无力者最有益处，可健脾益气、增强人的体质。当地人盗汗、食少、无力、风湿痹痛、水肿、肺痨、带下、产后无乳等都会用到它。正因为它堪比黄芪之效，所以才被称为土黄芪呀。”

“好吧，虽然吃不到它的果实，但它作用这么多，也算不错的药了。”小神农自言自语着，又用力闻了闻那香味，才将五指毛桃收起来。

刺五加
——强筋健骨之"上品"

"师傅，师傅……今天可以上山吗？"小神农一副可怜巴巴的模样，望向朱有德，"我都好久没跟着师傅上山采药了！"

"好好好，今天去，立刻就出发，你快点去收拾包袱，拿好采摘的用具。"朱有德叮嘱道。

"太棒啦，我又可以跟随师傅上山采药啦！"小神农手舞足蹈着。

一路上，小神农这看看，那瞅瞅，开心极了。虽然小神农时常随朱有德上山采药，对这山间小路更是了如指掌，但是每次上山，他都会发现些新鲜的"物种"，这足以使他高兴大半天。

"有些叶片是长圆形，有些则是椭圆状倒卵形，基部较宽，先端较尖，叶面正面为深绿色，反面则是淡绿色，并有重锯齿生于边缘。1、2、3……大约有6或7对侧脉生于一边，网状脉络并不显眼。它还具有较短的叶柄，其上生有柔毛及刺。"小神农说的是他脚旁的那株植物，"山上到处都是这种植物，太普通啦！"最后，他还不忘说上这么一句。

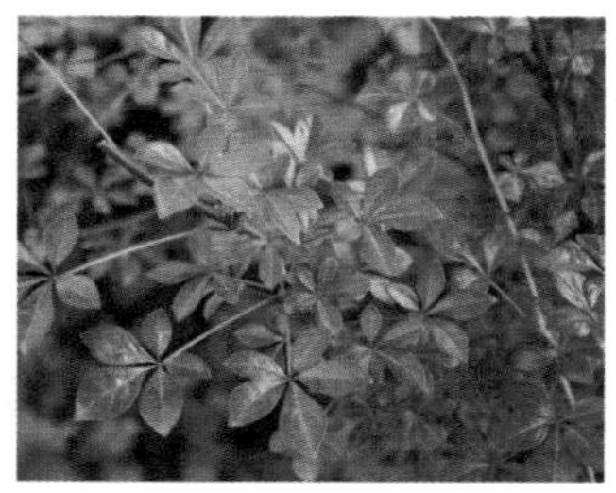

"它可不是随处可见的植物哦！它叫刺五加，是一种补中益气、强健筋骨的草药。"朱有德更正道。

"啊！它也是一种草药？"小神农立刻蹲下身去，一边采摘着草药，一边问道，"师傅，这刺五加会开花吗？感觉它就只是一株绿色的草药而已！”

“刺五加是一种灌木，它最高能长至6米，并具有较多分枝和刺。”朱有德小心地摘下一株给小神农看，“你看，它的刺呈针状，又直又长，脱落之后的刺就会变成圆形的痕迹。小叶有5枚，具较长的叶柄。”

“师傅，您还没跟我说，它到底会不会开花呢！”小神农又重复了一遍刚才的问题。

“别着急，听为师慢慢跟你说。刺五加在6~7月开花，花期较短。它开出的花是紫黄色的，花数较多，单生，且都生于顶端，并形成伞形花序或圆锥花序，通常以2~6朵较为常见，花瓣有5枚，且为卵形。刺五加还具有卵球形、球形的果实。”朱有德耐心地为小神农讲解着。

朱有德见小神农听得认真，于是继续说道：“《神农本草经》中将刺五加列为上品，它无毒，又可以长期服用，对人体能起到延年益寿的作用。刺五加性温，味苦、辛，归肝、肾经，它不仅可以通血脉、强筋骨，还可以祛风湿、补肝肾脏，因而对于治疗腰膝酸软、风湿痹痛、跌打损伤、骨折、水肿、体虚体弱之症极为有效。”

小神农认真地点了点头，但仍未说话，小眼珠却不停眨巴着，好像在思考着什么问题。

“还有其他问题吗？”朱有德问道。

“师傅，刺五加是任何人都能使用的药材吗？”小神农突然问道。

“当然不是，阴虚火旺的人在使用时一定要多加谨慎。”朱有德回道。

“谢谢师傅，我全都记住了！”小神农笑着说道。

黄花倒水莲——益气健脾的大远志

天刚蒙蒙亮的时候，朱有德便被人请去出诊了。小神农也早早起床，打扫完了院子和药堂。他正无聊的时候，走进来一位50多岁的大婶。

“小伙计，你师傅在不在呀？”那位大婶四下看看，没找到朱有德，便问小神农。

“我师傅出诊了，您有什么事吗？”小神农说。

“我最近腰疼，听人家说吃黄花倒水莲很管用，我想问问朱大夫，这黄花倒水莲是味什么药呀？我能不能吃呢？”大婶一脸的不解。

可是，小神农也是第一次听这个药名，所以根本没法替师傅回答，只得说：“我师傅现在不在，等他回来我帮您问吧，您有时间再

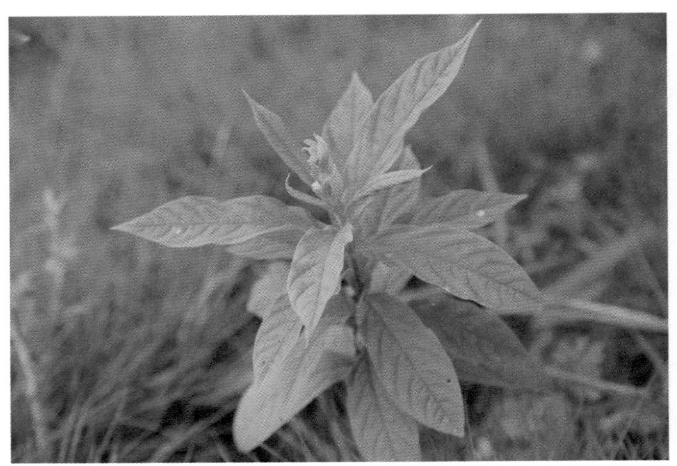

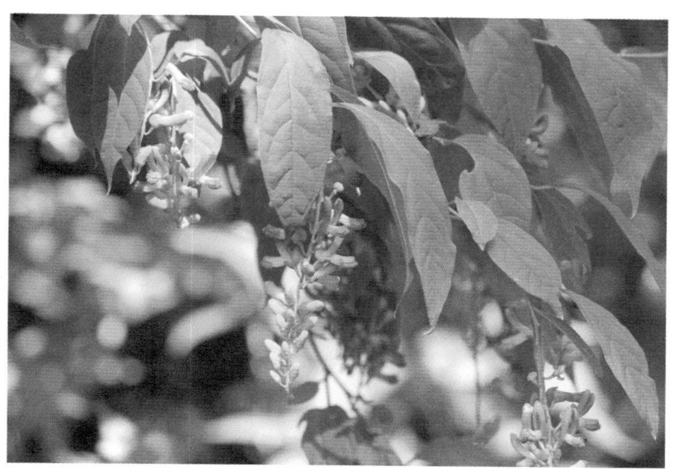

过来。”

那位大婶也没办法，只好失望地离开了。到了下午时分，朱有德才从外面回来，看看店里没其他事，便坐下来喝茶。

小神农问：“师傅，黄花倒水莲是什么药呀？”

“你怎么想起这味药来了呢？”朱有德奇怪地看着小神农，小神农才将上午发生的事讲给师傅听。

“哦，这样呀。这味黄花倒水莲又叫黄花大远志，是生长于南方的一种小乔木，其性平，味甘、微苦，可以益气血、除脾湿，对腰膝酸痛、跌打损伤、水肿、子宫脱垂等症有一定的治疗作用。它也善活血调经，身体如果脾虚气短，特别是久病乏力，用它更理想。”朱有德喝着茶，慢慢地说。

“我只知道远志是养身健体的，没想到这黄花倒水莲竟可以与远志相比。它到底长什么样子呀？”小神农被这味药给迷住了，感觉非常不可思议。

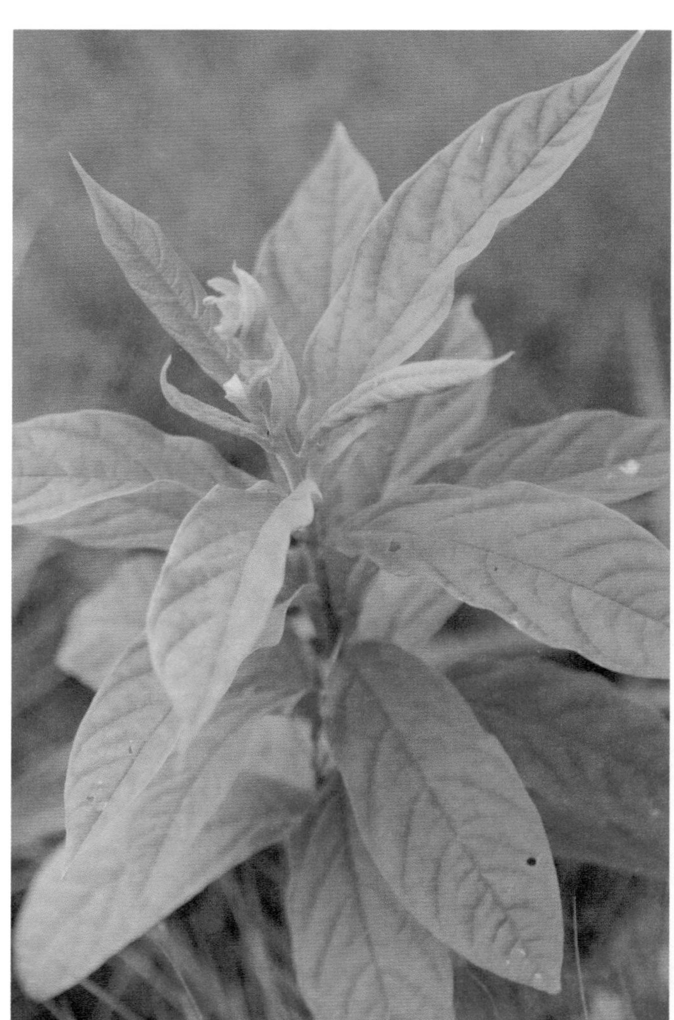

“说起它的样子，其实并无特别。它多生于湿处，可以长1～3米高，多分枝，树表皮淡黄，树枝则灰绿，上面生有短柔毛。叶子单片互生，有膜质，为披针形，叶缘无齿，背面淡绿，正面深绿，脉络清晰。”朱有德喝口茶，继续说：“它每年5～8月开花，花序为总状顶生或者腋生，下垂生长；5枚萼片，带有缘毛；正生花瓣3枚，如同倒卵形；侧生花瓣长圆形，长约10毫米，为正黄色；顶端与龙骨瓣合生，呈流苏状。花落之后，会结出心形的蒴果来，绿黄色的，里面可见棕黑色的种子，带有白色短柔毛，如同盔状，顶端凸起。”

“怪不得叫倒水莲呢，原来是下垂生长于水边的呀。”小神农恍然大悟。

就在这时，上午那位大婶又来了，小神农眼尖，一下就认出她来了，说：“师傅，这就是问黄花倒水莲的大婶。”

朱有德并不怠慢，放下茶杯，走到药台前，亲自为那位大婶看诊治病去了。

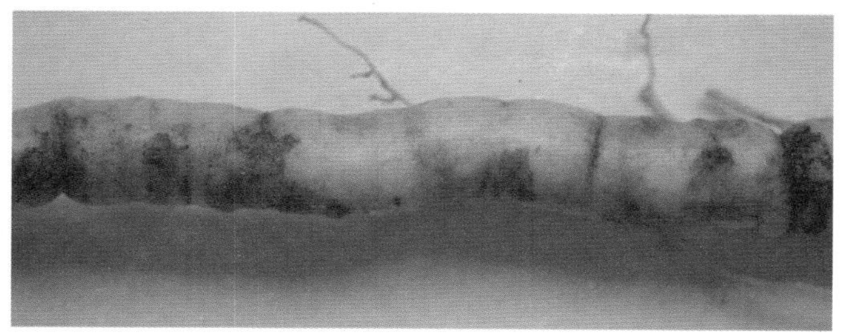

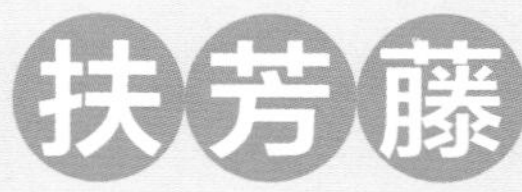

扶芳藤——祛百病、可延年的绿色灌木

早上起来，朱有德一般都是在院子里锻炼身体，偶尔会到后园打理农作物。这天小神农起床，没发现师傅锻炼身体，便知道他肯定在后园。于是，他径直来到了后面。

果然，只见师傅倒背着双手，从后园的篱笆边来回走着，而且嘴里还一个劲嘟囔着："这里有些窄了……如果从这边开始应该更好……"

"师傅，您在做什么呀？您怎么和篱笆说话呢？"小神农走过去问。

"我丈量一下篱笆的地沿，想沿着它种点扶芳藤，听说李老板家

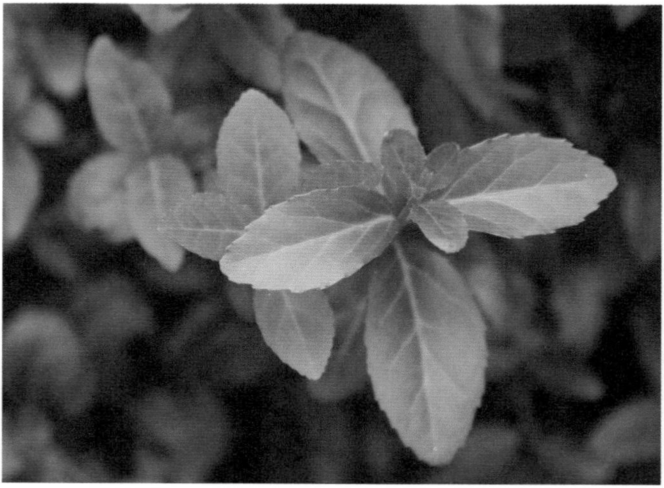

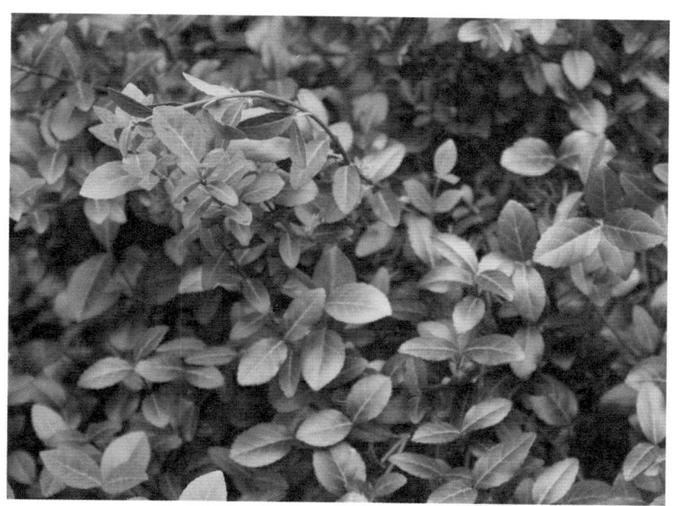

引种了一些，长得还不错。”朱有德若有所思地说。

“扶芳藤？这个名字可真好听，长什么样子呀？开的花很好看吧？”小神农一听就来了精神。

徒弟这么好奇，朱有德也耐心讲解起来：“扶芳藤是一种灌木，在南方可是四季常绿的。它一般攀缘生长，高约1.5米，枝上多会长细根，还带有小瘤状的凸起。叶子是对生的，椭圆形，不大，长2.5～8厘米，宽1.5～4厘米，前面尖，后面楔形。叶子边缘有细齿，稍带革质，比较厚。叶片的脉突起，背面最为明显。”

朱有德说着，在篱笆边停下来，将松了的地方扎牢固一些，接着说：“它开花并不是很多，每年6、7月间会于腋间生出聚伞状花序，然后开小花，花朵4枚萼片，4个花瓣，近圆形，绿白色。花落之后，可以结蒴果，是球形的，成熟后可以变成橘红色，里面包有种子。如果这样沿着篱笆种一圈，肯定会非常好看的。”

“这么说也就是绿色灌木呀。还不如种点丝瓜、豆角来得实用，还能有菜吃呢。”小神农想了想，说道。

“你呀，就知道吃。你不知道扶芳藤是一种药材吧？它可是祛百病、可延年的补虚之药，非常不错呢。”朱有德笑了。

“真的吗？都能治什么病呀？”小神农追问。

“扶芳藤可止血消瘀、舒筋活络，对于腰肌劳损、风湿痹痛、跌打骨折、创伤出血、咯血、血崩等症都能治疗，而《本草拾遗》中则说它‘主一切血、一切气、一切冷，大主风血，以酒浸服，去百病，

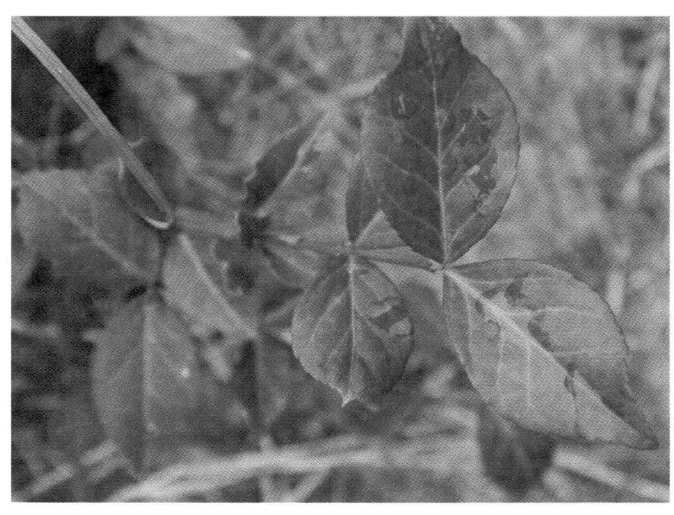

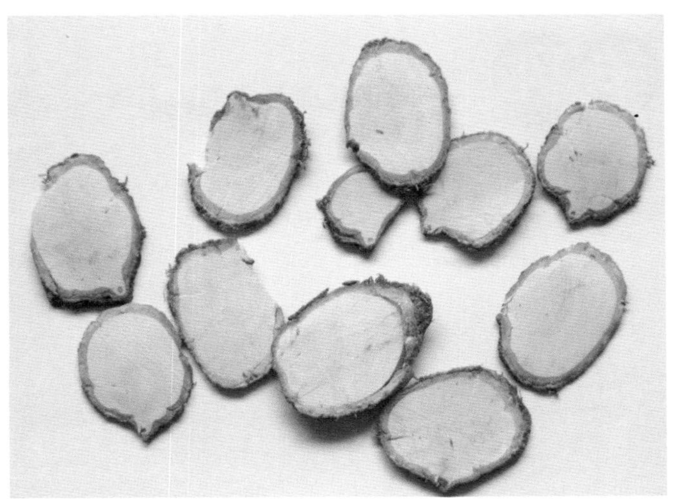

久服延年’。这不是比丝瓜、豆角要更有价值？”朱有德看着小神农，认真地问。

“这……这是真的吗？如果真是这样，那我们就多种一些吧，刚好北方这种药也少，自己种了就不愁买不到了，对吧？”小神农马上就改变了原来的主意，支持师傅了。

“好，你拿个锄头将这地沿上的草除一下，我去李老板家看看，是不是能分一点来种。”朱有德说完，抬脚向李老板家走去。

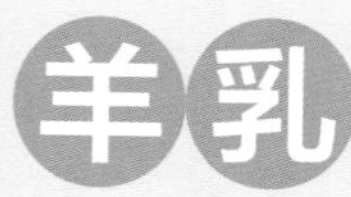

羊乳——可调气血两虚的山海螺

走在上山的路上，小神农问朱有德："师傅，我们山上就没有名字奇怪的药材吗？为什么南方过来的药材名字都那么奇怪呢？"

"当然也有，只是你还不知道。比如羊乳，你听说过没有？"朱有德笑着说。

"羊乳有什么奇怪的，羊生了小羊，都会产羊乳的，我还知道牛乳呢。"小神农嘴一噘，心想师傅真没意思。

"我说的羊乳可不是羊产的，而是长在山上的。"朱有德接着说。

"什么？羊乳长在山上？这怎么可能呢？"小神农一头雾水，马上追问起来，"师傅，您快给我说说，羊乳怎么会从山上长出来呢？

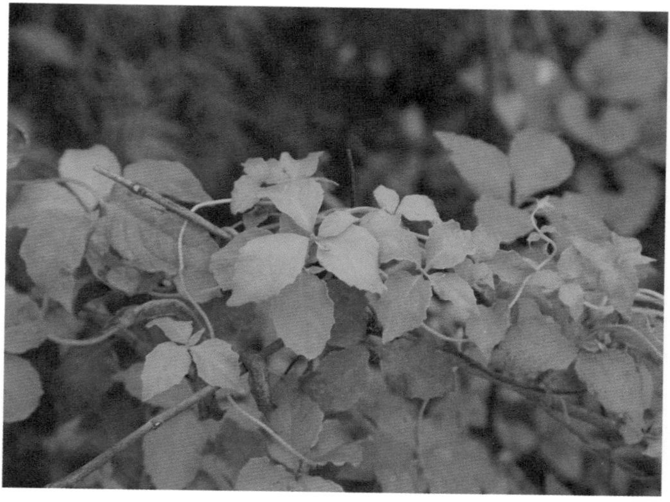

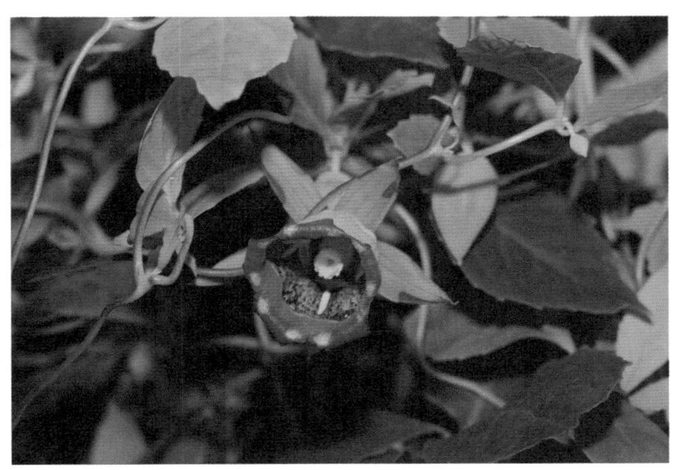

是像泉水一样冒出来吗？”

“哈哈，这羊乳可不是液体，而是一种植物，而且它还有另一个有趣的名字，叫做山海螺。”朱有德准备给小神农好好介绍一下羊乳这味药材。

“怎么会这样呢？海螺可是生长在海里的，这到底是什么植物呀？还真奇怪。”小神农拉着师傅的衣角，准备认真听。

“我说的羊乳是一种蔓生草本植物。它的根比较粗壮，为纺锤形，茎细长，攀缘生长，茎表光滑，呈圆柱状。茎基表面带有多数瘤状茎痕，茎上端多分枝，为黄绿色或者紫色。羊乳的叶子互生，为细小的披针形，长约1厘米，小枝顶端的叶子则2～4片簇生，多带有疏状齿。叶子上面深绿色，下面灰绿色，叶脉明显。”朱有德一边说一边爬山，不由得呼吸急促起来，就找了一处平缓的山坡停了下来。

“羊乳的花果期为7～8月，花单生于枝顶，有细小的花梗，花萼呈筒状，中间膨出，如半球形，上端开裂，裂片三角形。花冠是阔钟状的，有浅裂，反卷生长，颜色黄绿或者乳白，里面带有紫色斑点。花落之后，会结出蒴果，其下端长成半球形，上端则有喙，半球内生多数细小的棕色种子。”朱有德歇了口气，接着说道。

“我觉得它的样子像海螺还差不多，与羊乳可没多少关系。”小神农眨着眼睛用力想象着，又问，“那它有什么功效呢？”

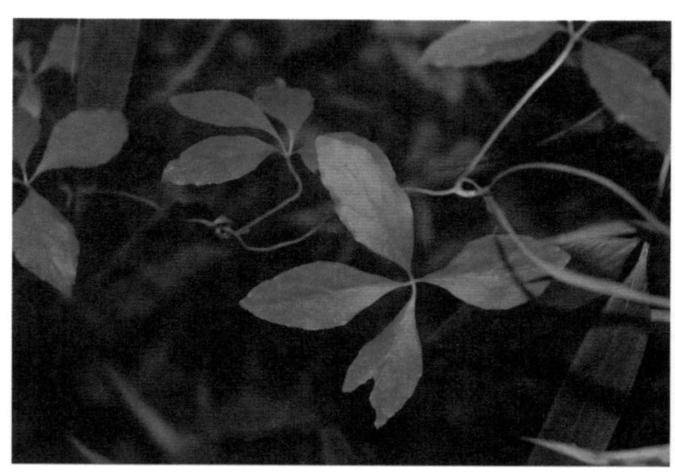

“羊乳性平，味甘、辛，归肺、肝、脾、大肠经，是补虚之药材，可以益气养阴、调理气血，还能润肺止咳，治疗咳嗽、肺痈、产后乳少、乳痈等症。《别录》中说它‘主头眩痛、益气、长肌肉’，所以病后体弱，气阴两虚者最适合使用了。”朱有德已经气息平缓，便又开始朝山上走去。

“师傅，这山海螺的功效倒不错，真如同羊乳一样滋补呢。不如我们今天就去找找它吧？”小神农追着师傅说。

“那你就要多注意山坡及林荫下了，说不定还真能遇到呢。”朱有德笑着说。

“好，我知道了，师傅您慢点走，我好仔细看看呀。”小神农痛快地答应着，大眼睛早对着山沟、林边不断搜索了。

南五味子——补肾宁心的“南方客”

小神农一路走走看看，却怎么也没发现羊乳的踪迹。快走到山顶时，他忽然看到山沟向阳处有一串红彤彤的果实，那果实聚合成球形，单颗浆果也是卵圆形，表面富有光泽，鲜艳得很。

“师傅，那里有一株三七呀！”小神农指着山沟，兴奋地叫起来。

“三七？”朱有德循着小神农说的方向看过去，果然有一株貌似三七的植物，他快步走过去，认真看那棵植物。只见它是一棵藤本植物，全株光滑无毛，绕旁边的植物生长。叶子如同椭圆状披针形，上部尖，下部楔形，边缘带有疏齿，并具5～7条叶脉，还有明显的透

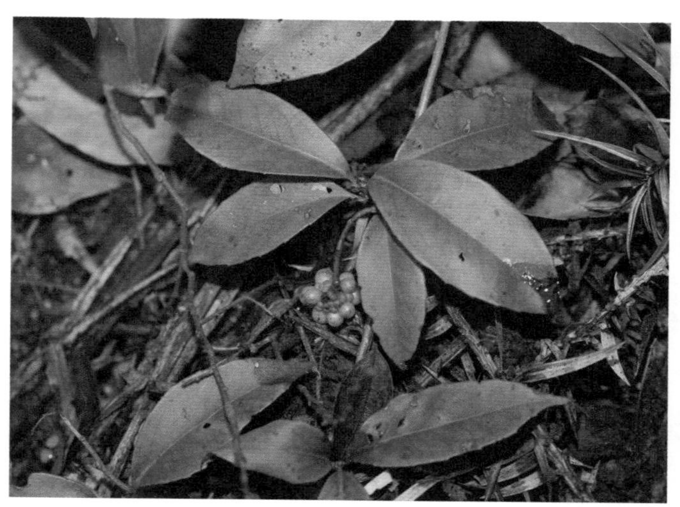

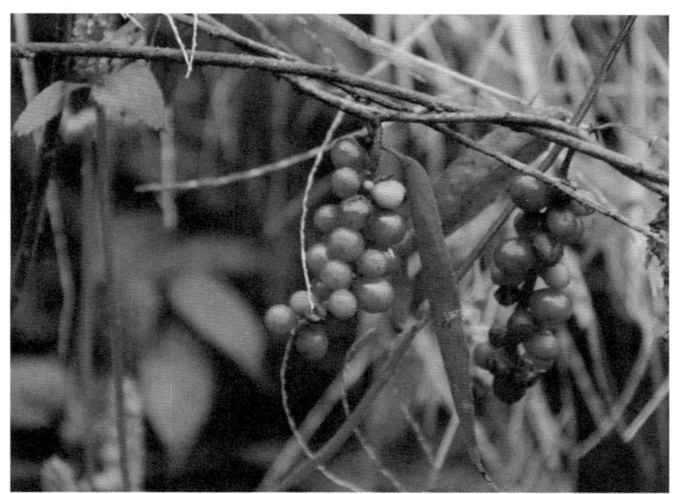

明腺点。

“这不是三七，不过却是本地难得一见的药材。”朱有德十分惊喜。

“那它是什么呀？为什么难得一见？”小神农看它那红艳艳的果实，感觉就像三七一样。

“它叫南五味子，主要生长在长江以南地域，是标准的南方药材。因为它性喜湿暖，能在这里发现一棵，不是难得一见吗？”朱有德说。

“哦，原来是位‘南方客’呀。我还以为是三七呢，它们长得可真像。”小神农围着那株南五味子转起圈来。

“可是它们的植株不像，开的花也不像。你看它是藤本植物，而且它的花单生于叶腋，是雌雄异株的。它的雄花花被黄白，有8～17片；花托椭圆形，中轮最大；雄花蕊多数，花丝极短。它的雌花虽然与雄花相似，但雌蕊多数，群聚成椭圆形，花柱上还有心形的柱头冠。”朱有德指着它的果实说，“你看，虽然南五味子也结成聚合果，但外果皮很薄，干了之后会显出种子来，每颗浆果内有2～5颗肾形的种子。”

“嗯，这样看它的植株与三七就不太像了。不过，这南五味子有什么功效呀？这么难得一见，总要有它的独到之处才好。”小神农孩子气地问。

“南五味子的功效可大呢。它性温，味酸、甘，其收敛固涩作用很强，而且能益气生津，所以用来治疗梦遗滑精、久泻不止、遗尿、尿频、津伤口渴、盗汗、自汗都非常不错。另外，南五味子归心、肾、肺经，可以宁心、补肾、强肺，对久咳虚喘、心悸失眠、内热消渴、短气脉虚都有改善作用，可将它视为补虚之药材。”朱有德

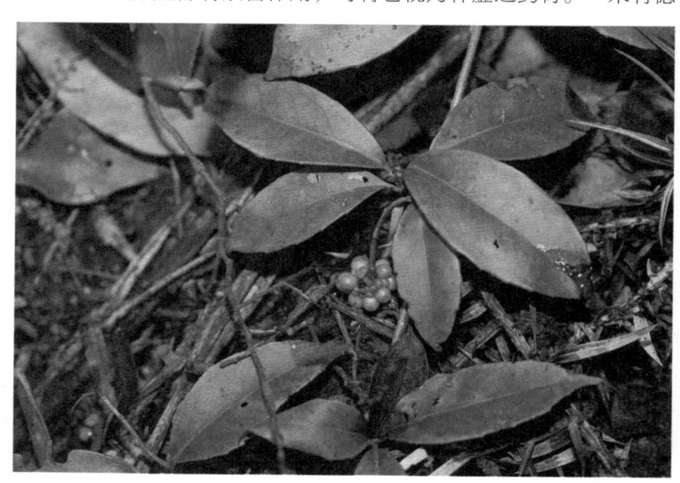

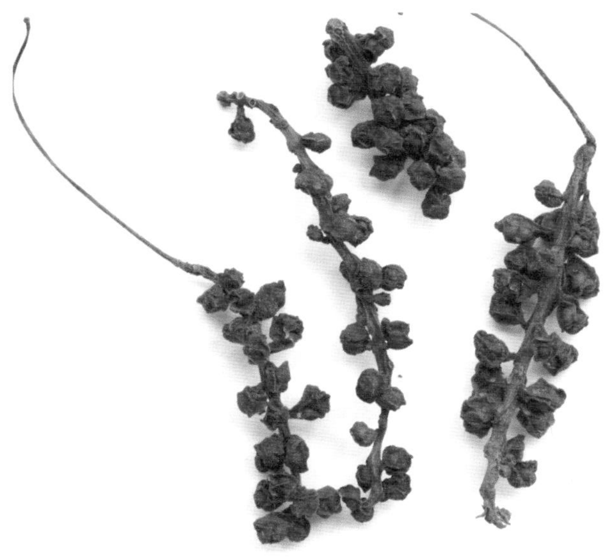

说道。

“这么好的药材，可惜只发现一棵，要是多长点儿就好了。”小神农不无惋惜地说。

“这也不错了，省去了你到南方去找它的麻烦，不是吗？”朱有德打趣地说笑着，将那株南五味子采入自己的药筐。

“也是，我还是继续去找羊乳吧。”小神农也笑起来，师徒两人又往山上走去。

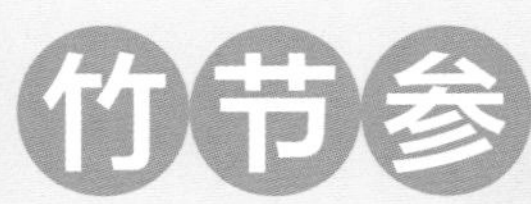

——强壮滋补的土参

小神农与师傅已经在山上走了大半天，可惜还没有发现一种像样的中药。朱有德找了一棵树坐下，说：“小神农，休息一会儿吧。”

“师傅，现在山上的药越来越难找了。”小神农手里拿着一根树枝，来回拨弄着周围的杂草。当扫过的杂草被树枝压倒时，一根花梗忽然从杂草中“跳”出来。只见花茎长约30厘米、淡绿色，顶端生有一簇核果状的浆果，小球形，颜色暗红，有的还有些发紫。

“呀！人参！”小神农禁不住叫起来。

朱有德也被小神农的叫声吸引，仔细看了那花梗一会儿，然后笑起来：“此参非彼参，你应该叫它土参。”

“土参？为什么呀？这明明就是人参啊。”小神农激动地说。

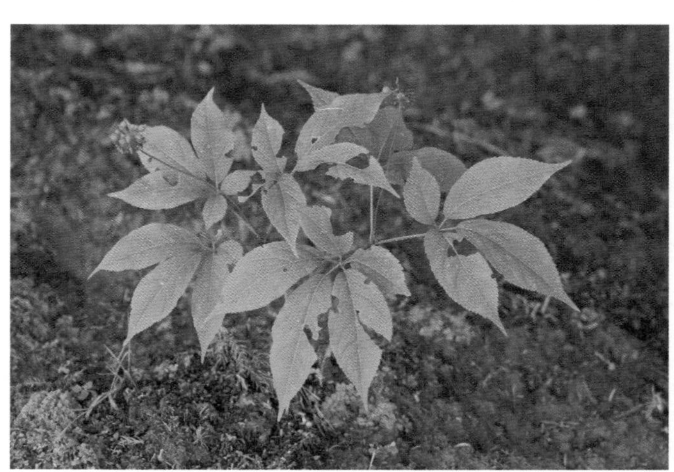

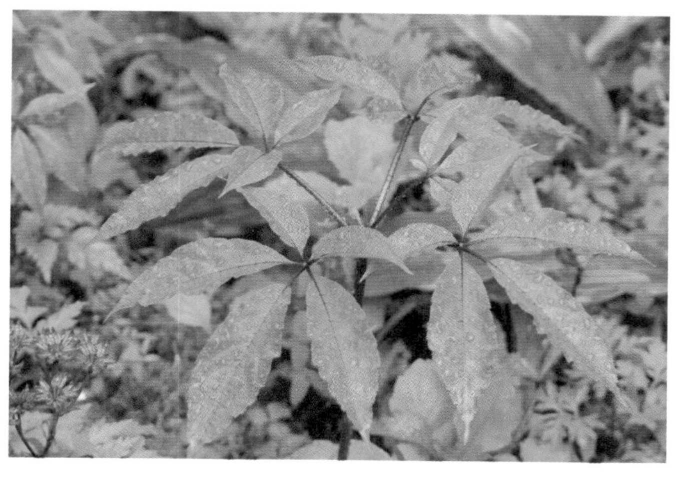

“它长得确实与人参非常相似，但这结的果实，还有下面的‘参’可不一样，不信你就挖出来看。”朱有德信心十足地说。

“人参的果实不就是这样子吗？”小神农在书中看到过，人参长的就是这种果实。

“可是颜色不对呀，人参的果实是鲜红色，这株植物的果实都已经变成紫红色了。”

“那可能是它已经老了。”小神农可不相信，马上动手挖那株“人参”了。不过，他也不马虎，一边小心地挖着土，还一边观察植物的特征：整株植物约80厘米，叶子为掌状复叶，3～5枚轮生于茎顶；小叶5个，带有膜质，为倒卵形，叶子边缘有细齿，叶脉上无毛。

“师傅，我看过了，它的叶子和人参没什么区别，绝对是人参。”小神农更加确定，“只可惜，我没看到它开花是什么样。”

“它与人参开花相似，花序为伞形，单生茎顶，一般可有50～80朵簇生；总花梗细长，有的可长70厘米高，小花梗则长1厘米左右；花萼是绿色的，带5齿，齿为三角状；花瓣5个，长卵形，覆瓦状排列。但这种植物与人参的不同之处在于，它的果实初熟时是红色的，到全熟就会变成紫黑色，里面长有三角形的白色种子。”朱有德说着，小神农也已经将地下的部分挖出来了，真如师傅所说不是人参，而是一段稍有弯曲的圆柱形根茎，长有肉质侧根，表面黄色，比较粗糙的样子，有明显的节和细密的纵皱纹以及根痕。每个节长0.8～2厘米，中间有一个下陷的茎痕。

“真的不是人参呀！它怎么可以长得和人参一样呢？这也太骗人了啊。”小神农看到根茎总算是心服口服了。

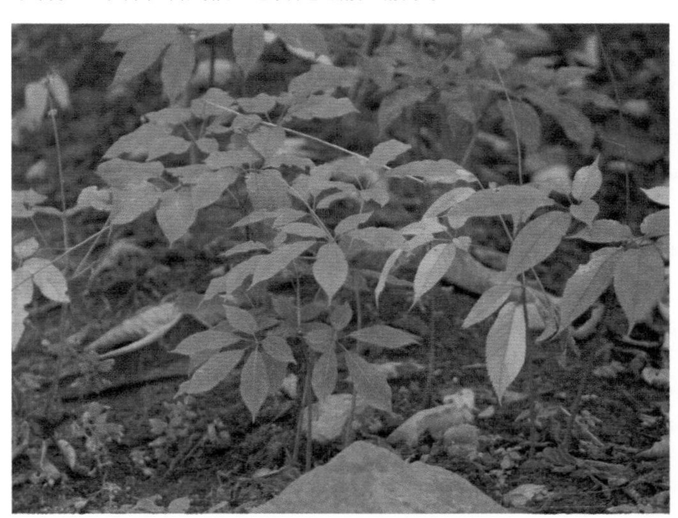

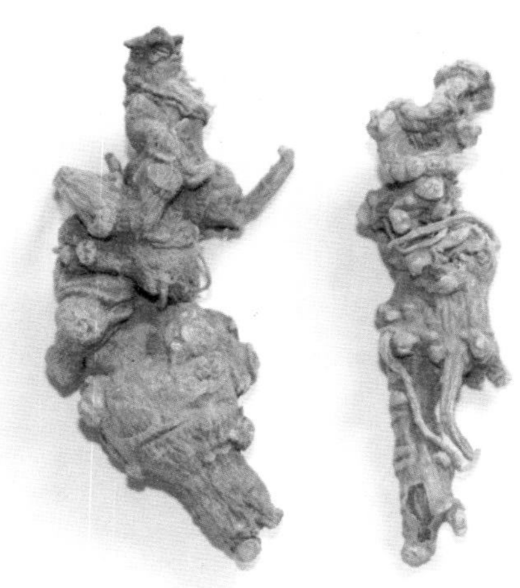

“虽然这不是人参，但却也是参的一种，被人们称为竹节参。它滋补、强身的功效极强，所以我才说它是土参。”朱有德却笑了，那根竹节参很大，这可是不错的收获。

“竹节参？我都没听过。”小神农疑惑地说。

“竹节参性微温，味甘、微苦，归肺、脾、肝经，对于食欲不振、虚劳咳嗽、咯血、吐血、产生腹痛、跌打损伤、风湿痈肿等症都有治疗作用。最为主要的，就算没病，它也可补虚强壮身体，所以自古被人们视为滋补强壮的要药，补虚使用，可比人参更好掌握。今天能发现它，就是我们最大的收获了。”朱有德笑着，小心地将竹节参包好，放进了药筐中。

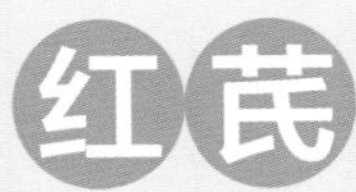

红芪——补气固表的岩黄芪

每次从山上挖回来的药材，朱有德都会一一晒制，有需要加工的，则自己再进行适当炮制。因此，小神农对炮制药材也有了一定的了解。可是，这天朱有德不知从哪里买回了一堆圆柱形的根茎，外皮红棕，长10～50厘米。他将所有的根都堆在一起，还给它盖上一层柴草。

小神农不明白了，问："师傅，您弄的这是些什么药呀？这样盖上不是要霉掉了吗？"

"这是岩黄芪，我要让它发热，使其糖化，从而炮制成红芪使用。"朱有德拍着手上的灰尘，认真地说。

"岩黄芪？和黄芪是一样的吗？"小神农只听说过黄芪，还没听说过岩黄芪呢。

"是呀，黄芪的品种可多了，岩黄芪只是黄芪的一个品种而已，但用来炮制红芪却最好用。"朱有德说。

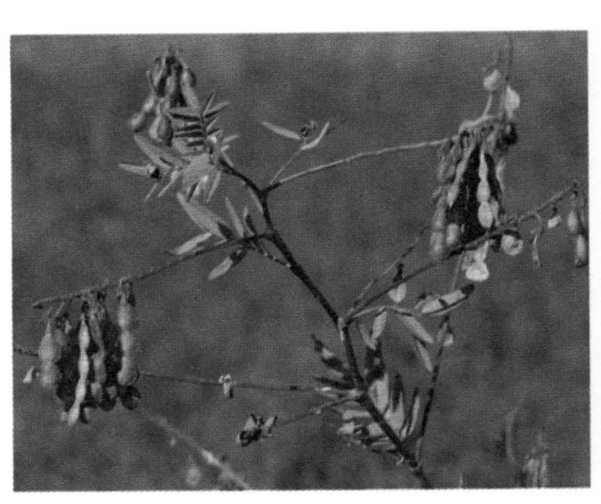

"那岩黄芪长什么样？我见过吗？"小神农追问。

"你还真没见过。它多长在西域一带。不过，它也是多年生的草本植物，高可以达到1.5米呢。岩黄芪的叶子互生，有长叶柄，托叶为披针形，基部合生；上部为奇数羽状复叶，前端平截，基部宽楔形，为全缘，叶下脉上有柔毛。它6～8月开花，花序腋生，花20～25朵簇生，花梗丝状，花萼为斜钟形、带有短毛，花冠呈蝶形、颜色淡黄。花落之后，就会生出串球状的荚果，有3～5个节，边缘有窄翅，毛面还有短柔毛和稀疏网纹，每个节内都会生1颗椭圆形的种子。”朱有德坐在一边，给小神农讲岩黄芪的形态特征。

“炮制好的红芪还和黄芪一样吗？”小神农不明白，为什么好好的黄芪要炮制成红芪。

“有一定的区别，炮制好的红芪气味微甜，不似黄芪那般苦。而且它会带有粉质，其断面栓皮易脱落，可见淡黄色的皮部及纤维，内里形成层环形，是棕色的。”朱有德接着说。

“黄芪功效挺好的呀，为什么要炮制成红芪呢？”小神农终于问出自己的疑惑。

“因为红芪补气固表的功能更强，这样可以更好地调理气虚乏力、中气下陷、久泻脱肛、气虚水肿、表虚自汗、血虚萎黄等症，同时，红芪也保有排脓、利尿、托毒、敛疮、生肌的功效。这就是将它炮制成红芪的好处了。”

“哦，我明白了。炮制成红芪之后，它补虚的功效加强了，而自身的其他功效还可以保持，这就达到了加强药效的作用。对吗，师傅？”小神农茅塞顿开。

“对，差不多就是这个意思了。”这个小徒弟真是聪明，自己都可以总结药材炮制的好处了。想到这里，朱有德脸上露出了满意的笑容。

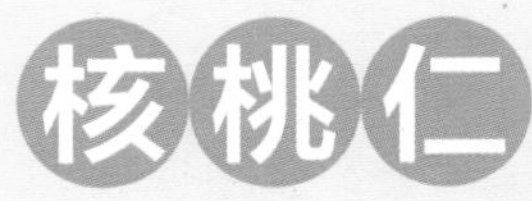

核桃仁——润肺强肾、益命门的健康零食

朱有德家有一个住在西北的亲戚，这次过来看望他，专门为他带了一些当地的土特产。看到那些又圆又大的核桃，小神农惊奇不已。

“师傅，这就是核桃呀？我只听说过，但还真没吃过呢。”

“那你尝一尝是什么味道吧，这可是好东西呢。”朱有德笑着说。

“要怎么吃呀，皮那么硬，凹凸不平的棱还硌手，我可打不开。”小神农虽然聪明，可是对没见过的东西十分无柰。

“这还不简单嘛。”朱有德说着，取一颗核桃放在门缝处，然后

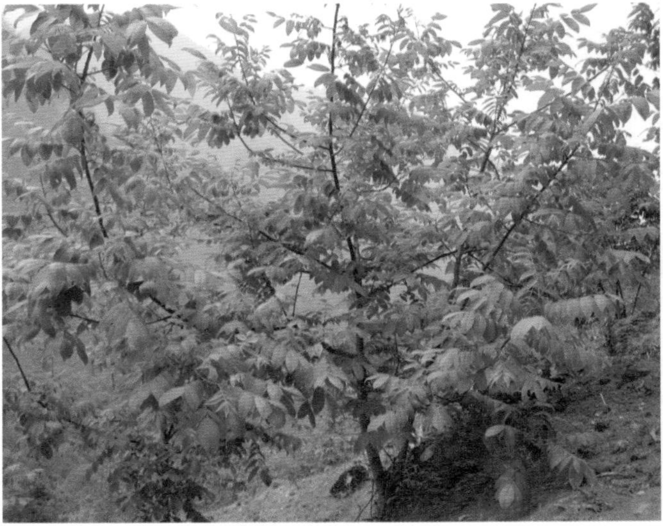

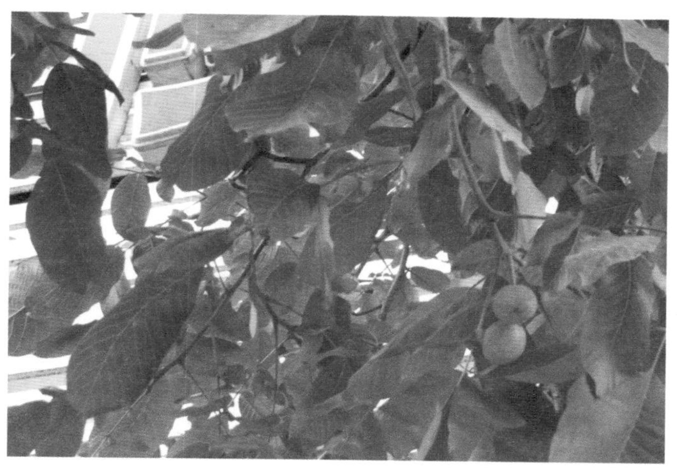

轻轻一关门，就听“咯吱”一声，核桃立刻裂开来了。

“呀，原来核桃里面有仁呀，真好玩。”小神农连忙学着师傅的样子，自己打开了好几颗核桃。不过，看着里面的核桃仁，小神农又感叹起来了：“师傅，这核桃仁竟是不规则的块状，上面还带着一层淡棕色的薄膜呢，你看它的脉纹一点也不规则，和核桃外壳相差不多，就是里面的肉是白色微黄的，感觉很油。”

“是呀，你尝一尝是什么滋味。”朱有德说着也往自己嘴里放了一颗核桃仁。

“师傅，感觉皮有些涩，不过越嚼越香。”小神农一边吃核桃仁一边说。

“不要小看了这核桃仁，《本草纲目》中有这样的记载‘迈有痰疾，以胡桃肉三颗，生姜三片，卧时嚼服，即饮汤两三呷，又再嚼桃、姜如前数，即静卧，及旦而痰消嗽止……’所以它是零食，但也是药物，可以治病呢。”朱有德说。

“这个我知道，书里说核桃仁性温味甘，归肾、肺、大肠经，可‘补气养血，润燥化痰，益命门，利三焦，温肺润肠，治虚寒喘咳，腰脚重疼，心腹疝痛，血痢肠风’。”小神农现在已经熟读《本草纲目》，师傅一提，他也就想到了。

“常食核桃仁可以起到滋补身体的作用，体虚的人、老人、儿童都可以常吃。”朱有德说着，又捧了好多核桃放在小神农的手里，“每天三颗，这可是任务。”

“可是，师傅，我还不知道核桃树长什么样呢，您快给我讲讲吧。”小神农可不满足于吃核桃仁。

“核桃树是落叶乔木，树皮灰白色，幼时树表平滑，老了就会长

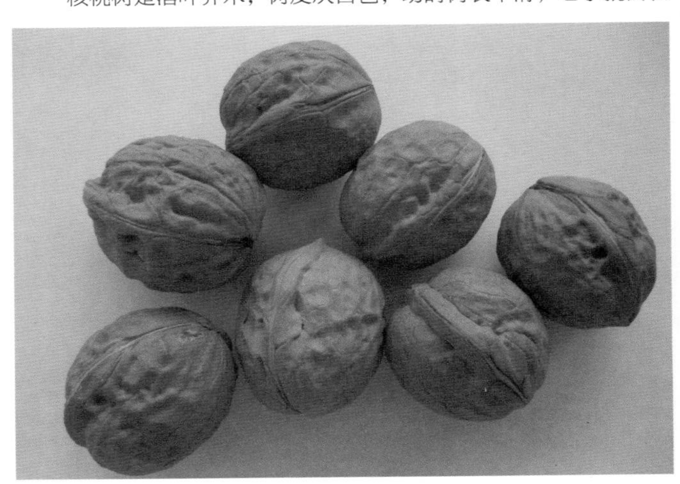

出浅纵裂来。它的叶子为奇数羽状复叶，互生，小叶5～9片，状如椭圆卵形。叶片全缘，表面深绿，带有光泽，叶背淡绿，侧脉明显。它每年5～6月开花，花朵单生，雌雄同株，与叶子同时生长，下垂开放。雄花长圆形，有2枚小苞片，四枚花被；雌花为穗状直立生长。总苞片3枚，花被4裂，花柱鲜红色，如羽毛状。”朱有德一边吃着核桃仁，一边继续讲核桃树的特征，“它的花一落，就会长出球形的果实，外皮是绿色的，表面有小斑点，等到果实成熟，外果皮就会不规则开裂，这时就可以看到表面凹凸不平的核桃了。你看，它有2条纵棱，一头尖，另一头带果柄痕。”

“师傅，这核桃树真有意思，我准备自己种一棵，行不行？”小神农听得两眼放光。

“你还是吃核桃仁吧，种就不用了，咱们这边的气候不适宜它生长。”朱有德被小神农逗笑了。

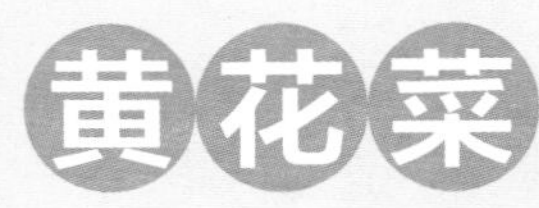

黄花菜——补虚平肝的忘忧草

吃午饭时，朱有德的妻子特别炒了一道客人的家乡菜——肉丝黄花菜。客人看到黄花菜，便深情地说："这可真是好东西，我们那里经常见呢，招待贵客时才会吃得到。"

"那您可要多吃一点，您就是我们的贵客，而且吃了还能不想家呢。"小神农在一边接着说。

"这是为什么呀？我只知道黄花菜鲜美，却不知道吃它还能不想家。"客人不解地问。

"您不知道吧？黄花菜又叫忘忧草，吃了它您把所有的忧愁都忘掉了，怎么还会想家呢？"小神农振振有词，把饭桌上的所有人都逗笑了。

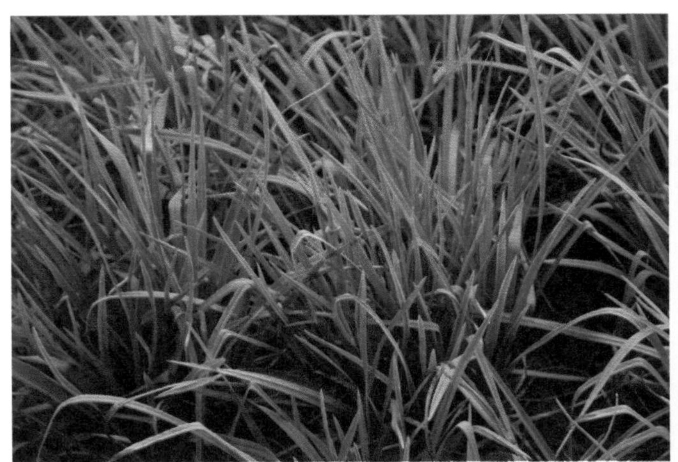

“小神农，你又在客人面前卖弄了。那你给我们说说黄花菜的形态特征，客人可是经常看到黄花菜的，你说错了要被人家笑话的哦。”朱有德故意为难起小神农来。

“这个我早背过了。黄花菜是多年生的草本植物，根簇生，肉质，根茎如同纺锤形；叶基生，为狭长的带状，叶片全缘，中脉突出于叶下。它一般在5月开花，花茎由叶腋抽出，花葶长短不一，花朵簇生，有时可达到上百朵。花朵是橙黄色的，花瓣分6裂，如同漏斗形。花谢了，就会结出革质的椭圆形蒴果，里面有黑色光亮的种子。我说的对不对？”小神农问客人。

“对，太对了！说得真好，竟比我们天天见黄花菜的人说得还全面呢。”客人一个劲地夸奖起小神农来。

“你们经常吃黄花菜，可不一定知道它的功效呢。”小神农看一眼师傅，一脸的骄傲。

“这个我知道，吃黄花菜可以利尿，我们当地人都这样说。”客人回答。

“不止这一点作用，黄花菜性平，味甘、辛，不但利尿，还能除湿、健胃、明目、安神、通乳、消肿。另外，黄花菜平肝补虚功能强大，老年人、体虚、劳累过度的人群常吃，能补益身体，强健体质呢。”小神农说得流利极了。

“原来黄花菜这么好！我回去要和村里的人说一说，以后可不能浪费了。”客人听了直点头。

“就是呀，要不怎么叫它忘忧草呢。”小神农得意地说着。

朱有德在一边看着小徒弟卖弄着知识，再看看客人一脸的心悦诚服，只好无可奈何地笑起来。

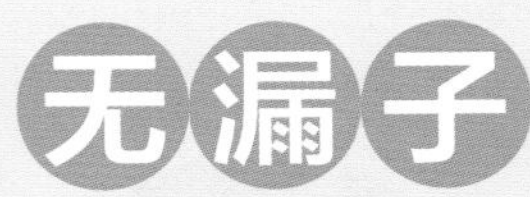

无漏子——益气补虚的金果

在朱有德居住的小镇上，每年都会举办一场药材集会。小神农去年在集会上认识了好多新的药材，所以今天集会一开始，他便急着要去凑热闹了。可是，每每这时，朱有德总要接待各地来的朋友，小神农只好自己到集会上去转悠。

没走多远，他就看到一个外地商人的摊位前围了一大圈人，只听那商人叫嚷着："上好的无漏子，生食、入药皆宜，行医的、居家的，都买一点回去吧！"

小神农好奇地挤到跟前，看到摊位上摆着一堆长椭圆形的果实，长3～8厘米，如同大枣一般，只是它颜色棕黄，不似大枣红艳。

"无漏子是什么东西呀？"他大声地问。

"小神农，你是学医的都不知道无漏子是什么吗？"同镇的一个人认识小神农，听到他问这样的问题便嘲笑起来。

小神农脸一红，转身离开人群，直接回去找师傅了。此时，师傅

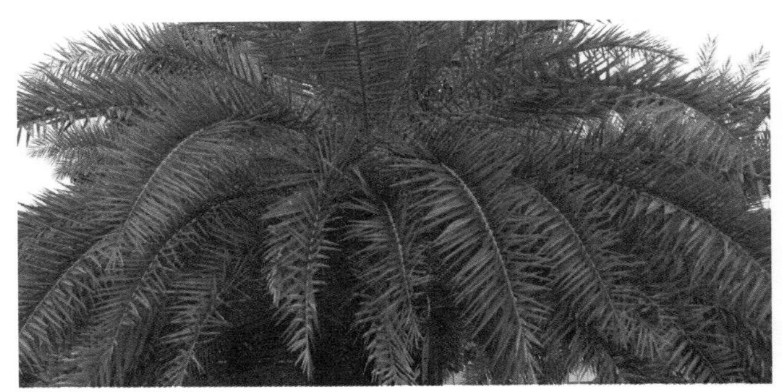

正送朋友出门，见小神农回来了，就问："怎么刚出去就回来了？"

"师傅，什么是无漏子呀？我不认识，结果被人笑话了。"小神农回答。

"哦，无漏子是海枣的果实，是南方的特产，不认识也不奇怪呀。"朱有德安慰他说。

"海枣？我说它怎么长得和大枣差不多呢，难道它是生活在海水中的大枣？"小神农的好奇心又来了。

朱有德被小神农的话逗笑了，摸摸他的头，告诉他："它可不是长在海水中的，海枣又叫金果，因为它成熟后颜色金黄而得名。海枣树为常绿大乔木，可以长几十米高。树冠上部的叶子向上长，下部的叶子下垂，叶柄长而扁平，叶片为羽状全裂的披针形，很长，可以长40厘米左右。叶子具有明显的凸起龙骨，叶片下长着针刺。它每年3～4月开花，雌雄异株；花序为圆锥形，花萼杯状，带3个钝齿，有3个花瓣，是斜卵形的。花落之后，就会长出长圆形的果实，果肉很厚，里面有一颗核，扁平状，两头尖，腹面还带有纵沟。"

"师傅，这无漏子是入药的还是生吃的？那商人怎么说都可以呢？。"

"他说得没错。无漏子性温，味甘，归脾、肺经，具有益气补虚、消痰化食的功效，《本草拾遗》记载它'补中益气，除痰嗽，补体虚，好面色，使人肥健'，因此，亦食亦药，都可以使用。"朱有德知道小神农想要尝一尝无漏子的味道了，于是从口袋里拿出一些钱，说："去吧，买一些回来，我们也刚好尝一尝。"

小神农一听，马上笑开了花："好的，师傅！我一会儿就回来。"刚说完，人就一溜烟地没影儿了。

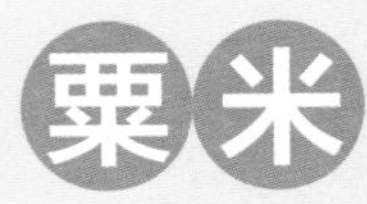

粟米——益肾和中的常见食材

傍晚时分，朱有德与小神农来到药材集会上，转了一大圈，什么也没看中，最后只买了大半袋小米。

小神农可不高兴了，一边走一边问：“师傅，我们买这些米做什么呀？我们可是行医的，怎么不买药材呢？”

“这也是药材呀，再说民以食为天，食物也可以治病强身，不是吗？”朱有德一边走着一边说。

“我可没看出它有什么治病的作用，不就是小米嘛。”小神农噘着嘴，满脸不高兴。

“不懂了吧？《本草纲目》中说‘粟米煮粥食，益丹田、补虚损、开肠胃’，不就是说它可以治病吗？”朱有德答道。

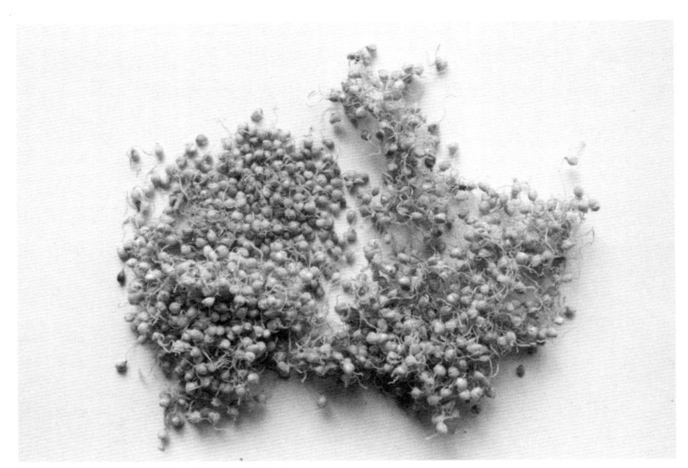

“可人家说的是粟米，这是小米呀，难道小米就是粟米……”小神农这时好像才想明白，对呀，小米不就是粟米吗？

朱有德在一边呵呵笑起来：“现在知道了吧？小米就是粟米，它性凉，味甘、咸，不但可补虚损、开肠胃，还能健脾胃、养肾气、除烦热、利小便，所以脾虚、腹泻、烦热、口干、小便不利，都可用它来调理，是真正的药食同源。”

“我可真傻，居然把这个忘了。师傅，您都没带我去看过粟米长什么样，所以我才会把这些常识忘了呀。”小神农又开始抱怨起来了。

“你呀，上山不是经常看到小米的吗？它是一年生的草本植物，高60～150厘米。秆直立生长，比较粗壮。叶片是披针形的，为舌状，叶面粗糙，叶鞘无毛。花序为穗状，呈圆锥形，下垂生长，长20～30厘米的样子。穗轴有细毛，基部带刚毛，花序第一颖卵形，第二颖椭圆形，小花谢后会长出椭圆形的种子，长2.5毫米左右，表面有皱纹，边缘内卷，包着内稃。成熟之后，就会与其他小穗分开，去皮壳之后，就是这金黄色的小米了。”朱有德说完了小米的样子，也走到了家门口，叹一口气接着说：“这么熟悉的食材还要给你讲，真是累死师傅了。”

“师傅，下次再上山，我一定会在路过小米田时，好好观察一下，不让您白浪费口舌了，不过您可要经常提醒我那些常见食材的好处哦。”小神农调皮地笑起来。

“那就好，现在把粟米提去厨房吧，明天早上就有小米粥可以喝了。”朱有德将那半袋粟米交给小神农，自己拍一拍手，回房间去了。

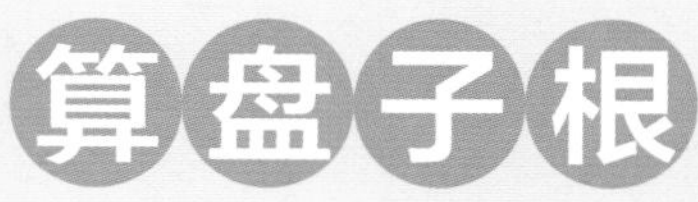

算盘子根——不能算数却可补虚的“算盘”

小神农在药堂偶尔也会闹出一点儿小笑话，朱有德对此早就见怪不怪了。这也难怪，他年纪本来就小，知道的也不多，又爱多说话，怎么可能不出错呢？

这一天，朱有德在给病人看诊，小神农则负责给病人抓药。可是当病人将师傅开的药方递上来时，小神农一下笑了，说：“师傅，您是不是在心里计算药材的数量，不知不觉就把算盘给写到方子中来了？怎么还有一味‘算盘子根’呢？您是想写哪味药材的根呀？”

小神农的话把病人都逗笑了，朱有德被他气得哭笑不得，说：“真是不学无术的徒弟。”他一边摇着头叹息，一边自己将药抓好了

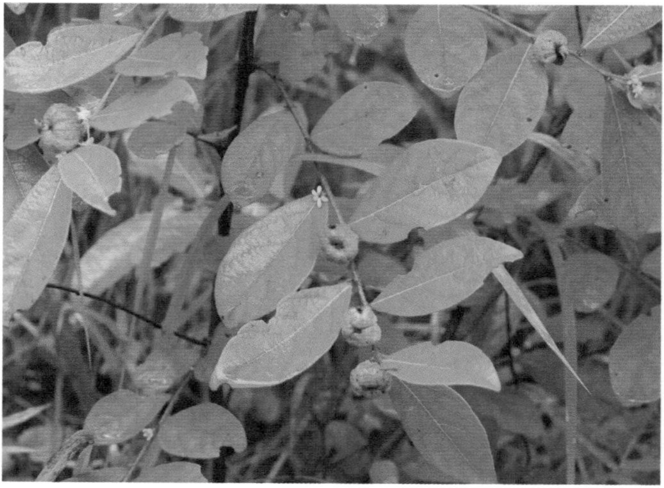

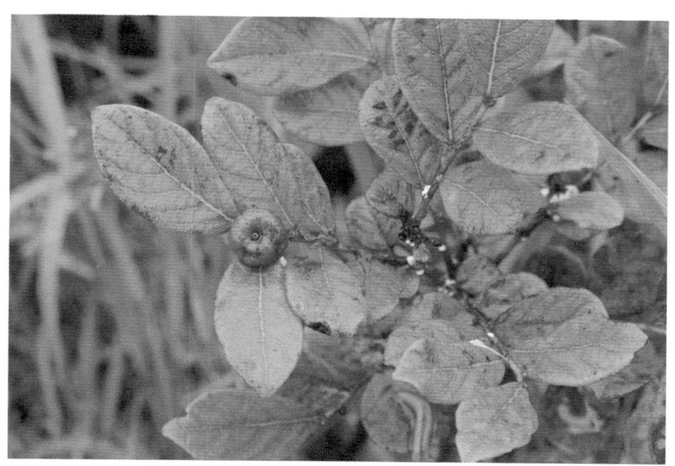

送给病人离开。

小神农看到师傅将一味表皮灰棕色的干燥根茎放进药包里，而且，那根茎看上去挺硬的，断面呈浅棕色，栓皮却很粗糙，上面有细纵纹和横裂。

“师傅，你刚给病人抓的是什么药呀？我怎么没看到过？”小神农着急地问。

“这就是算盘子根呀，你现在越来越不像话了，连师傅也敢打趣。”朱有德故作严肃地说道。

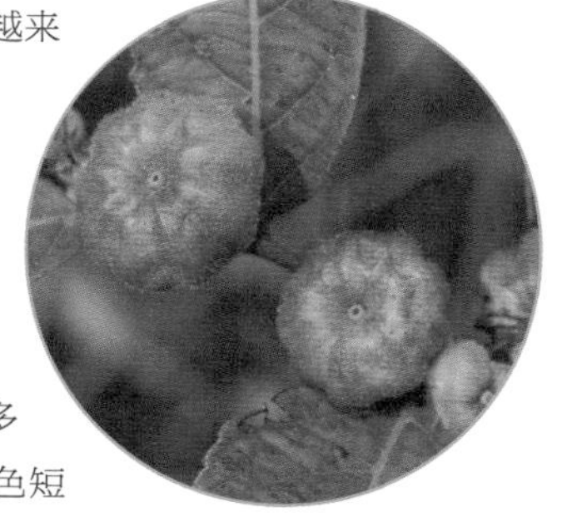

“师傅，真的有算盘子根这味药呀？我以为您写错了呢。”小神农低下头，脸一下涨得通红。

“算盘子是一种灌木，直立多枝，小枝灰褐色，上面带有黄褐色短毛。叶子互生，长成三角形，被柔毛，具有小尖头，基部楔形。叶表中脉也有柔毛，叶背为粉绿色，侧脉明显。它每年6～10月开花，花单性，簇生于叶腋，没有花瓣，6枚萼片，呈2轮生长，萼片质厚，外面有短柔毛，子房密被茸毛，花柱合成环状。花落之后，就会长出扁球形的蒴果，直径8～15毫米，表面带有明显的纵沟，前端有环状宿花柱，成熟之后变成红色，里面还会生三棱形的肾形种子。大概因为它的果实像算盘珠，因而得名算盘子。我们用的是这种植物的根，因此这味药叫做算盘子根。”朱有德看出小神农真心懊悔自己的粗心了，所以及时将算盘子的特征讲给他听，并且说，“这算盘子全身是宝，它的种子、根、叶子都可以入药，各有功效呢。”

“那算盘子根有什么功效呢？”小神农追问。

“算盘子的根性凉，味苦，归肝、大肠经，不但能活血解毒，还能清热利湿。对于感冒发热、咽喉肿痛、湿热泻疾、黄疸、淋浊、风湿痹痛、跌打损伤、经闭、腰疼等症都有治疗作用。不仅如此，它行

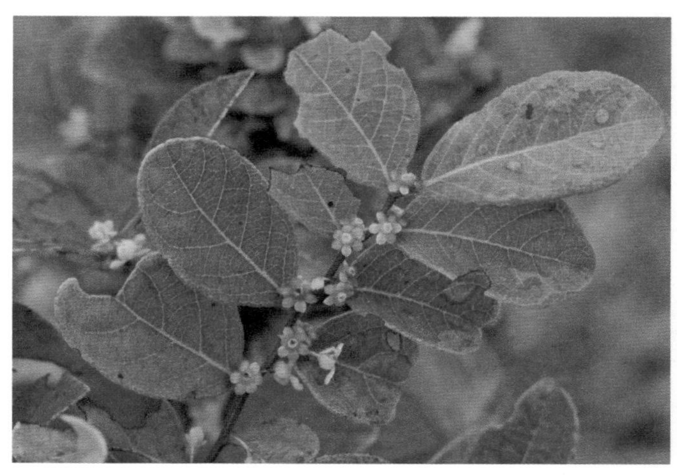

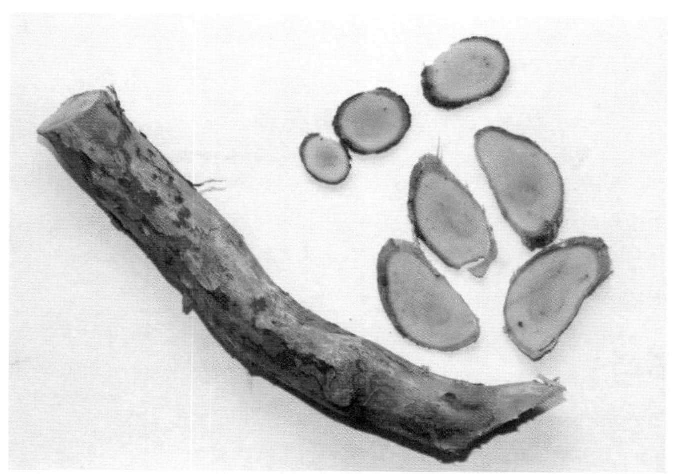

气活血的功能可以加强调经、止咳、治劳伤的功效，因此，《贵州民间药物》将它归为补虚药，用其补养身体。”朱有德答道。

“哦，原来这个‘算盘’不是算数用的，是用来补虚的呀。真有特点，我记下了，多谢师傅。”小神农听完后挠着头不好意思地笑了。

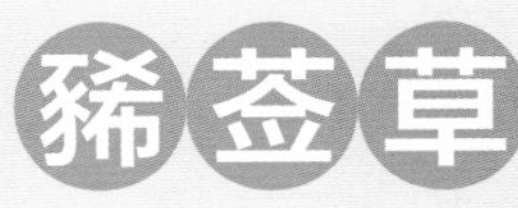

——利筋骨、安五脏的黄花草

小神农最喜欢上山采药了，他觉得这比师傅坐在屋里教自己药材更生动，而且还能锻炼身体。只不过，这可就苦了师傅了，一把年纪了，还要每天陪自己爬山。有时小神农看着师傅敲打自己的腰腿，真恨不得他能替师傅受累。

现在，朱有德又累得走不动了，正坐在石头上，轻轻捶打自己的双腿。小神农在一边说："师傅，要是有强健腰腿的药就好了。我可以去采一些，给您使用，这样您就不会这样累了。"

"这样的药可不少呢，而且我们山上就常见呀。"朱有德笑着，四处看了看，就指着路旁一株纤细的草说，"你看，那是豨莶草，就

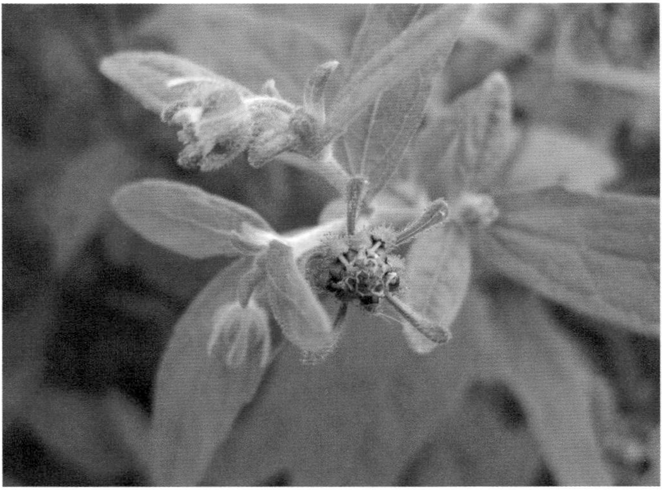

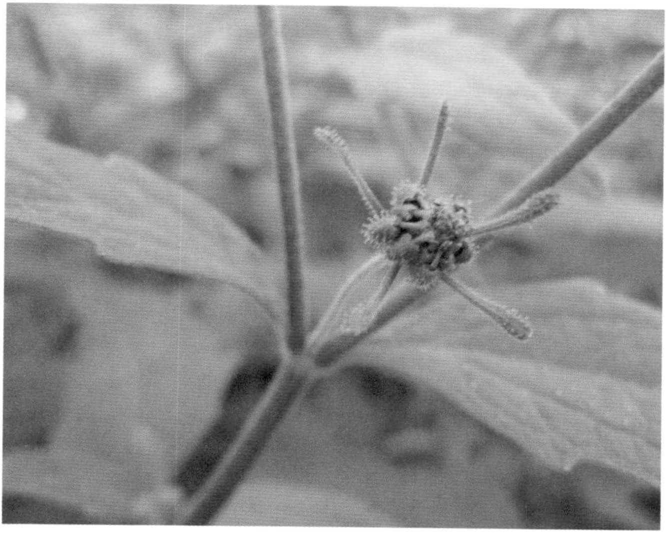

是非常好的利筋骨药物，其性寒，味苦，归肝、脾、肾经，《本草图经》中说它'治肝肾风气，四肢麻痹，骨间疼，腰膝无力者，亦能行大肠气，服之补虚，安五脏，生毛发'。所以，全身酸痛、四肢麻痹等问题用它就再好不过了。"

"真的呀？豨莶草，这个名字也有趣，我先看看它长什么样子。"小神农像找到宝贝一样，快步跑了过去。

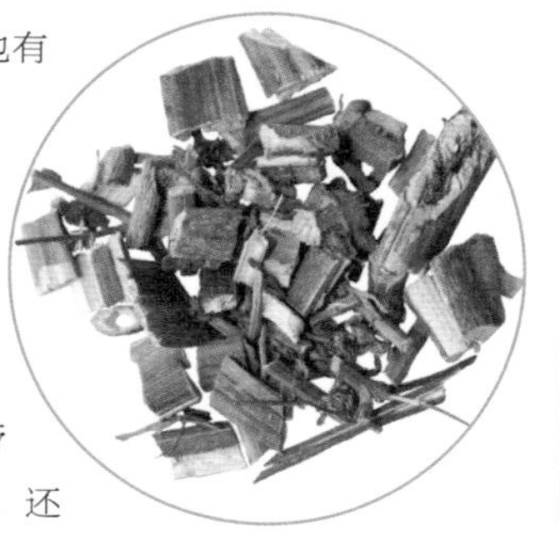

走近豨莶草，小神农才看清楚，这就是一种普通的草本植物，高50～100厘米，茎直立生长，带有紫色，小枝上长满灰白色的长毛，还

有紫褐色的腺毛。它的叶子是对生的，有小柄，叶片呈阔卵形，长9～14厘米。叶子基部楔形，下延成翼柄，叶缘带有不规则的齿状，叶表两面都有长柔毛。

不仅如此，豨莶草还在开花，它的花序生于枝顶，排列成一个圆锥状，上面不但有长柔毛，还有腺毛，而且带有黏液。它的总苞片共2层，外层5枚，呈线状匙形，内层10枚左右，为倒卵形的兜状。花是黄色的，杂性开放，花朵的边缘如同舌状。有的豨莶草的花已经落了，结出了黑色的倒卵形瘦果，表面有4棱，微微弯曲。

“师傅，我应该采叶子，还是花或者种子呢？”小神农观察完豨莶草，便想要动手采集了。

“豨莶全草都可入药，而且我没告诉你吧，老年人使用它还能降血压呢。”朱有德站了起来，也准备采集豨莶草。

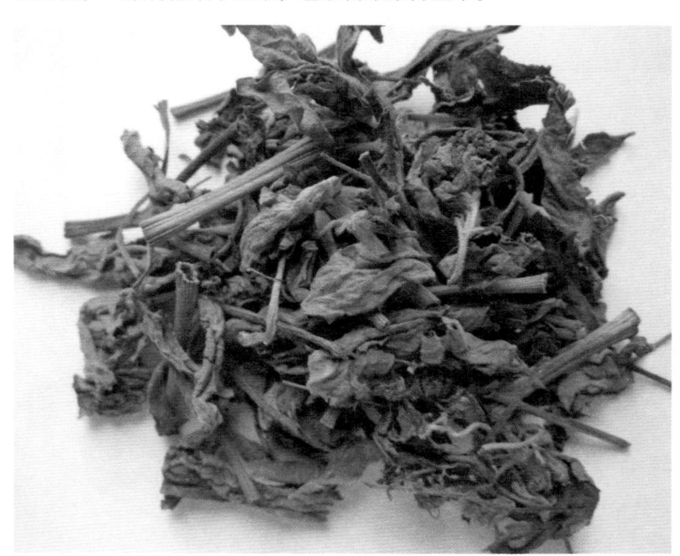

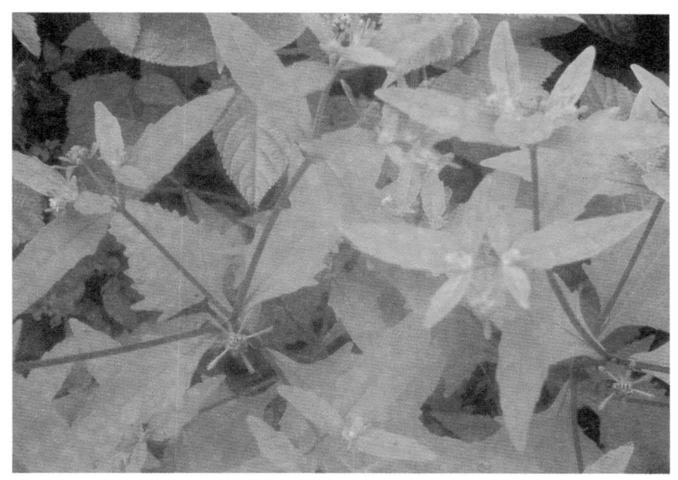

“师傅，您歇着不要动，我来就行。我要多采点，回家炮制好给您使用，这样您就再也不会腰腿痛了。”小神农说着已经用力拨起豨莶草来。

“小神农真是好孩子，又聪明又懂事呀。”朱有德坐在那里，欣慰地笑起来。

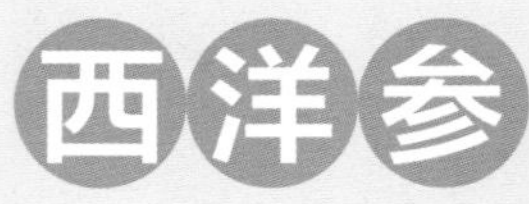

——补气养阴的野山泡参

天气炎热，睡醒午觉之后，朱有德在小盒子里拿出一段纺锤形的圆柱形药材。它表面浅黄，可见横向环纹和线状皮孔，而且带有细密的纵皱纹和须根痕。

朱有德用小刀在一端切下薄薄的两片，小神农发现，它似乎很坚硬，断面特别平，里面略有粉性，皮部可见黄棕色的点状树脂道，所以形成了棕黄色的环纹，带有放射线纹理。朱有德将两片薄片放进自己的茶杯中，倒入满满的热水。

“师傅，天这么热您还要吃人参呀？”小神农不解地问。

“这不是人参，而是广东参或者说是野山泡参，它引种于域外，所以也被称为西洋参。”朱有德笑起来。

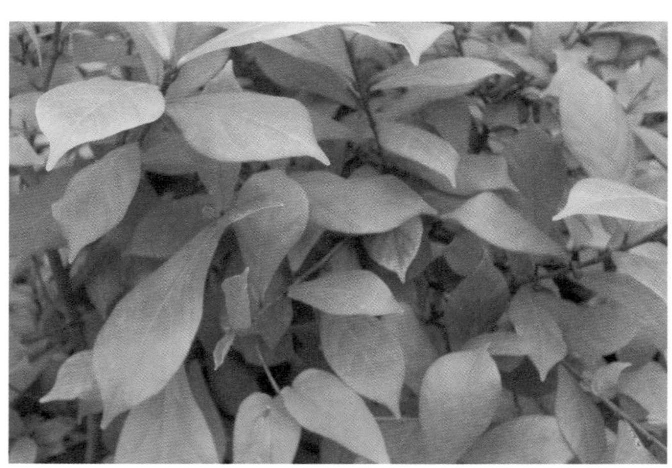

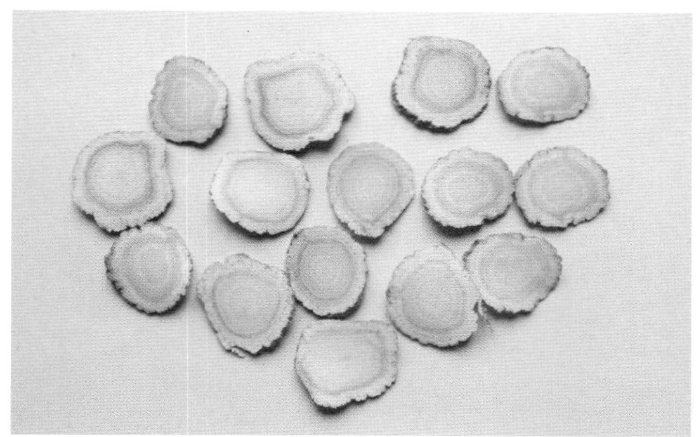

“它怎么长得和人参一样呢？只是分枝要少一些，但也是圆柱形的，带有纵条纹。”小神农都迷糊了，难道这就是域外的人参？

“小神农，植物界的分类是很多的。就说人参吧，它是一个属，所以相似的参类很多，但并不能都称为人参，它们各有自己的名字，就好比你之前看到过的竹节参。”朱有德已经开始品尝起西洋参茶了。

“那西洋参怎么长得和人参一样呢？”小神农又问。

“嗯，它们确实很像，其植物的特征也相差不多。西洋参全株无毛，茎为圆柱形，高约25厘米，上有纵条纹和棱。叶片为掌状5出复叶，通常为3～4枚，于茎顶轮生。小叶带有膜质，边缘有粗齿。每年6～7月开花，总花梗由茎顶的叶柄中长出来，花序和人参一样，也是伞形的，多花簇生，萼片为绿色钟状，5个花瓣，绿白色的。花谢之后，就会结扁圆形的浆果，呈对状生长，至成熟就变成了鲜红色。”朱有德一边说着，一边喝着西洋参茶，频频点头。

“那它的功效与人参一样吗？天气这么热，喝它不会太燥吗？”

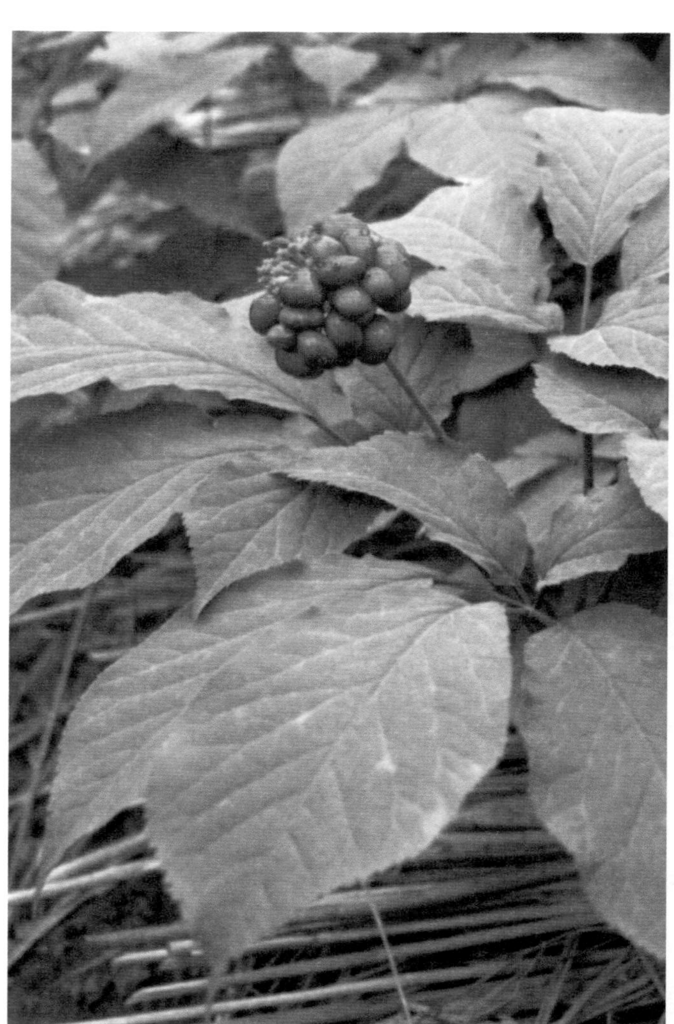

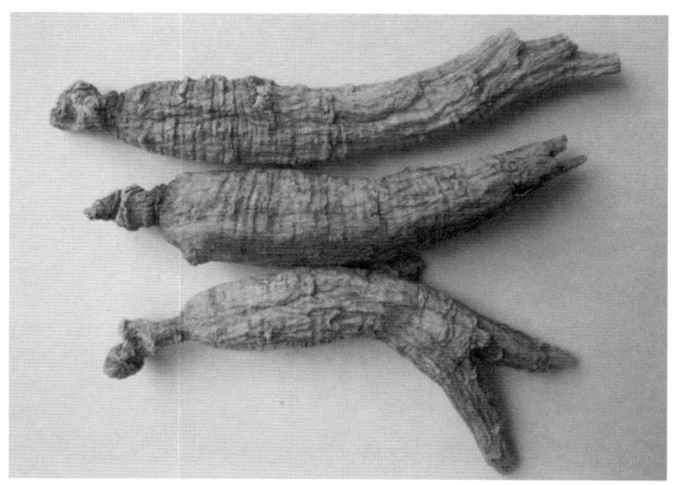

小神农穷追不舍地问。

“西洋参性寒，味甘、微苦，是补气、养阴、清火的药材，一般气虚津亏、手心发热、体倦乏力、阴虚火旺、烦热咳嗽等症，都可以用它来调理。说白了，西洋参就是一种补虚药材，能让人静心凝神、消除疲劳、增强智力，而且因为它的寒性，在春天、夏天这样的季节最适宜食用。”朱有德已经将那杯茶喝完了，又续了一杯水进去。

“师傅，这些‘参’可真奇怪，同样叫做参，有的是清热的，有的却是生火的。除了这竹节参、人参、西洋参，还有没有其他参呀？”小神农觉得，如果一不小心，把这些参认错、用错就糟了。

“有，不过等师傅下次再告诉你，不然你会记混的，现在我们出去走走吧。”朱有德笑着，将茶杯放下，站起身朝屋外走去。

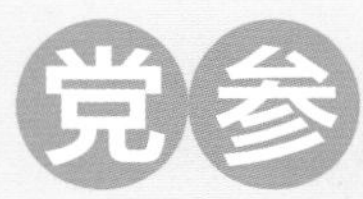

党参——补脾益气的上党人参

朱有德在后园背着手散步，刚刚喝过了西洋参茶，让他感觉神清气爽。只不过，跟在身后的小神农的心思可不在这，他正在琢磨人参到底有多少种呢。忽然，他想起前段时间师娘做的党参鸡汤，对呀，这不也是参吗？

“师傅，党参是不是也是人参的一种呀？”小神农马上问朱有德。

“难得你想得起来。不过，党参与人参可不同属，党参有专门的党参属，而且它们长得也不太像，特别是植物特征，很好分辨的。”朱有德笑了，小神农似乎对参属药材很感兴趣。

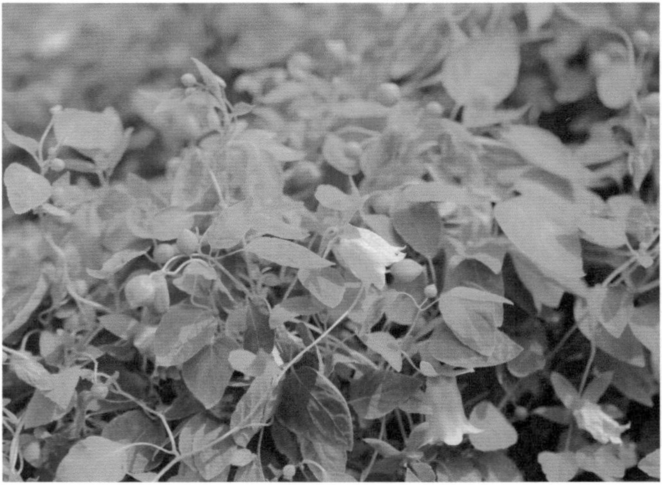

“那党参长什么样呢？师傅，您快给我讲讲吧。”小神农真是着急，自己好不容易想起一味带“参”字的药材来，却还不是同属。

“党参是多年生草本植物，为党参属，它的根茎与人参相似，只不过要大一些，根顶端有一个膨大的根头，上面有多数瘤状茎痕，但党参外皮也是浅黄色，表面有纵横皱纹。只不过它的茎就与人参不同了，因为它的茎是缠绕生长的，长却分枝不多，下部的茎有粗糙硬毛，上部比较光滑。叶子对生，叶片为卵形，全缘。叶子上面绿色，被伏毛，下面粉绿色，长着柔毛。”朱有德说完故意停了下来。

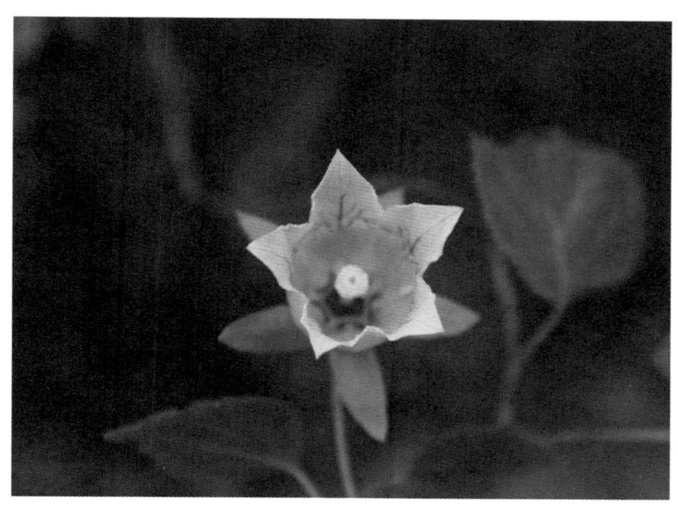

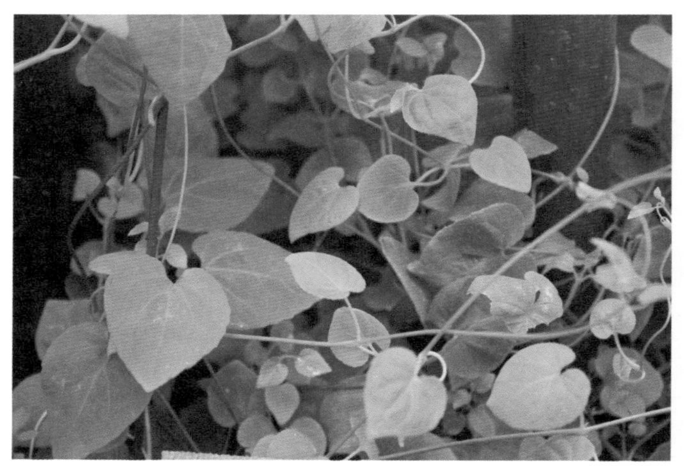

小神农马上追问："那它的花呢？它会不会结跟人参一样的种子？"

"党参8～9月开花，花朵单生，花梗很细，花萼5枚，是绿色的长圆状；花冠为阔钟形，淡黄绿色，上面带有淡紫色的斑点。花谢之后，结圆锥形的蒴果，里面生有褐色卵形的小种子。"

"哦，这样就好分辨了。它和人参不一样，怪不得归入党参属呢。"小神农似有所悟。

"不过，党参的种类很多，比如素花党参、管花党参、球花党参等，但是，虽然它们品种不同，用途相差不多，都以滋补为主……"朱有德补充。

"我知道了，党参就是滋补药，所以师娘才用它炖鸡汤。"小神农不等朱有德说完，便抢着说。

"可以这样说。党参是人们常用的补益药，其性平，味甘，归脾、肺经，最能补脾益气、健中滋肺、滋养气血。因此，平时脾胃虚弱、食少便溏、倦怠乏力、肺虚咳喘、懒言少语、血虚萎黄、自汗口渴等症的人群，都可以用党参来调理身体。”朱有德说。

“党参长得个头大，而且药性上更包容一些，比人参要好用，我觉得它应该算是人参的‘父亲’，人参只能算是‘儿子’了。”小神农说完不由笑起来。

“你呀，净乱联想。按你这样说，那孩儿参又算什么呢？在它们面前不是成孙子了？”朱有德被小神农的比喻给逗得哭笑不得，扭身又回房间喝西洋参茶去了。

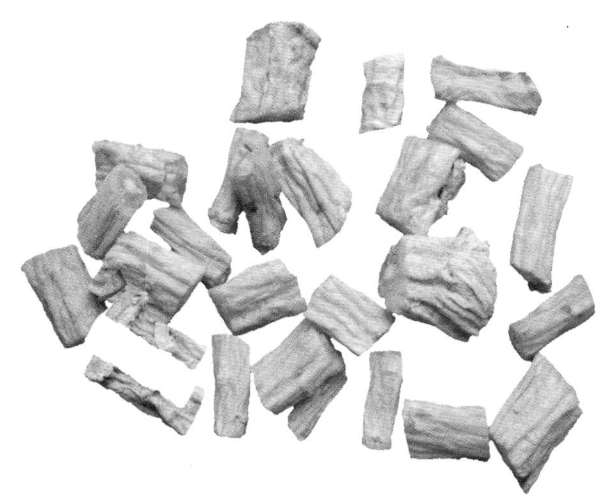

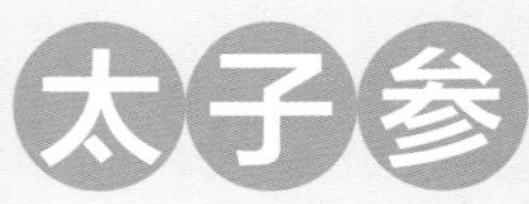

太子参——益气生津的孩儿参

朱有德虽然回屋了，小神农却呆住了，人参的种类还没弄明白，就冒出来一味党参，现在党参刚知道一点儿，师傅又说了一味孩儿参，参的种类怎么这么多呀！

小神农想了半天，实在头大。于是，他追着师傅进屋，决心一定要把这些参弄明白不可。

"师傅，师傅，什么是孩儿参呀，真的有这种参吗？"

"当然有，师傅又不会骗你。"朱有德喝一口西洋参茶，美美地倚在椅子上，看起来十分享受。

"孩儿参长什么样子？也是人参属吗？"小神农半趴在桌子上，头凑向朱有德，着急地问。

"孩儿参就是方药中常使用的太子参，它是孩儿参属，为孩儿参

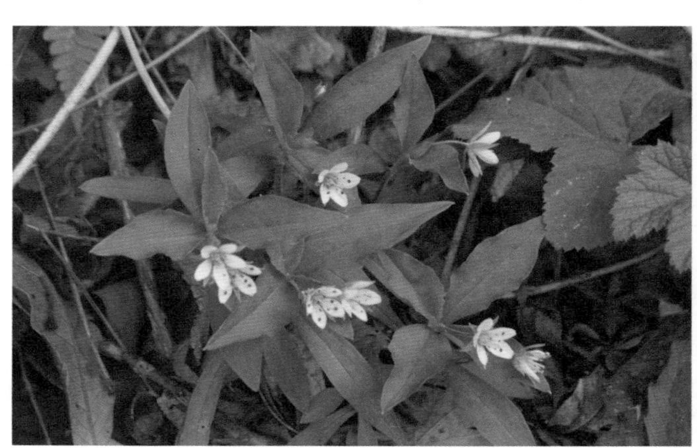

种，所以又被称为孩儿参。它是多年生草本植物，地下茎为纺锤块根，肉质，生有须根。茎单一生长，不分枝，下部紫色、近方形，上部绿色、为圆柱形，有膨大的节，光滑无毛。叶子单叶对生，茎下部叶小，呈披针形，全缘。茎顶的叶大，通常4叶轮生，长卵形。花期在4月，开两型花，地面部的为闭锁花，很小，4枚萼片，背面紫色，边缘白色，没有花瓣；茎上部的花比较大，花梗细，5枚萼片，绿色，5个花瓣，白色。花谢之后，会结球形蒴果，里面有扁圆形的褐色种子。”朱有德细细道来。

“它既然被称为孩儿参，是不是结的参要比其他参小很多呢？”小神农接着问。

“确实，虽然它不是以此得名，但的确个头不如人参大，当然更比不过党参。但它的功效却不小，《本草从新》中就说‘太子参，虽甚细如参条，短紧结实，而有芦纹，其力不下大参’。”朱有德说道。

“那孩儿参的功效是什么呢？它也是补药吗？”小神农追问。

“它既能补虚又可补气，是益气生津的药物，因为它性温，味甘、微苦，归心、脾、肺三经，最能益气、补脾肺，对脾虚食少、肺虚咳嗽、心虚悸动、怔忡、水肿、消渴、精神疲乏等问题都可以进补益养呢。”朱有德说着，又开始喝自己的参茶了。

“没想到，这小小的孩儿参作用倒不小。可是，师傅，我可怎么区分这些参呀？它们又有相似又有不同，实在乱得很。”小神农发愁起来。

“你以为这就完了？参还多着呢，只是你不知道而已。”

“啊？还有呀？”小神农一听，便抱着头趴在桌子上。朱有德看着小神农抓耳挠腮的样子，忍不住笑了起来。

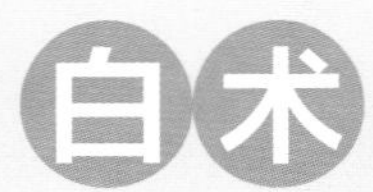

白术——扶植脾胃的要药

小神农生病了，毫无食欲不说，还感觉肚子胀痛，总是躺在床上不愿动，连上山采药这样的趣事都引不起他的兴趣了。朱有德为他把过脉，沉思着开什么方子。小神农见师傅神情严肃，便不安起来：“师傅，我是不是得了什么重病？”

“谁说的？亏你还是学医的呢，这么点小问题就怕成这个样子！”朱有德不屑地说。

“那您怎么这种表情呢，我看您的神情可不轻松。”小神农嘟着嘴，心想我也会看人脸色的呀。

“还不是因为师傅想为你开个既可补益又合口的方子嘛，不然你

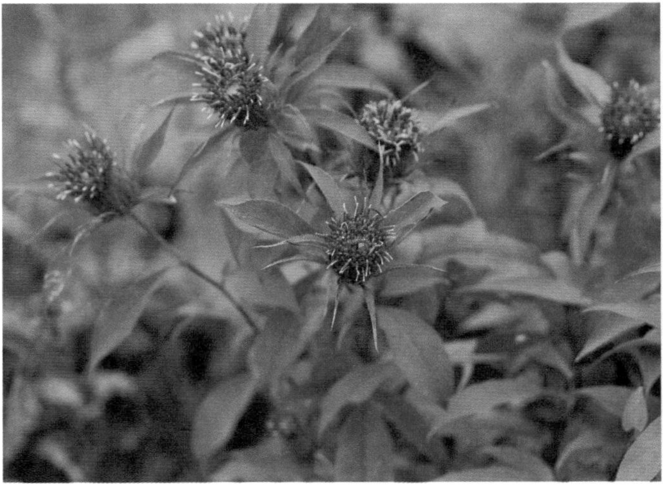

又喊着药苦不肯吃了。”朱有德故意板起来脸来。

小神农一听却笑了：“还是师傅对我好，师傅，您想出来了吗？”

“那就吃副白术调中汤吧。加点蜜调一下，口感酸中有甜，你会喜欢的。”朱有德站起来就要去煮药。

“师傅，白术不是利水、止汗、安胎的药物吗？《药性论》中说白术‘主大风顽痹’，这适合我吃吗？”小神农居然和师傅谈起药物的使用来了。

“你只记得它主大风顽痹，难道就忘了《医学启源》中说的白术‘除胃热，强脾胃，进饮食，和胃，生津液，主肌热，四肢困倦，目不欲开，怠惰嗜卧，不思饮食’？这与你的病难道还不对症？”朱有

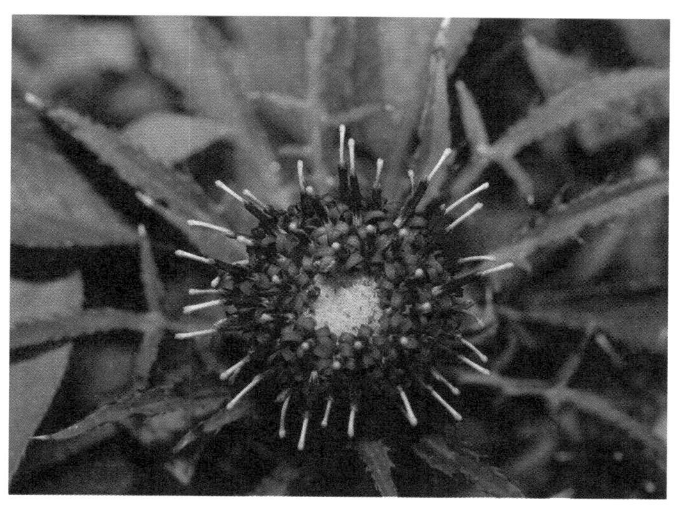

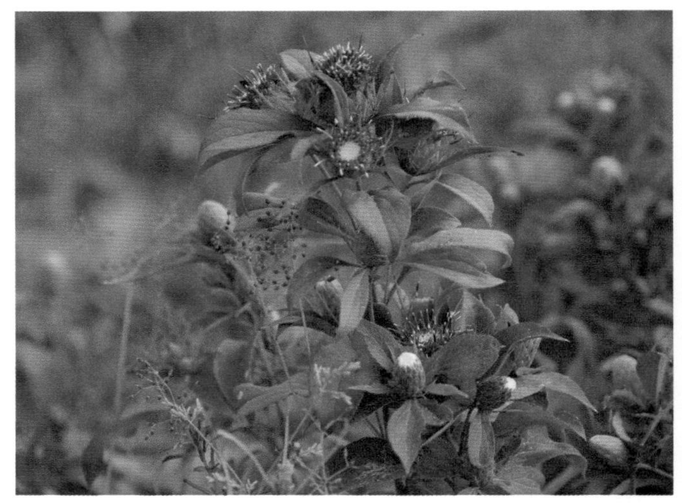

德反问道。

“《医学启源》我还没看呢……”小神农被师傅一问，无言以对。

“那《药性论》你也没看完吧？书后面可有记载白术治：‘心腹胀痛，破消宿食，开胃，去痰涎，除寒热，止下泄……’”朱有德一脸不悦，他最不赞成读医书一知半解的做法了。

“师傅，我错了。您给我讲讲白术的功用吧。”小神农看朱有德不高兴了，马上认错。

“你要好好记住，白术性温，味苦、甘，归脾、胃经，《本草汇言》中说得最清楚：‘白术，乃扶植脾胃，散湿除痹，消食除痞之要药也。脾虚不健，术能补之，胃虚不纳，术能助之。是故劳力内伤，四肢困倦，饮食不纳，此中气不足之证也……以上诸疾，用白术总能治之。’等你病好了，你要好好去背诵才行。”朱有德耐心地讲解。

“师傅，我现在才知道，这白术真是好药呀，又治病又补虚，可惜，我没见过它长什么样子。”小神农一边赔着笑，一边转移师傅的注意力。

“白术是多年生的草本植物，茎直立生长，叶互生，为3裂或者5裂状，边缘有齿，不过茎上方的叶子很少分裂。它每年9～10月开花，花朵总苞钟状，总苞片7～8层，花朵管状，紫颜色，前端开5裂。花落会结瘦果，黄白色，带有冠状羽毛。白术入药的是根，它的根为拳形团块，长1～13厘米，表面灰黄，有瘤状凸起和纵皱纹及须根痕，顶端还有茎基和芽痕。”朱有德干脆坐下来，连成药的特征也告诉小神农，“它的成药比较紧硬，断面不平坦，颜色黄白，带有棕黄色的点状油室。闻一下气味清香，有点甘甜，放嘴里嚼一嚼，会觉得黏黏的。”

“师傅，这下我就记住了。”小神农看师傅已经面色温和，不再生气，才长出一口气。

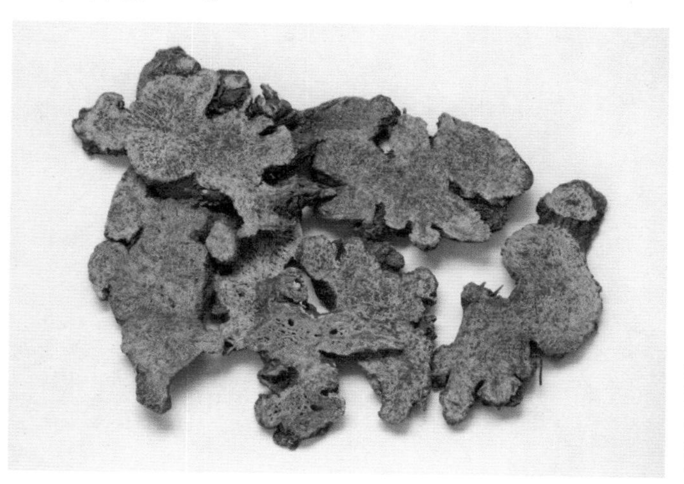

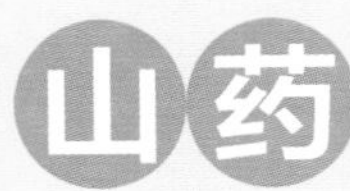

山药——补虚羸、益气力的食药

小神农天性活泼，爱说话，又懂事。自从来到朱有德家学医，不仅朱有德内心高兴，就是他的妻子也对小神农疼爱有加。这次小神农生病了，师娘可没少费心思。今天她就特意为小神农煮了山药粥，而且还给他调了点儿蜂蜜进去，又香又甜的，别提多好吃了。

“师傅，我觉得生病真幸福。”小神农一边吃着粥，一边笑个不停。

“生病还幸福，你是不是这几天饿傻了？”朱有德吃着饭，故意不看小神农。

“当然没傻，我生病了，有师傅给我看病熬药，还有师娘给我煮

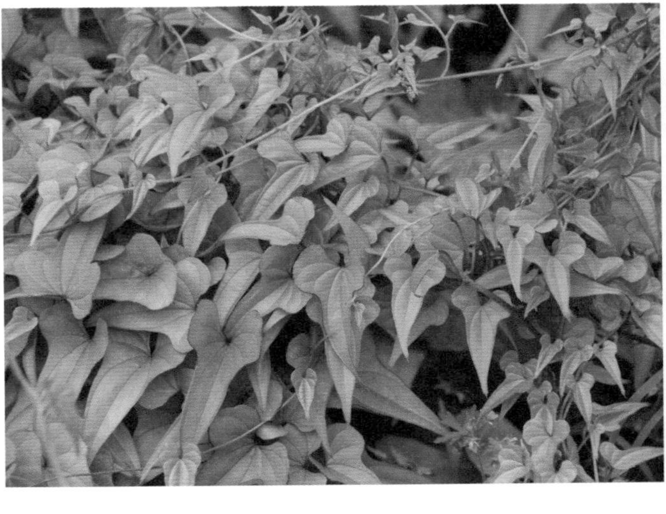

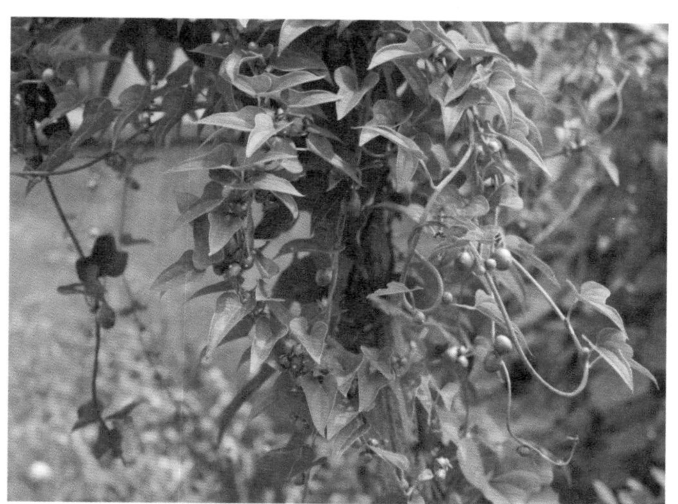

山药粥，多幸福呀。”小神农炫耀地说。

“这就幸福了？等病好了，要把这些天缺的功课都补上。对了，知道为什么师娘给你吃山药粥吗？”朱有德问。

“这个可难不住我。山药即薯蓣，其性平，味甘，归脾、肺、肾经，可以补脾养胃、生津益肺，还能补肾涩精。《本经》中说，山药‘补虚羸，除寒热邪气，补中，益气力，长肌肉，强阴。久服，耳目聪明，轻身不饥延年’。所以，这是师娘为了让我强壮身体，特别煮给我吃的。”小神农得意地说，身体刚一见好，他的精神也跟着足起来了。

“你倒会讨好师娘，”朱有德也被小神农逗笑了，“山药本属食物，其气虽然温和，但平能补脾肺之阴，更可润皮毛、长肌肉，而且它的味道甘中有咸，最能益肾强阴。多吃点山药除了能补五劳七伤，还能去冷风、镇心神、安魂魄，补心气不足，开达心孔，多记事。这可是名医甄权说的。”朱有德风趣地为小神农补充山药的功用。

“师傅，山药既是药又是食物，是不是可以称为食药呢？”小神农问。

“可以这样说，不过，你知道山药的特征吗？我记得已经给你讲过了。”朱有德问。

“我当然知道！山药是多年生的草本植物，茎蔓生，带有紫色。叶子互生，至中部时为对生，叶腋会生珠芽，长出来的果实就是零余子。山药的叶片为三角状卵形，经常有3个浅裂。它6～9月开花，花单性，雌雄异株，花序为穗状，雄花序直立生长，花序轴呈‘之’字形，花苞片和花被都有紫褐色的斑点。雌花序则长在叶腋，与雄花相似。花谢后，会结三棱形的蒴果。”小神农看着师傅，想要听到肯定。

“可是你忘了最主要的部分。”朱有德却这样说。

“哦，对了。”小神农拍着额头，“它的根，也就是山药，直

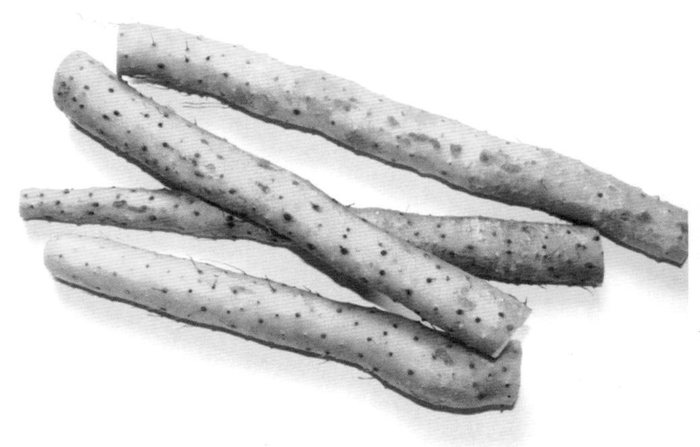

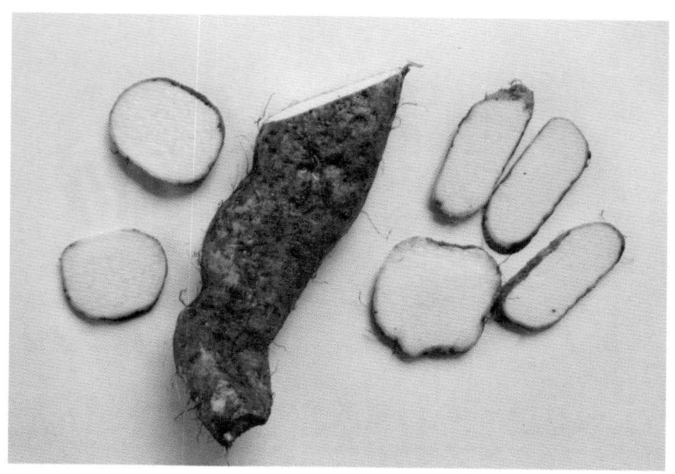

生，粗壮，可长达1米。表面有须根，颜色深棕，新鲜时断面为白色，富有黏性，干了之后则变成粉质。”

“这还差不多，快吃吧，吃完饭休息去。”朱有德已经放下饭碗，说完便走出厨房去了。

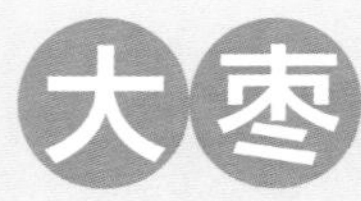

——补五脏、治虚劳的营养果

虽然天气还没入秋，但朱有德家后园的两棵枣树早已经硕果累累了。小神农几乎每天都要围着它们转几圈，因为他早就想吃树上的大枣了。

这天，小神农又伸着脖子看那些大枣，就连朱有德走过来他都没有发现。直到朱有德轻轻拍了一下他的头，他才回过神来："师傅，您什么时候来的？"

"你看什么呢？连我来了都不知道。"朱有德问道。

"我看看这些枣成熟了没有，真急人呀。"小神农实话实说。

"看有什么用，时间到了自然会成熟的。"朱有德在阴凉处坐了

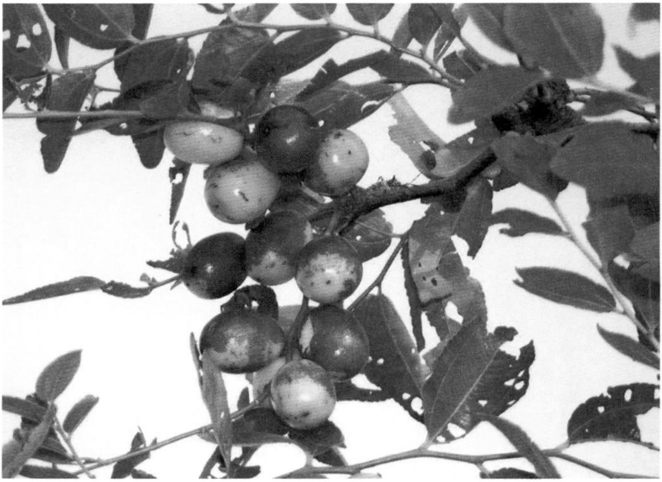

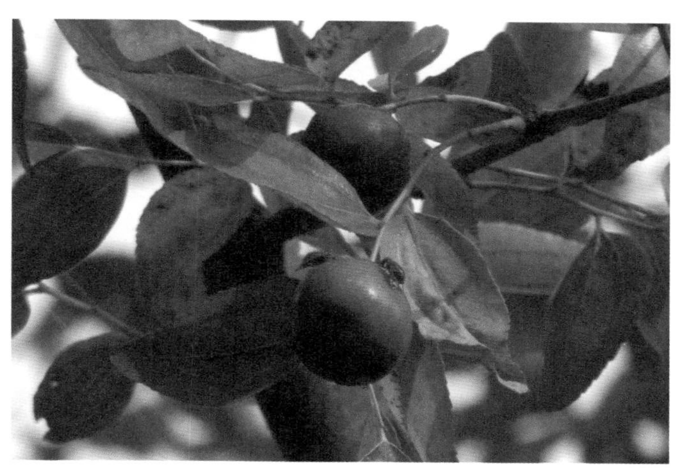

下来："你为什么这么喜欢吃大枣呢？"

"大枣是好东西，又甜又脆不说，还有益身体呢，我看李杲在医书中说'大枣温以补脾经不足，甘以缓阴血、和阴阳、调营卫、生津液'，这是多好的营养食物呀。"小神农振振有辞，显然对大枣早就做了研究了。

"确实是这样，大枣性温，味甘，归脾、胃经，是益气补中、养血安神的食药，对于脾虚食少、乏力便溏、妇女脏躁、中气不足、小儿秋痢等症都可以治疗，最能补五脏，治虚劳了。"朱有德很满意，这个徒弟并没有一味只图口腹之欲，还知道看其药性。

"师傅，我看书中说它的枣核也能入药，是真的吗？"小神农又问。

"大枣为椭圆形，表面绿色，成熟后变红，略带光泽。内中果核似纺锤形，坚硬，两端尖锐，表面暗棕。其果肉、果核都可以入药，不仅如此，枣树的根、叶、皮也都能入药使用。一般果实与核最能安

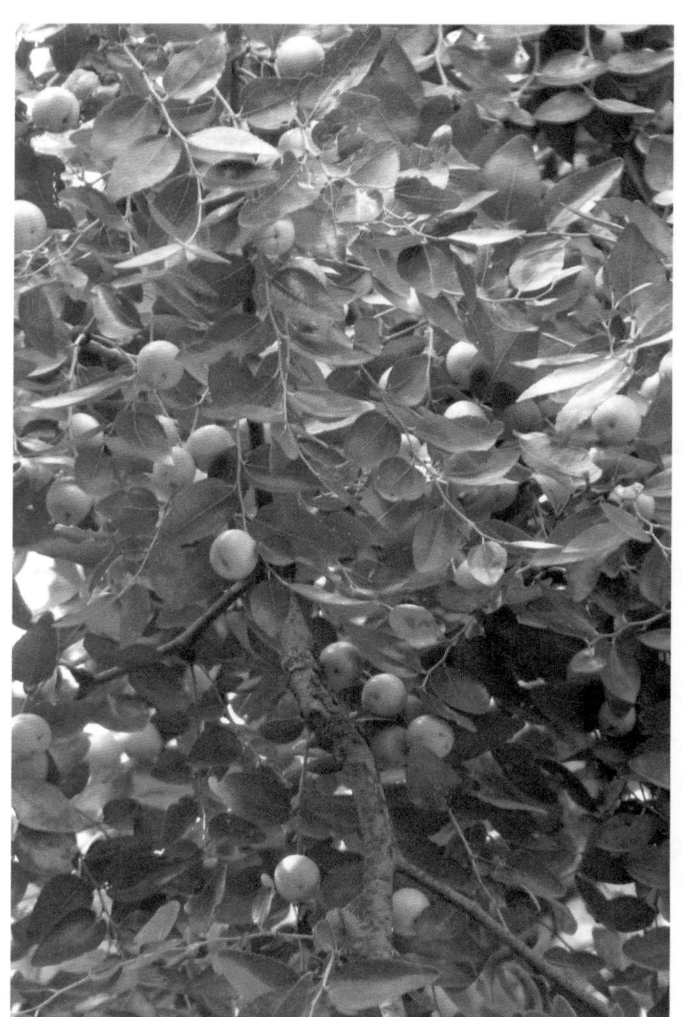

神养血，树皮则止血消炎，树根就是行气活血的好药材了。”朱有德笑着说。

“枣树真是好东西，要是能早点成熟就好了。”小神农不由又馋起大枣的香甜来。

“想也是白想，不到时间它是不会成熟的。你不如给师傅复述一下大枣的形态特征。”朱有德想转移徒弟的注意力，也有意让小神农认真了解一下枣树。

“这还不简单，大枣是枣树的果实，枣树是落叶小乔木，可以高达10米，茎表有纵裂，粗糙。树枝则光滑无毛，带有尖状针刺。它的叶子互生，为卵圆形，长2～6厘米，3条主脉，非常明显。叶缘有细齿，叶片带光泽，易碎。它4～5月开花，花朵非常小，丛生于叶腋间，颜色黄绿，萼片分5裂，下部呈筒状。5枚花瓣，花柱突出花盘，等到花谢了，就长出枣子来了。”小神农坐在朱有德身边描述着，说得非常全面。

“不错，看来大枣熟了不让你多吃点也不行了。”朱有德认真地说。小神农一听这话，就像真的多吃到了大枣一样，美滋滋地笑了。

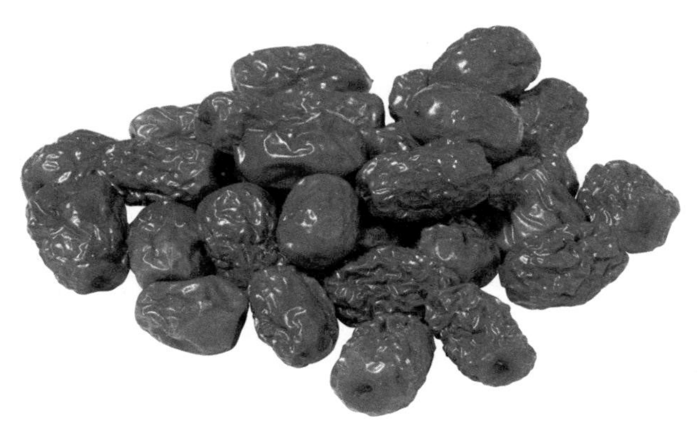

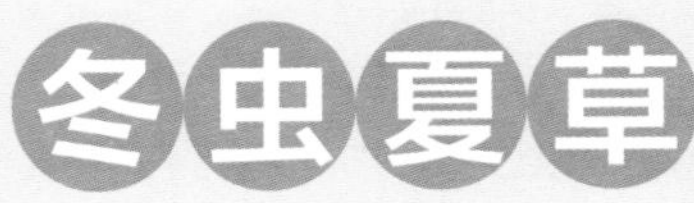

——保肺益肾的名贵中药

在朱有德的药堂里，有一排药柜专门存放名贵中药，因为平时买的人少，所以有很多抽屉小神农都没打开过。

这天，镇上的梁老板来了，他是本镇的首富，平时最尊重的人就是朱有德了。一进门，他就笑容满面地问："朱大夫，这段时间生意可好？"

朱有德也点头微笑，与梁老板寒暄了几句，才问："不知梁老板来有什么事吗？"

"是这样，我母亲今年已经70多岁了，近来有些咳嗽。你也知道，她老人家向来肺气虚，不知朱大夫能不能开点好些的滋补药给我母亲使用呢？"原来梁老板是个孝顺的儿子，来给母亲买补药了。

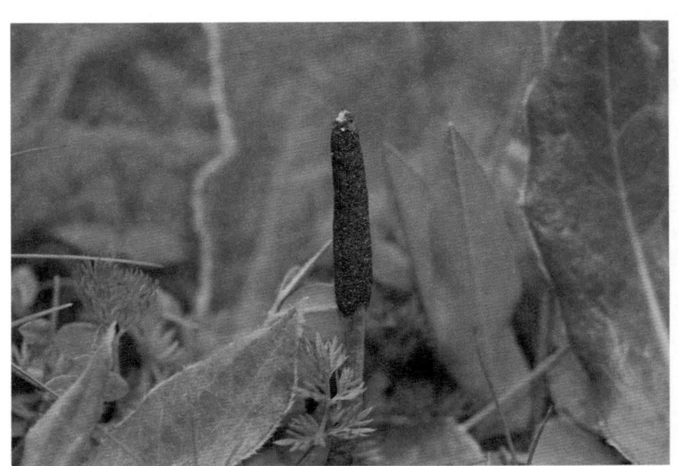

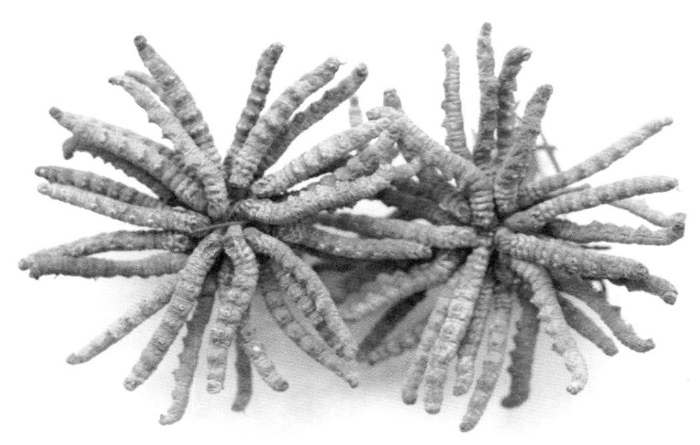

朱有德想了想，说："说实话，我这里确实有味名贵的中药，不如我就为梁老板开一点，回去用用。"

说完，朱有德走到那排名贵药柜前，打开最上面的一个抽屉，取了一小撮药材放在柜台上的药纸上。小神农在一边看了一眼，顿时吓了一跳。原来那些药竟是一种表面深棕色的虫子，身体带有20～30环节，腹面有8对足，形体如同幼蚕一样。

"师傅，这不是虫子吗？"小神农惊讶，梁老板也吃了一惊，他惊讶地看着朱有德。

朱有德却笑了："你们不用害怕，这是有名的冬虫夏草，它是由冬虫夏草菌滋长而生出的，寄生于幼虫的头部，单生，为细长的棍棒状，长4～14厘米。顶部不育段长3～8厘米，上部为子座的头部，稍为膨大，颜色褐色，除了最前端，后面会生有多数子囊壳。子囊壳大部分坠毁于子座中，前端凸出，如同卵形，它的每个子囊内都有8具隔膜的子囊孢子。"朱有德看看依旧惊讶的两个人，又说，"《本

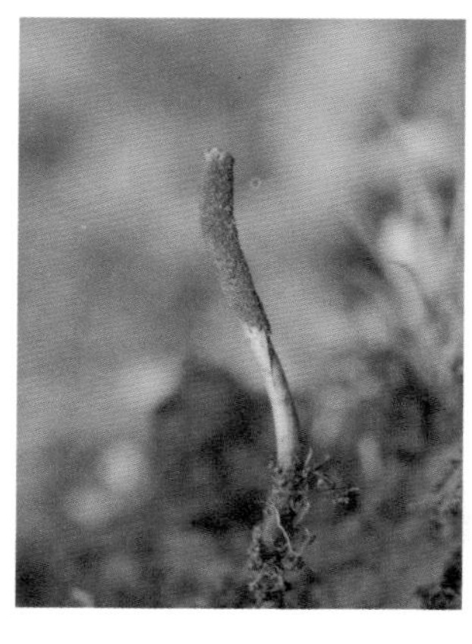

草纲目拾遗》中记载‘冬虫夏草，一物也，冬则为虫，夏则为草，虫形似蚕，色微黄，草形似韭，叶较细’，说的就是它了。”

梁老板毕竟也见过不少世面，他很快从惊讶中回过神来，问道：“那这种药有什么功效呢？”

“冬虫夏草性温，味甘，可补肺益肾、化痰止咳，对肺气虚、肺肾两虚、久咳虚喘、产后虚弱、气短盗汗、腰膝酸疼等症都有调理作用，老年人食用最好。《本草从新》中说‘冬虫夏草有保肺益肾，止血化痰，已咳嗽……如同民间重视的补品燕窝一样’，由此可见它的好处了。”

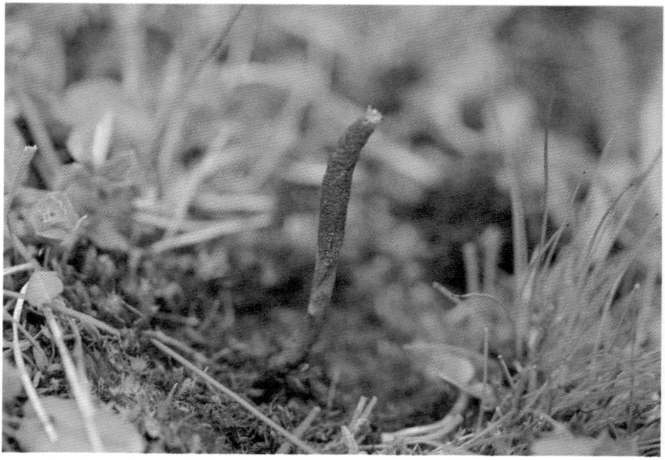

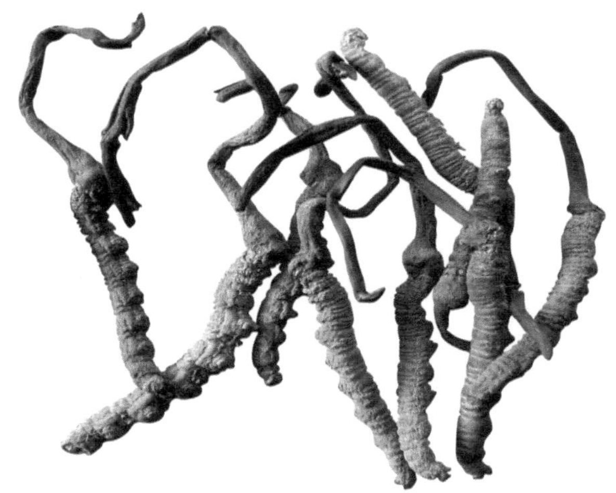

“哦，原来正对我母亲的病况呀，那就再好不过了。”梁老板马上醒悟过来，转惊为喜。

于是，朱有德为梁老板包了一点冬虫夏草，并仔细教他食用方法，然后才将他送出去。再看小神农，还在那里看着手里的一根冬虫夏草发呆呢。

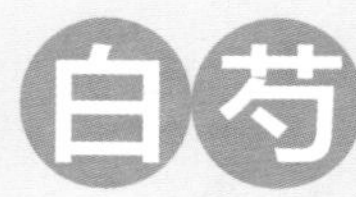

白芍——养血柔肝的花朵

现在山上的野花开得正茂盛，小神农每每上山，都要特别找些花带回家去送给师娘。这天，他与师傅下山时，在山坳边看到了一丛叶子深绿的植物，有的开着洁白的花朵，有的则长有卵形蓇葖果。他马上高兴地叫起来："师傅，这花真好看，叫什么名字呀？"

"这是白芍药。知道中药白芍吗？"朱有德问。

"知道，是不是圆柱形的厚片，颜色类白，断面比较光洁，皮部带有纵皱纹，木部有层环，呈放射线状的药材？难道那就是白芍药？"小神农看到过白芍，当然记得清楚。

"对了，中药白芍就是白芍药的根茎，所以你看到它就应该知道

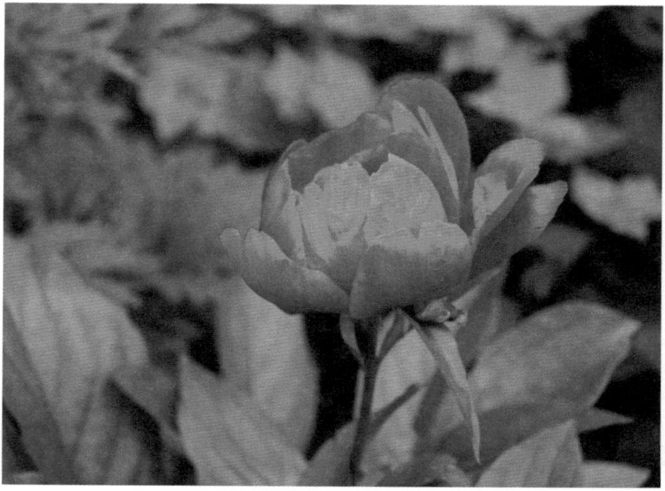

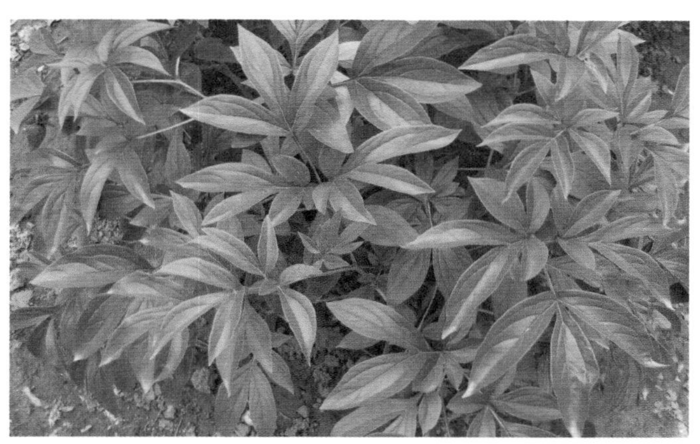

白芍了。”朱有德笑着说。

“原来是这样呀，我要仔细观察一下它的特征才行。”小神农已经养成了辨认药材的习惯，每每遇到初见的药材，总要先把特征总结一下。

所以他站在那丛白芍药花前仔细观察，发现那植物高50～80厘米，叶子互生，带有长柄，多为2回3出复叶；小叶椭圆形，全缘，叶缘有细小的乳突；叶表深绿色，但叶背却淡绿，叶脉于叶下突起。花朵很大，单生在花茎的枝顶，每个花茎会有2～5朵花，花萼3枚，如同叶子形状，花瓣10枚左右，倒卵形，颜色洁白。花谢掉的茎上，就长出蓇葖果来，是卵形的，前端有向外弯的钩状。

“师傅，白芍药只是开白色的花

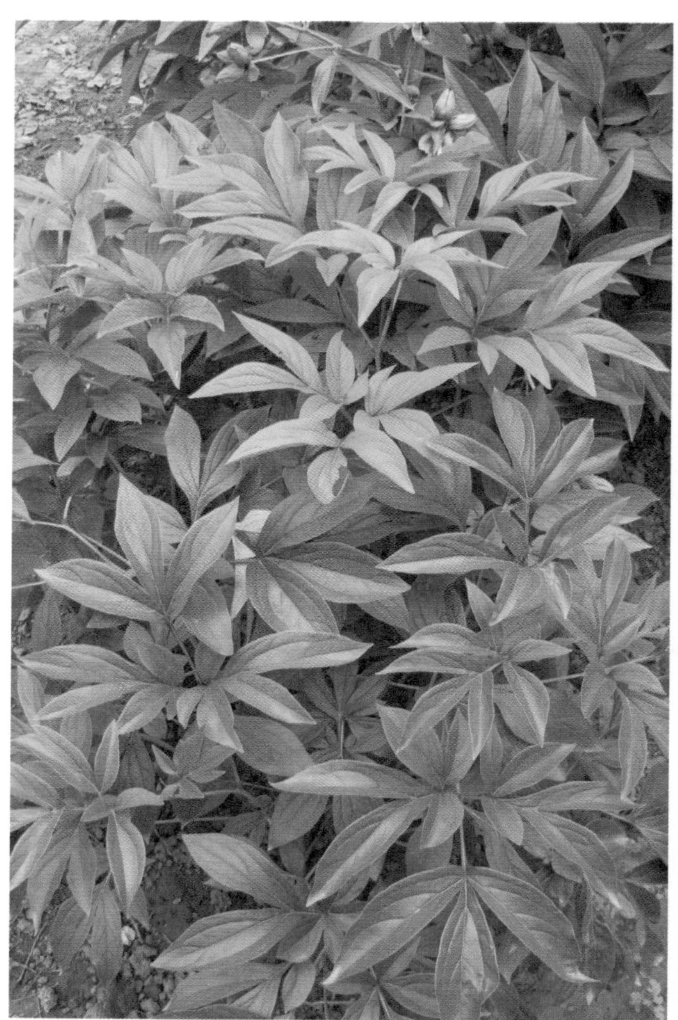

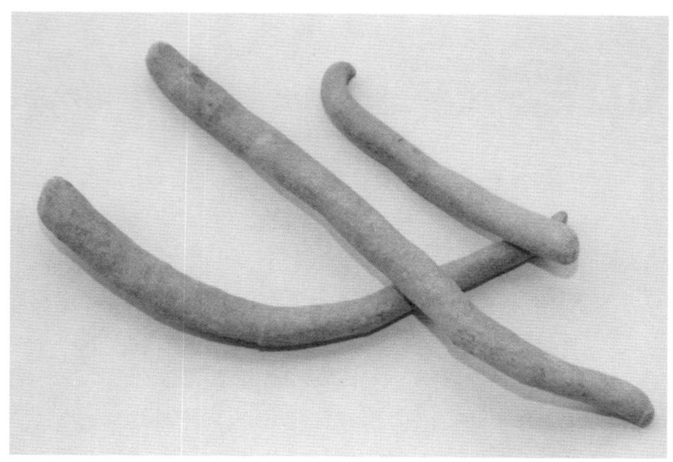

吗？”小神农看着那些花，不知道采哪朵才好。

“不会，有时也会有红色的，还有粉色的，每年5～7月为花盛期，现在差不多要开完了。”朱有德也走近花丛，“你别只顾着采花，知道白芍的功效吗？”

“我看您在胸腹胁肋疼痛、泻痢腹痛、自汗盗汗、阴虚发热、四肢拘挛等症中常用到白芍，难道它是平肝止痛的药吗？”小神农本着自己的理解推断。

“没错，不过，它除了平肝止痛外还能补血柔肝。因为它性微寒，味苦、酸，归肝、脾经，可缓中止痛，可养血补血。《医学启源》中说它‘安脾经，治腹痛，收胃气，止泻利，和血，固腠理，泻肝，补脾胃’，这也算是补虚之药了。”朱有德说着，折了一朵欲开未开的白芍药给小神农，“你看，这朵花就很好看。”

“原来师傅喜欢白芍药的花呀。”小神农接过花，扮着鬼脸笑了。

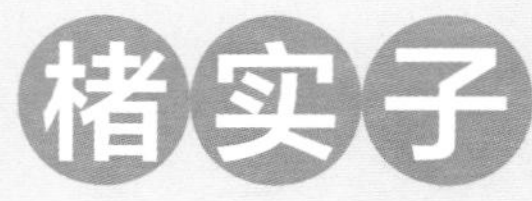

楮实子——能滋肾清肝的补阴妙品

昨天走的路太多，晚上又没睡好，所以小神农中午美美地睡了个午觉。当他醒来时，就看到师傅正在院子里忙活，他赶紧从房间出来，问道：“师傅，您在忙什么呀？”

“我在晒药呢，阳光这么好，不把药晒一下就可惜了。过来看看，你认识这种药吗？”朱有德不断用手翻着一些卵形的干燥果实，它们外表黄红色，带有细皱纹，比较粗糙，一侧还有下陷的沟纹，另一侧则凸起，带有脊纹状。在果实的一端，留有果柄痕。

“师傅，这是某种植物的种子吧？”小神农拿起一粒，剥掉了果实的外表，里面居然是白色的油脂状胚体。

“对了，这是构树的果实，叫做楮实子。”朱有德笑起来。

“构树？我从没看到过这种树。”小神农皱起眉头来。

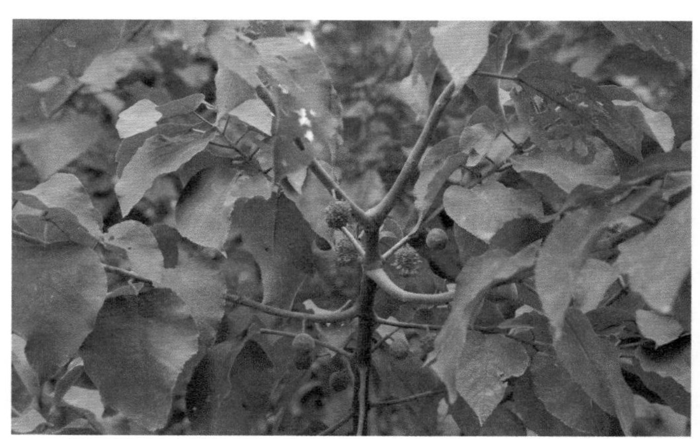

“你当然看不到，它生在靠南的区域，这边几乎没有。不过构树也比较好认，它是落叶乔木，可高10米，茎和叶子都有乳汁。叶片卵形，边缘有齿，上面暗绿，带有粗糙的伏毛，下边灰绿，带有柔毛。每年5月开花，花单性，雌雄异株；雄花腋生，为葇荑花序，下垂开放，4裂花萼；雌花是头状花序，花柱紫色细长，被花萼包围。花谢之后，就会结出聚花果实，也就是这楮实子了。”

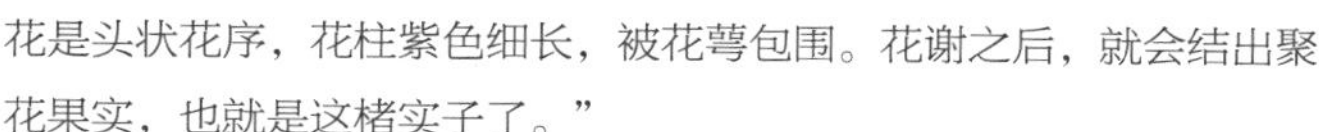

“那这楮实子有什么功效呢？”小神农又问。

“其实，构树的根、叶、枝都可入药，只不过，这楮实子最为神奇。它性寒，味甘，能滋肾、清肝、明目、利尿、治虚劳，是一种上好的补虚药材。《药性通考》中说‘楮实子，阴痿能强，水肿可退，充肌肤，助腰膝，益气力，补虚劳，悦颜色，壮筋骨，明目。久服滑肠。补阴妙品，益髓神膏’。知道它的厉害了吧？”朱有德很喜欢这种药材，反复地搅动着那些楮实子，好让它们充分接受光照。

“补阴妙品，益髓神膏，说得可真好，要是我肯定想不到。”小神农回味着《药性通考》中的话。

“这可不只是说得好，只有真有功效才能说，不可以随便乱形容的，知道吗？”朱有德马上意识到了小神农的想法不对，所以立刻纠正起来。

“师傅，我知道，我只是羡慕人家形容得到位而已。”

“看来我们小神农是喜欢文化人了，以后师傅要多读些书才行啊。”朱有德打趣地笑起来。

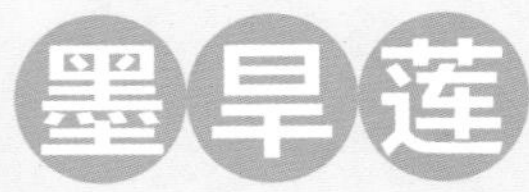

——补益肝肾的墨汁草

中午的炙热已经过去，太阳开始偏西。朱有德晒好药材，背起药筐对小神农说："现在可以出去走走了，不然晚饭会没食欲的。"

"师傅，天都快黑了，再上山怕来不及了吧？"平时朱有德可不允许傍晚上山的，所以小神农不解地问。

"不用上山，我们去割点草，那天下山时我在山坡边看到好多墨旱莲，趁现在凉快，我们刚好去割点回来。"朱有德说着已经朝外走了。

"什么是墨旱莲呀，师傅？"小神农拿起自己的药筐，一边追一边问。

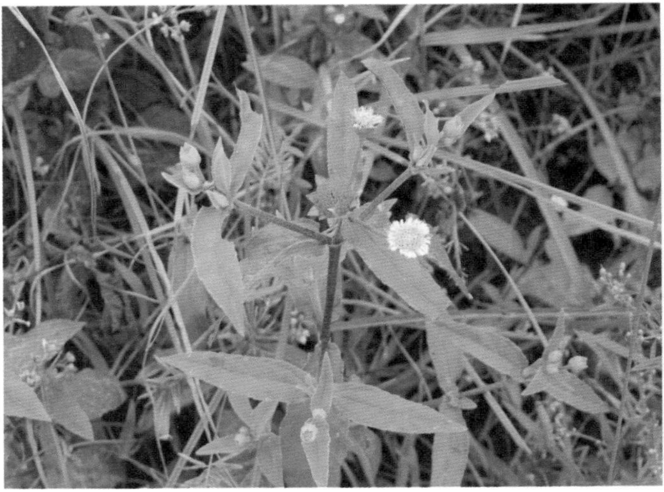

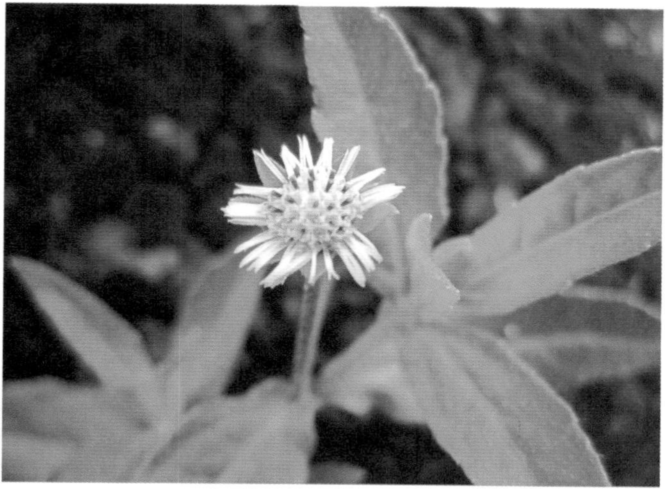

“墨旱莲是一种田间常见的草本植物，全体有白色的粗毛，它的根为须状，茎为圆柱形，多分枝，表面灰绿色，带有紫红色，很容易断。叶片对生，多卷缩，易碎。颜色墨绿，叶缘无齿。它也会开小花，花序单生于枝头，花梗细长，5～6枚总苞片，颜色黄绿；花冠多是脱落的，会结扁椭圆形的瘦果，表面棕色，有小瘤状凸起。”

“是不是因为它的叶子墨绿，所以才叫墨旱莲？”小神农听着，感觉这种草似曾相识，自己应该也看到过。

“可不是这样，它的茎叶碾碎之后，会有黑色的汁液流出来，因此而得名。”

没过一会儿，师徒俩就来到了山脚下，朱有德指着地上的植物说：

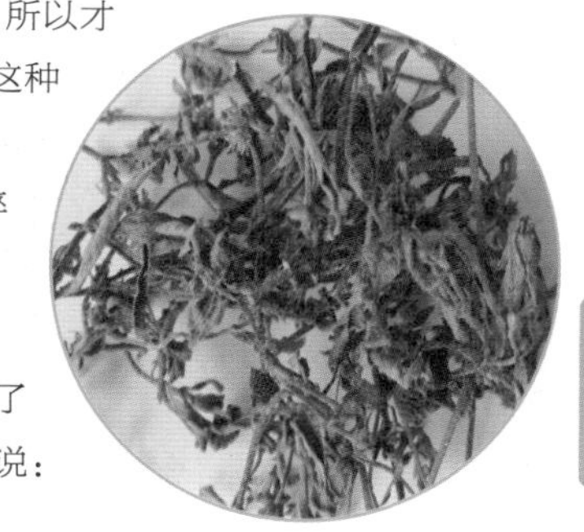

“看，就是这些了。”

小神农这才恍然大悟：“师傅，这种草我经常看到呀，您都没告诉我是墨旱莲。”

“现在不是知道了，快割吧。”朱有德说着已经开始割草了。

“这些草有什么用呀？”小神农一边割一边问，他只知道这种草经常用来喂牛羊，没想到还能入药。

“墨旱莲性凉，味甘、酸，归肝、肾经，对于阴虚血热、腰膝酸软、眩晕耳鸣、吐血、外伤等症都可以治疗。另外，阴虚盗汗、肾虚须发早白用它更好，因为它能凉血止血、补益肝肾，连《本草纲目》也说它‘乌须发，益肾阴’，可见补益之功甚强。”

“真没想到，平时最常见的草，居然有这样大的功效，要是别人都知道了，是不是就都要来割了呀？”小神农说着，还特别四处看看，好像怕被人发现一样。

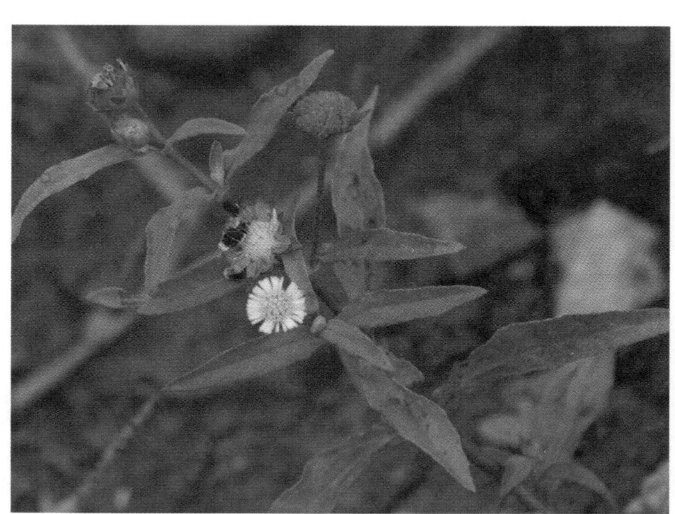

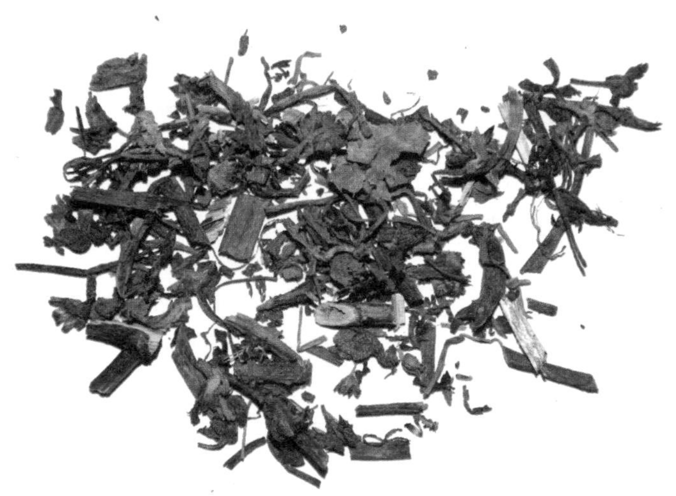

他的举动把朱有德逗笑了，说："哪怕人人都知道，可是用的人还是不多，因为人们更相信有名的、稀少的药材，而看不起常见药材。"

"师傅，你说的话可真有道理，不过我是不会看不起这些草的，我要多割一些。"小神农说着，便加快了动作。

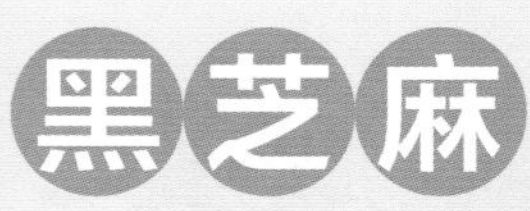

黑芝麻——可除一切痼疾的胡麻子

中午时分，朱有德被人请去出诊，朱有德的妻子趁着太阳最足，在院中敲打芝麻。小神农听到声音，便赶紧帮着师娘一起收芝麻。他一边用棍棒敲打，一边也没忘了观察芝麻的特征。

师傅家种的是黑芝麻，从壳内掉出来的芝麻粒是扁卵圆形的，长约3毫米的样子，表面乌黑、平滑，前端有一点棕色的点状种脐。

“师娘，这些黑芝麻除了做麻油，还能怎么吃呢？”小神农看着那些饱满的芝麻粒，开始想怎么个吃法了。

“还可以做芝麻酱、炒芝麻盐，对了，还能做黑芝麻糊。”师娘细数着芝麻的吃法。

“黑芝麻糊？好吃吗？我都没吃过。”小神农不觉眼前一亮。

“小神农没吃过什么呀？怎么还没进院就开始听到你要吃东西了？”这时，朱有德从院外进来了，一进门就打趣起小神农来。

“师傅，你回来了。我和师娘在说黑芝麻糊呢，你吃过吗？”小神农问。

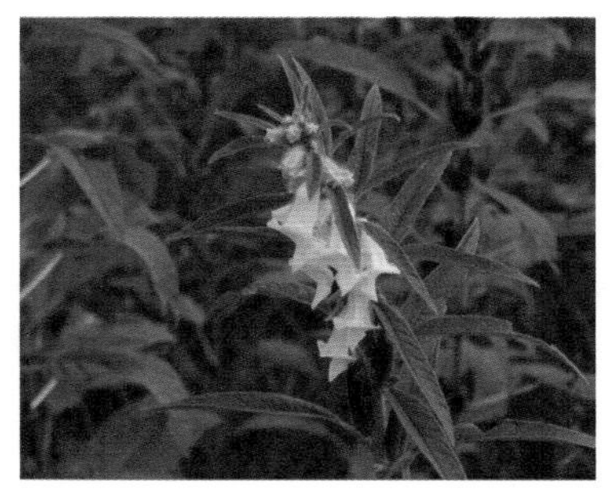

“当然吃过，如果在黑芝麻糊中调点蜂蜜，又香又甜，别提多美味了。”朱有德坐在一边的阴凉处，喝起茶水来。

“真的吗？我什么时候可以尝一尝呀？”小神农馋得口水都要流出来了。

“你先别急着吃黑芝麻糊，你知道芝麻长成什么样吗？”朱有德看着小神农手里已经干掉的芝麻秧问。

“我当然知道，它的茎是四棱形的，直立生长。”小神农将干芝麻秧举到师傅眼前，“它的叶子对生，叶片薄，上有柔毛，易碎，但叶缘有齿。每年5～9月开花，花朵单生于叶腋，花萼裂成披针形，花冠为白色或者淡紫色。花谢了，就会结四棱状的长椭圆形蒴果，表面有细毛，里面分4室，每室含多数种子，就是这些芝麻了。”小神农说得流利极了，朱有德很满意。

“那你知道黑芝麻的功效吗？你要是说不上来，可不能吃这些黑芝麻。”

“我知道，黑芝麻味甘，性平，归于肝、肾、大肠经，可以润肠燥，益精血，补肝肾。我还听说多吃黑芝麻还能不长白头发呢，是不是，师傅？”

“对，常食黑芝麻不但治疗头晕眼花、耳鸣耳聋、须发早白等症，还能强身补虚，《本草纲目》中说‘服（黑芝麻）至百日，能除一切痼疾，一年身面光泽不饥，二年白发返黑，三年齿落更生’，所以是真正的好东西。”朱有德笑起来。

“黑芝麻的功效真是神奇呀。”小神农由衷地说着。

“今天收好了黑芝麻，就让师娘给你做黑芝麻糊吃吧，我要回屋休息一会儿了。”朱有德说完就回房去了，小神农却兴奋不已，更加卖力地敲打起芝麻来。

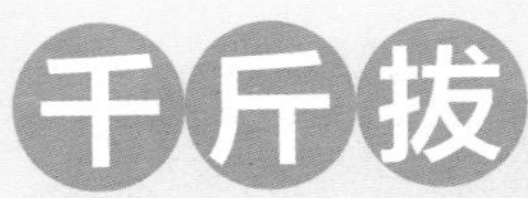

——强筋壮骨的千里马

这一次，张大爷才走了二十多天就回来了。小神农很奇怪，就问："张大爷，您这次没去很远的地方吧？怎么这么快就回来了呢？"

"就去了江浙一带，不过药材收得不少，这个时节是药材大丰收的时候呢。"张大爷笑呵呵地说。

"快让我看看这次有什么好药。"小神农着急起来，不过，因为每次张大爷带的药他总不认识，所以现在看药前，他都会先叫师傅出来，"师傅，快点吧，张大爷来了。"

看着师傅从屋里走出来，与张大爷打招呼，小神农才去将药袋子打开。果然，第一个药袋里的药材他就不认识，竟是树皮一样的东西，颜色微黄，而且其木部分束，中间没有木栓环，为圆形，没有脐

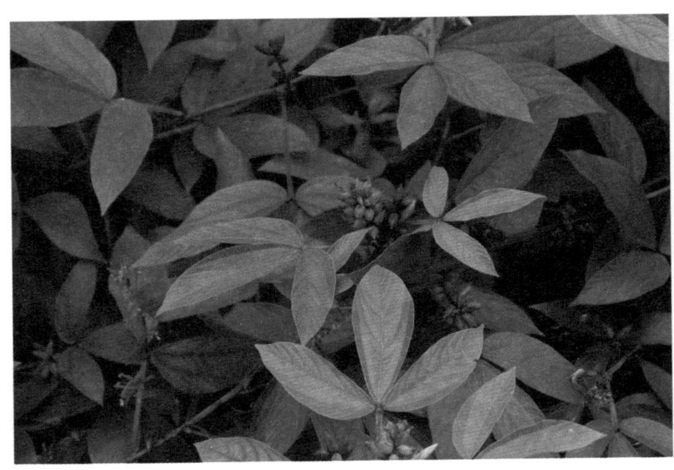

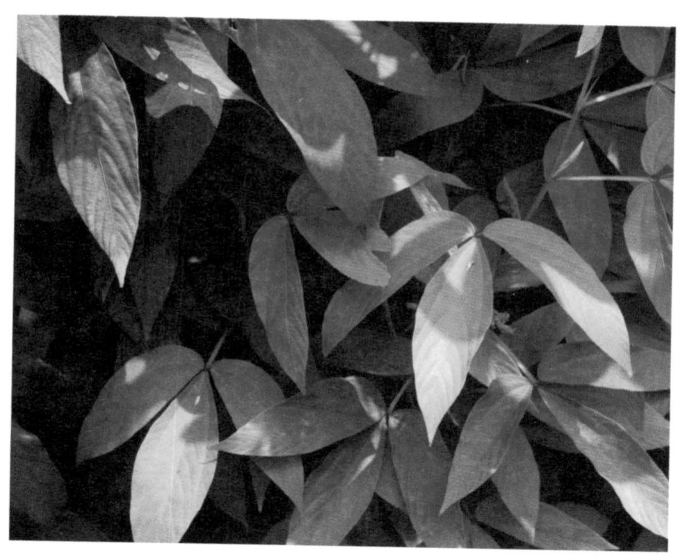

点，也没有层纹。

“这是什么呀？张大爷，是您捡的干树皮、干树枝吧？”小神农将药材放在师傅面前，一脸不高兴。

“这就是你不懂了，这是千斤拔，南方人又称为千里马，因为它强筋壮骨、舒筋活络功效极强，不信就问你师傅。”张大爷说。

“师傅，这是真的吗？我看就是些干树枝。”小神农转头看着师傅。

“你张大爷说得没错，它就叫千斤拔，是南方特有的药材，而且四川、贵州、云南一带多用。因为它除风湿作用明显，其药性平，味甘、涩，归肝、肾经，可除风湿、强肝肾，治疗腰肌劳损、脚足酸软、跌打扭伤、四肢无力，甚至是消化不良、食欲不振等症。”朱有德说。

“哦，怪不得叫千里马，原来是补腿脚力气的呀。师傅，它本来长什么样，怎么这么难看呀？”小神农又问。

“千斤拔是一种多年生的草本植物，茎直立生长，根茎多匍匐，它的叶子纸质，但不易碎，为椭圆形，边缘有浅波状圆齿，叶面上绿色，下面则浅淡，带有橙色的腺点，而且叶两面都有伏毛，较粗糙。每年3～5月开花，花对生，为总状花序，生于茎顶。花苞片很小，卵圆形，花冠为淡紫色，有时也为蓝色，是基部曲膝，向上渐宽的样子，外面有疏毛。”其实，朱有德也没看到过这种植物，他只能按自己从书上学的，简单为小神农进行讲解。

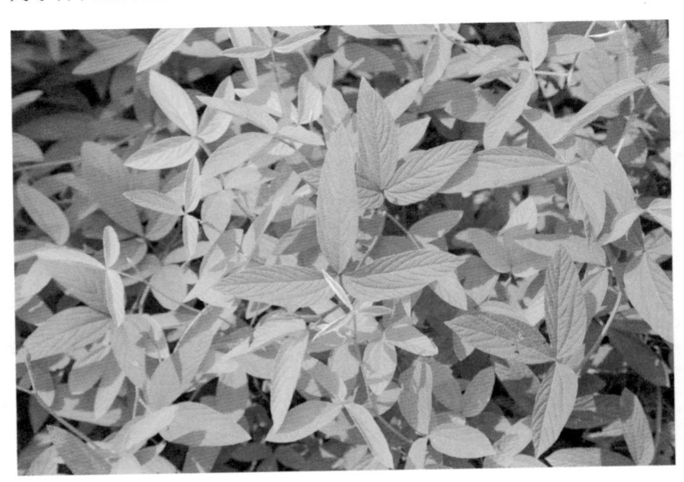

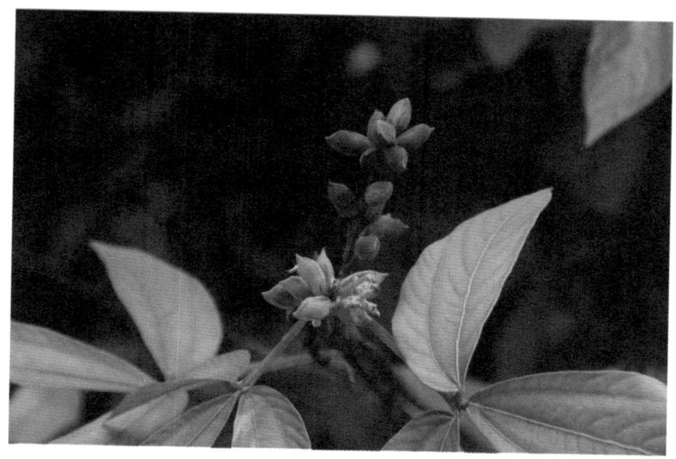

“好吧，反正我不怎么喜欢这种药。”小神农似乎没发现千斤拔的好处。

张大爷却不高兴了：“不要看不起任何一种药材，只有生病的人才会知道它有多可贵，懂吗？”

小神农看看张大爷严肃的神情，再看看师傅认真的样子，一下意识到自己又犯了看不起药材的毛病了，马上改口说：“我错了，对这种药材中的千里马都看不起，怎么还能成为药材的伯乐呢？我一定改。”

他刚刚说完，张大爷与朱有德同时笑了起来。

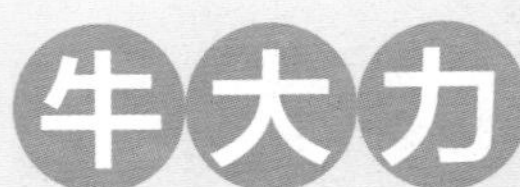

牛大力——补虚养肾的大力薯

小神农打开第二个袋子，看到的依旧是一些根茎类药材，其块根为圆柱状，颜色浅黄，表面有环纹，比较粗糙。断面内侧有一层不太明显的棕色环纹，中间近白色，比较疏松。

“张大爷，我觉得这是一味好药，其味虽轻，却有微甜，肯定是补药。”小神农学着师傅的样子，摇头晃脑地说。

“你这个小鬼头，越来越像你师傅了。没错，这是真正的补药，叫做牛大力，听这名字就觉得它很补了吧？”张大爷笑着说。

“牛大力，这名字好。师傅，你快给我讲讲牛大力是味什么药。”小神农马上问师傅。

“牛大力又叫大力薯，或者倒吊金钟，其性平，味甘，归肺、肾

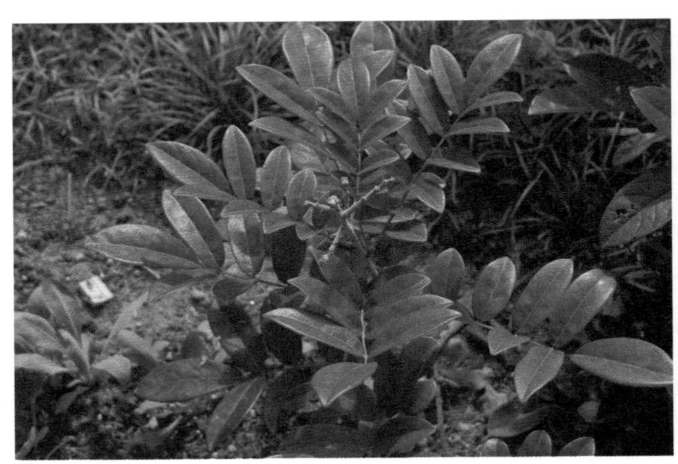

经，用来养肾补虚、强筋活络都非常好。最适合肾虚、气血虚、肺虚以及肺热、咳嗽、慢性支气管炎的人使用，补治结合，效果强大。”朱有德拿起一片牛大力，闻了闻，不由点起头来。

“叫它大力薯是因为它补力强虚，那为什么要叫倒吊金钟呢？”小神农被这名字迷惑了。

“我想还是因为它的样子像倒挂的金钟吧。人们一般就是根据植物外形取名的。”一边的张大爷说。

“师傅，牛大力长什么样？您给我讲讲吧。”小神农马上领悟了张大爷的意思，转问朱有德。

“牛大力为灌木，根呈块状圆柱形，也有纺锤状连成一串的；它的茎直立生长，高1～2米；幼枝有棱角，伏白柔毛；叶子互生，为3出复叶，托叶三角状，带茸毛；小叶是圆形的，有小锐尖，全缘，叶背边缘有毛。它8～9月开花，两性，总状花序腋生，花苞分2裂，花萼5裂，为披针形，花冠比较长，是粉色的，圆形。花落之后结8～10毫米的荚果，里面有2枚圆形的种子。”朱有德学习的时候，也为这个名字疑惑过，不过，自己师傅就是这样讲的，所以他也不知道为什么要叫倒吊金钟。

“张大爷，这也看不出它哪里像金钟呀。”小神农感觉师傅的讲解中没有体现金钟的形象。

“这就不知道了，大概当地人译语为金钟吧，反正我们是看药性又不是看名字的。”张大爷可没朱有德那么有耐心，直接敷衍起小神农来。

“好吧，不过我喜欢牛大力这味药，实在不错。”小神农说着，用心将药材打包，送到药库里去了。

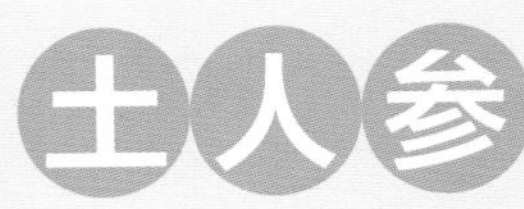

——治虚损、补元气的强力药

小神农兴冲冲地打开第3个药袋，顿时吃了一惊，因为他很少看到这么完整的干燥花。花的颜色是棕褐色的，有的还带浅紫红色；花梗则为黑褐色，细长形的。花萼圆筒状，前面分3裂，带有明显的脉络，表面有伏毛。花萼分5裂，上端渐细，下部膨大，边缘带有锯齿。花冠为基部扭转式，前方为细卷成“S”形的长喙，下唇大，长圆形，花丝、花柱伸出喙外，清晰可见。

小神农顺手拿起一朵干花，闻了下，有微微的香味，但香中又有点苦味。于是问道：“师傅，这是什么药材呀？真有意思。”

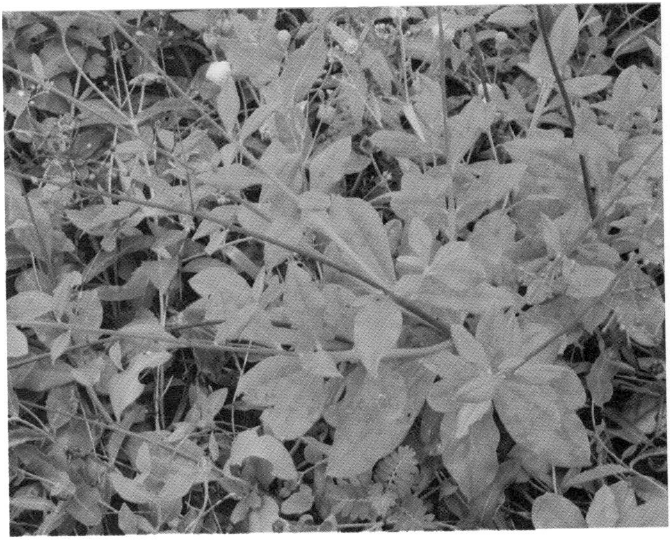

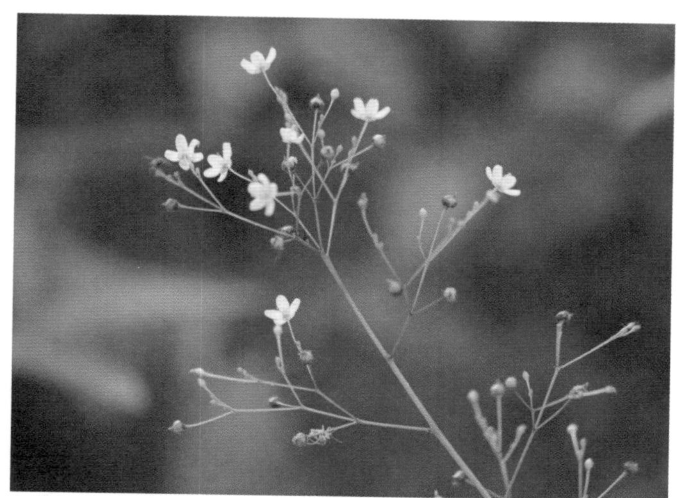

“哦，这是好药，被称为土人参，它全草都可以入药呢。”朱有德看着那干花，脸上露出笑容。

“土人参？那它是不是也有人参一样的根茎呢？怎么只见花不见参呀？师傅，它和人参的花长得像不像，叶子像不像呀？”小神农连珠炮似的问个不停。

“它得名土人参只是从药性来说的。它跟人参的样子可不像，你看这花不像吧，叶子也不像。它是一种多年生的草本植物，全株多毛，根茎比较粗，有分枝，前端有宿存鳞片。茎是丛生的，中间直立生长，外围却弯曲向上，成密丛状。叶子有柄，柄上带疏毛，叶片椭圆形，为羽状全裂互生，每侧4~9枚，叶面有毛，叶背光滑。它的花就不用说了，你都看到了。花落了之后会结扁平的蒴果，长1厘米左右，被宿萼包着，所以与人参是完全不一样的两种植物。”朱有德说完，端起茶来喝了口水，又对张大爷说，“因为小神农，我一天不知道要喝掉多少茶水。”两个人都哈哈大笑。

“可是，师傅，您不说我怎么能知道呢？而且，以后等我赚钱了，就会买茶给您喝的。”小神农当然知道师傅累，可是有什么办法呢，自己又不懂。

“好，我就等着喝你买的茶了。”朱有德笑着说。

“可是，这土人参有什么功效您还没说呢。”小神农刚想把药收起来，一下想到了功效，马上追问。

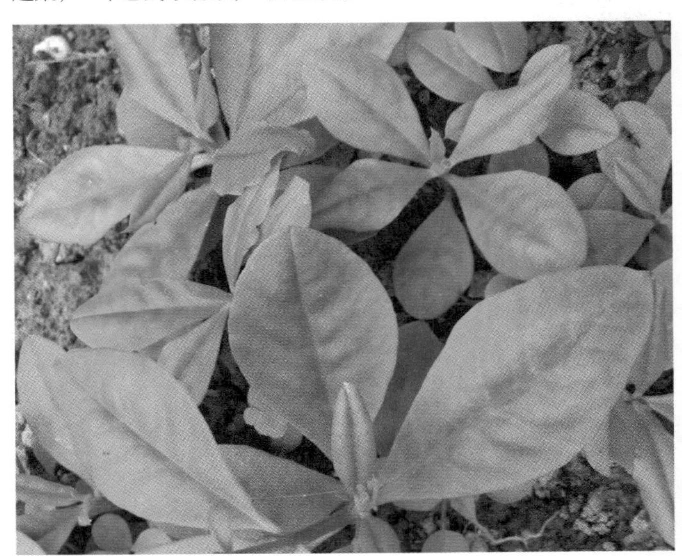

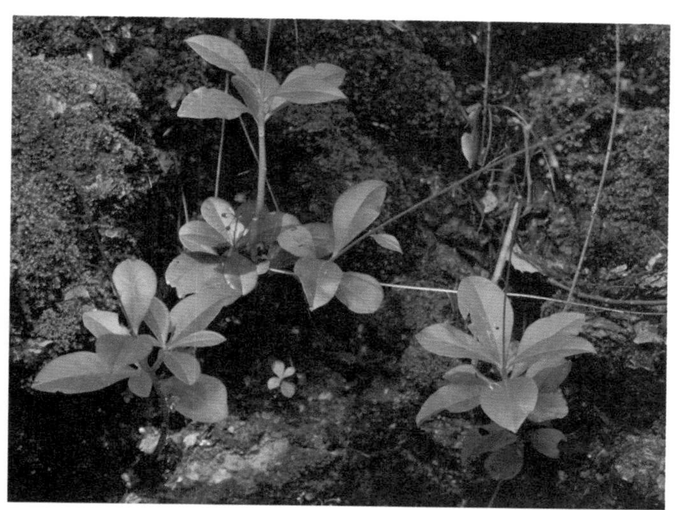

“土人参性凉，味苦，可以清胃热、生肌肉、敛毒，它能治疗气血虚损、虚劳多汗、虚脱衰竭等症，所以是治虚损、强心安神、大补元气的药材。”

“果然称得起土人参的名字，真不错。”小神农心满意足地搬着土人参去药库了。

金毛狗脊——固肾气、强腰膝的金毛狗

虽然小神农住在北方，但偶尔在山上也会发现南方的植物。每每这时，他就会格外高兴，总要格外多观察一下那植物的特征。

今天就是这样，雨过天晴之后，他与师傅上了山，没想到，在山峦起伏的洼陷处，居然发现了一棵叫作金毛狗的植物。当朱有德告诉他这个名字时，小神农笑得上气不接下气。

“师傅，它怎么叫这么有意思的名字呀？这不像植物，更像动物呢。”小神农问道。

“这是因为它长得像呀。金毛狗是多年生的树蕨，可以高达2.5～3米呢。它的根茎平卧生长，有时也会是直立的，短而粗，带有

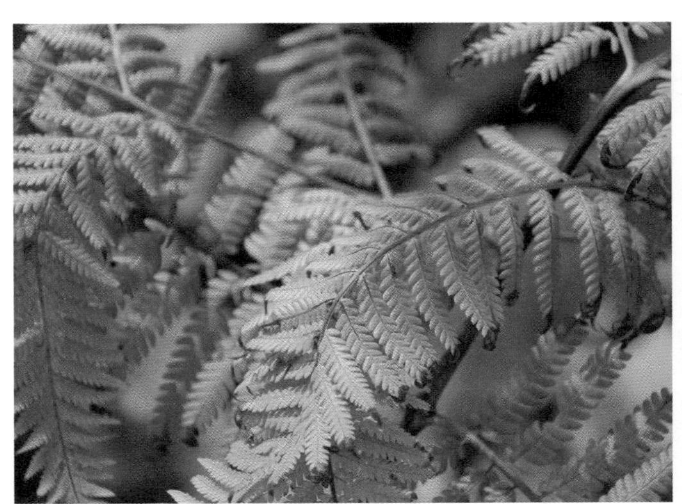

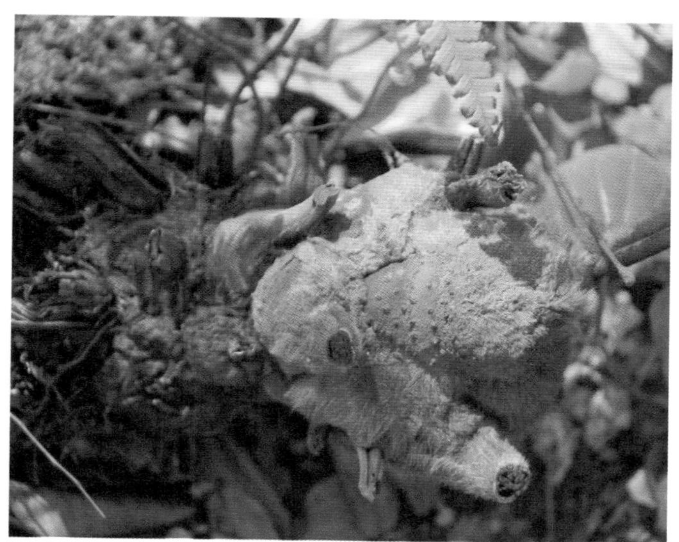

木质，但它根表生有密集的金黄色柔毛，色泽光亮。不仅如此，叶子多数，丛生成冠状，叶柄粗壮，为褐色，上面也会长有金黄色的柔毛以及黄色的披针形鳞片。那样子，与一条金毛狗实在太像了。”朱有德自己也觉得奇怪，植物长得像动物，怎么可能不让人奇怪呢。

“那它开花吗？如果在金毛中开出一朵花来，那就像金毛狗戴了一朵花一样，多有意思呀。”小神农一想到那滑稽的样子，又忍不住笑起来了。

“那不可能，因为金毛狗的叶子是卵圆形的，上部为羽片状，渐变短小，顶部则为尾状，渐尖。它的质地是亚革质，没有金色柔毛，而是暗绿色的。另外，它也不开花，而是以孢子传播生长的，所以，在叶子的裂片下，会生有棕褐色的孢子囊，囊群盖侧裂，呈双唇状。”朱有德补充。

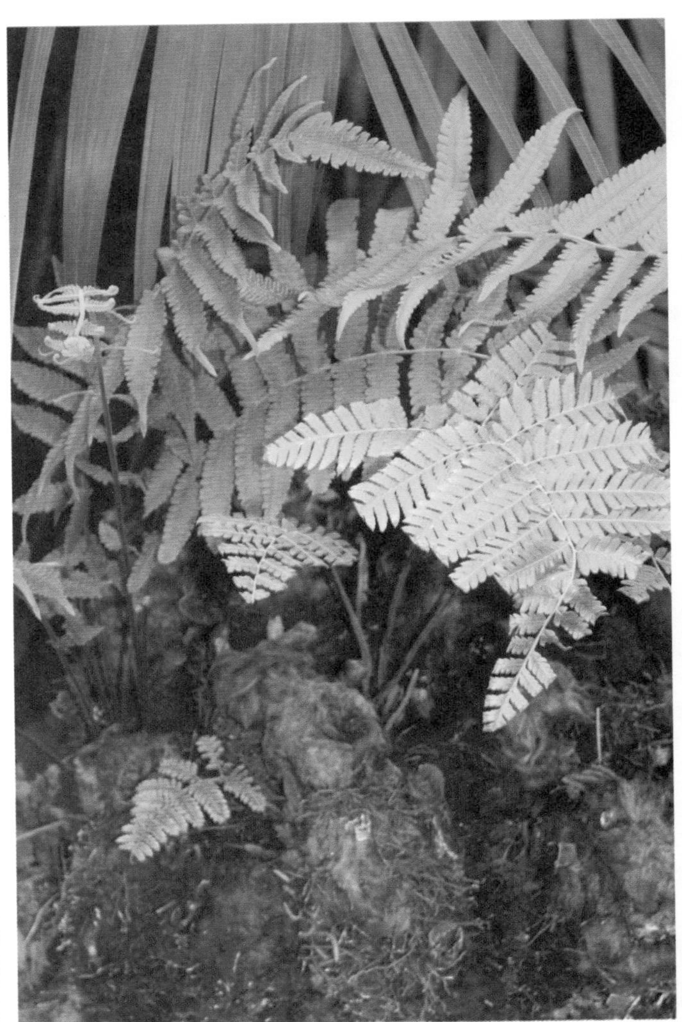

“真可惜，要是叶子上也长金毛就好了。”小神农叹息着。

“没什么可惜的，可以发现这么好的药材已经很难得了。”朱有德反而高兴起来。

“师傅，这也可以入药吗？”小神农又问。

“当然呀，金毛狗的根茎就是上好的补肝肾、固肾气、强腰膝的药材，被称为金毛狗脊。”朱有德已经开始采挖金毛狗的根茎了。

“也就是说这根茎就是金毛狗的脊梁啊？怪不得药效这么好呢。”小神农若有所思。

“嗯，差不多可以这样说吧。金毛狗脊性温，味甘、苦，归肝、肾经，主治腰痛脊强、足膝无力、风湿痹痛、遗尿、尿频等症，其效质坚行散，降而能升，算作可治可补的药材，肾虚者最适合使用。”

朱有德说着，早已经将金毛狗脊装进了药筐，然后拍一拍身上的土，满意地说：“好了，现在可以去找其他药材了。”说着，便又朝山上走去。

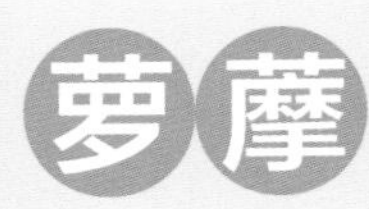

萝藦——疗虚弱、治劳伤的羊婆奶

小神农毕竟是个孩子，上山除了采药，也免不了找点有趣的东西玩耍。今天，他就找到了自己觉得有趣的东西——一种结椭圆形果实的植物，当地人称为羊婆奶。它的果实头部尖，呈流线型，就如同拉长的棉桃一样，在外皮上还有疣状凸起。最主要的是，采摘已经变老的果实，可以从中间裂开来，里面有褐色扁平的卵状种子，附在狭翅上，轻轻一吹，它们就像蒲公英的种子一样，飞得到处都是。

小神农一边吹一边笑，说："师傅，这羊婆奶可真有意思，一个壳里能长这么多毛毛，比吹蒲公英好玩多了。"说着，他将吹完种子的果壳扔在地上。

朱有德却立刻捡了起来："你以为这只是好玩吗？它叫萝藦，不

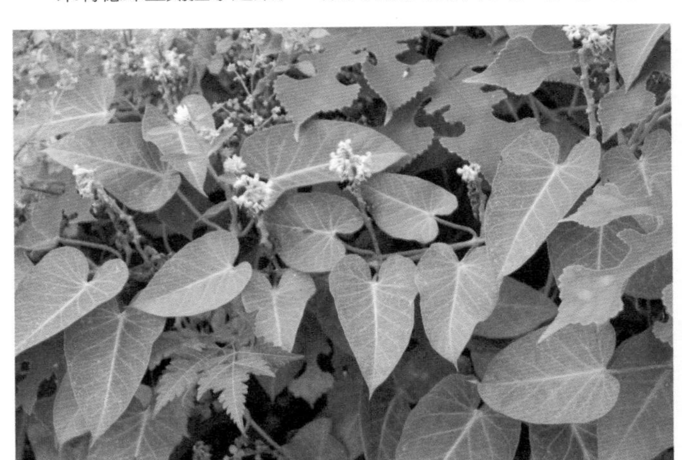

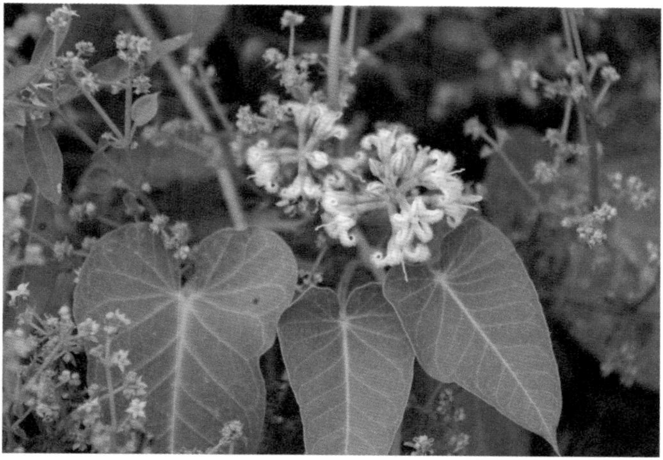

管是根、叶子或者果实，都可以入药，全身都是宝呢。”

“不会吧？这可是羊婆奶，怎么会是药呢？”小神农怀疑自己的眼睛，连忙仔细观察那植物。这种植物为草质藤本，可以长很长，茎、叶掐断可见乳汁。它的茎是圆柱状的，上部柔韧，下部有些木质化，表面淡色。叶子卵状心形，有膜质，叶面绿色，叶背粉绿，两面光滑，叶脉明显。而且据自己所知，这种植物每年6～9月开花，花序为腋生，通常多数簇生，小苞片有膜质，为披针形，花萼也是披针状，外面带微毛。花冠是白色的，带有红紫色的斑纹，花冠筒状，向上张开，顶端反折生长。花谢了，就会长出纺锤形的果实。

“师傅，这就是羊婆奶呀，我肯定没看错，你说的萝藦与它不是一种植物吧？”小神农确定，这就是平时田间常见的植物，当地人称为羊婆奶。

“我没说它不是羊婆奶呀，可它的药名叫萝藦，《本草纲目》也称它为‘婆婆针线包儿’。《本草汇言》中则说‘萝藦，补虚劳，益

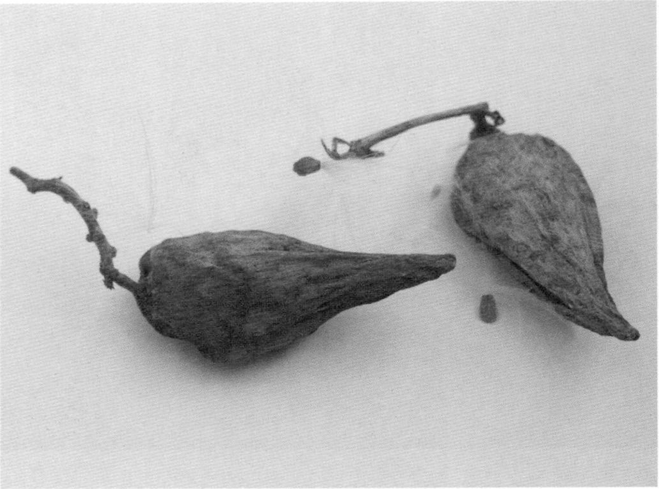

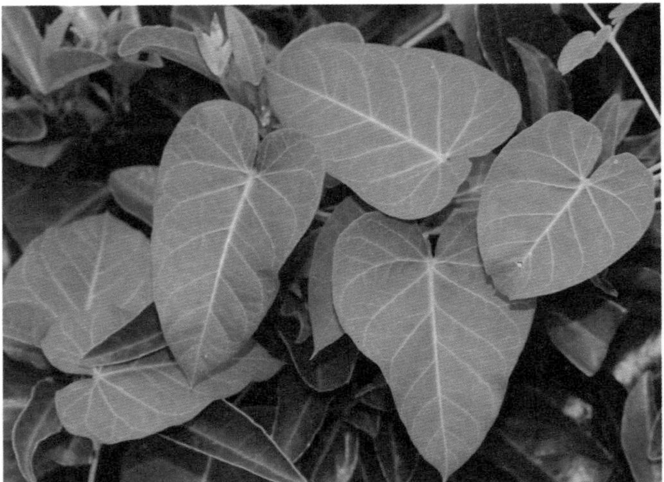

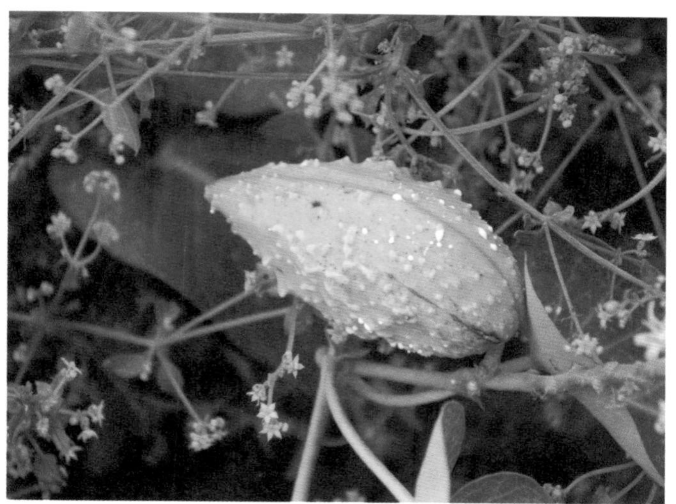

精气之药也。此药温平培补，统治一切劳损力役之人，筋骨血脉久为劳力疲惫者，服此立安。然补血、生血，功过归、地；壮精培元，力堪枸杞；化毒解疔，与金银花、半枝莲、紫花地丁共效验，亦相等也'。你说它是不是药呢？"朱有德看着小神农，脸上带着笑。

"原来真的是药呀，也太出乎意料了。"小神农怎么也想不通，平时连羊都不爱吃的草，怎么会有这么好的功效。

"因为它性温，味甘、辛，根可益精补气，果壳可补虚助阳，全草更能强壮、活血，对于劳伤、虚弱、腰腿疼痛、疔疮、疳积等病症都有治疗作用。"朱有德说着，开始采起萝藦的壳来。

"这样就更好了。我可以把种子吹掉，将壳带回家入药。"小神农也笑了，开始到处采摘萝藦去了。

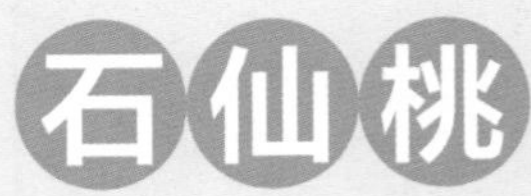

——清肺养阴的石上仙桃

今天朱有德没有上山，一整天都带着小神农打扫药库，因为过段时间张大爷又会送一大批药材来。小神农对师傅的药库很感兴趣，感觉那就像一个宝藏，里面藏着很多自己不知道的好东西。

因此，小神农一边整理药材，一边将每个药袋都打开来看一看。这时，他突然发现角落上层放着一袋奇怪的药材，它们表面皱缩，根茎粗短，为污黄色，不过却是光滑的，只在顶端生有叶痕。

“师傅，这是什么药？”小神农马上问师傅。

“这是石上仙桃，是南方才有的好东西呢。”朱有德一边说一边笑了，他知道，自己一说仙桃，小神农肯定能想到吃。

“不是吧？这是桃树根吗？根本不能吃呀。”果然，小神农一下就想到吃它了。

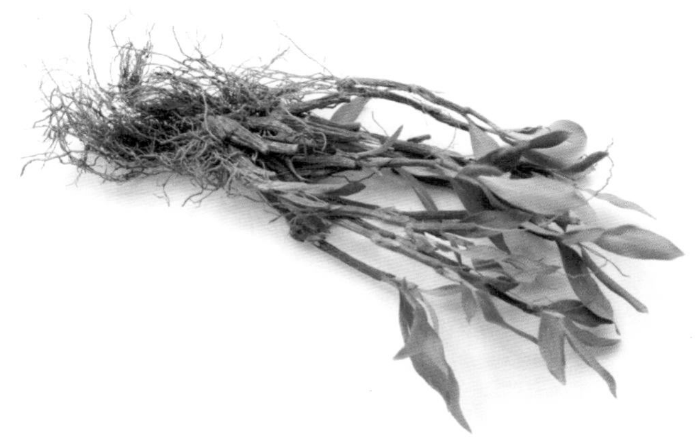

“哈哈，你呀！它是一味中药材，叫石仙桃，也叫石上仙桃。你看到的是它晒干的根茎和假鳞茎，一般越是须根少的、大的才是最好的。”朱有德笑起来。

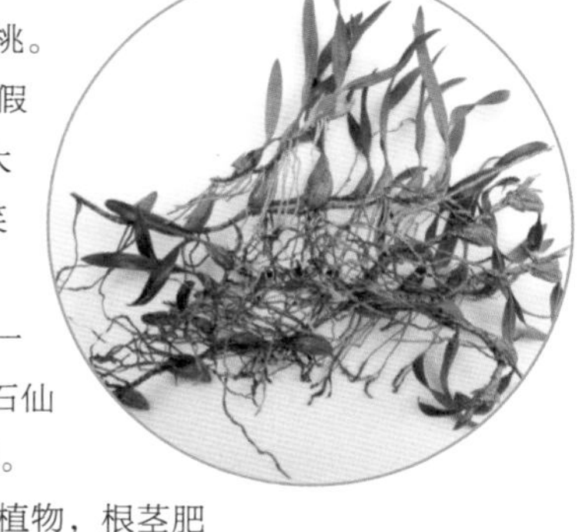

“那它结的果实和桃子一样吗？”小神农想，既然叫石仙桃，总要有与桃一样的地方呀。

“石仙桃是多年生的草本植物，根茎肥厚，匍匐生长。它长有圆形的假鳞茎，长5～15厘米，带有多条平行脉。叶片革质，较厚，为椭圆形，花序顶生，为总状，弯曲向下，多数花簇生。花苞片披针形，2列生长，边缘向里卷；萼片长圆形，有急尖；花瓣是线形的，稍短，唇瓣长圆，为绿白色的。花谢之后，就会结出倒卵形的蒴果，那样子有些像桃子，不过它的种子是粉末状的。”朱有德一边细细看那些药材，一边说。

“这石仙桃治什么病呢？我还以为用果实入药呢，原来不是呀。”小神农有些失望。

“其实它全草都可入药，其性凉，味甘，是养阴清肺的佳品，一般的头晕、头痛、咳嗽、吐血、疳积、痢疾等症都可治疗。《生草药性备要》中说它‘治内伤，化痰止咳’，算是治补兼备的药材了。”

朱有德说完，竟将那些石仙桃搬了下来。小神农连忙问：“师傅，你将它搬下去做什么？”

“马上入秋了，润肺、养阴正当时，它也就要派上用场了，所以要提前拿出来晾晒一下。”朱有德说着，将那袋药材直接搬到院中去了。

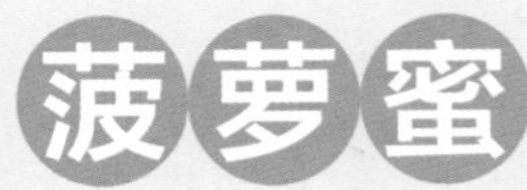

菠萝蜜——补中益气的蜜冬瓜

小神农每晚都要诵读《本草纲目》，从开始的迫不得已，到现在的津津有味，少不了朱有德孜孜不倦地启发与引导。这不，师徒俩又坐在一起谈论书内的药材了。

“师傅，我觉得最有意思的是读那些可以食、药结合的药材，而且这样的食物南方最多，很多水果都能入药呢。”小神农兴致勃勃地说。

“哦？最近你又读到什么有‘滋味’的药材了？”朱有德笑着问。

“我看到书里说有一种非常大的水果，可重达几十斤，被当地人称为蜜冬瓜。它不但长得有意思，而且味道也好，李时珍就说它‘性甘香……能止渴解烦，醒脾益气’。这样的水果，您说好不好呀？”小神农只是想想，就觉得这水果有趣了。

“嗯，我猜你说的是菠萝蜜对不对？”朱有德一下就猜到了小神

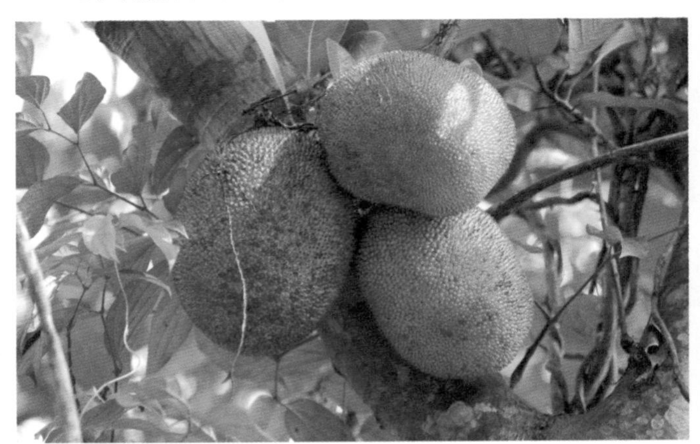

农说的是什么水果了。

“师傅，您怎么知道的？难道您吃过菠萝蜜吗？快给我说说它长什么样呀。”小神农着急起来。

“吃倒没吃过，但师傅曾经见过波罗蜜的壳。它是一种可长8～15米高的果树，树皮比较厚，黑褐色，小枝粗壮，光滑无毛。叶子不但厚而且有革质，呈螺旋状排列生长，表面墨绿，叶背浅绿色。2～3月开花，花序生于老茎上，开出的花是单性的，雄花序圆柱形，多数簇生，其花管状；雌花花被为管状，顶部有齿裂。花谢之后，会结椭圆形的球形果实，初为浅黄色，至成熟变成黄褐色，果实非常大，犹如大冬瓜，表面有坚硬的六角形瘤状凸起，壳内果肉甘甜，吃完可唇齿留香。”朱有德细细讲解菠萝蜜的样子。

“可真神奇呀，要是能尝一尝它的味道就好了。”小神农神往地想象着。

“不要总想着吃它，你背过它的功效了吗？”朱有德看小神农已经想到走神了，连忙将他拉回到现实中来。

“背过了呀，不就是止渴解烦、醒脾益气嘛。”小神农随口回答，但看着师傅不说话，便马上回忆书中记载的内容，详细地说，“菠萝蜜性平，味甘，能益胃生津，可通乳、止渴、补中益气，李时珍还说它令人不饥轻健。多好的补益水果呀，又治病又强身。”小神农禁不住又夸起菠萝蜜来。

“你想吃到可不容易了，等你长大之后再说吧。”朱有德无可奈何地摇摇头，背着手回自己房间去了。

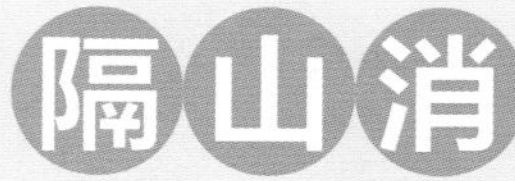

隔山消——养气血、抗衰老的养生珍品

中午时分，一位鹤发童颜的老人走进朱有德的药堂，一进店就笑眯眯地与小神农打招呼。小神农好奇，心想："这位老人家是谁呢，我不认识他呀。"

于是，他走上前去问道："老人家，您是要买药吗？"

"你就是小神农吧？真是有礼貌的好孩子，我找你师傅，他在不在呀？"老人笑着说。

小神农觉得很奇怪，自己可没见过这位老人，他怎么知道我的呢？就在他不解时，朱有德早从柜台里面走出来："张老先生来了？快请坐。小神农，别傻站着，给张爷爷倒茶。"

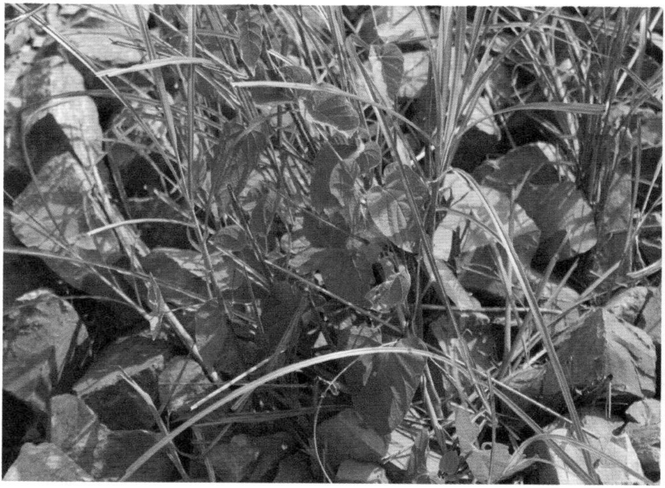

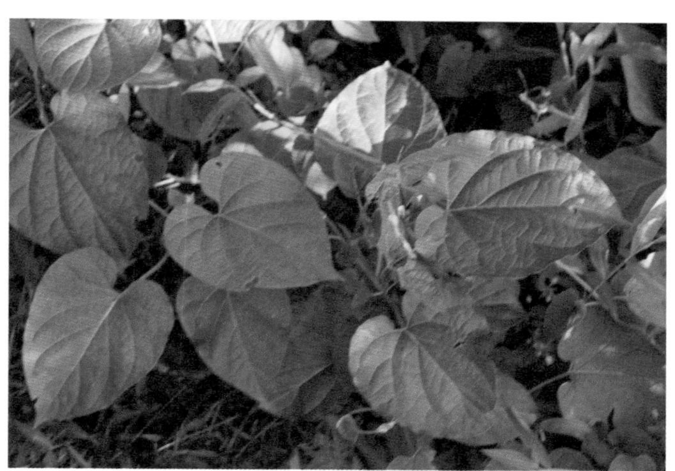

小神农只好先给老人倒茶，然后悄声问师傅："师傅，他怎么知道我的名字呀？我可不认识他。"

"你这傻孩子，这是张大爷的父亲。老先生当然是听张大爷说过你了呀。"朱有德满脸微笑，一边与小神农说话，一边给老人上茶。

小神农这才恍然大悟，细看来老先生与张大爷真的很像呢，没想到张大爷的父亲保养得这样好。

"张爷爷，您保养得可真好呀，肯定是张大爷给您吃了好的补养品吧？"小神农生性爱说话，也不怕生，所以与张老先生聊了起来。

"这孩子真会说话。我没吃什么好东西，就是每日以白首乌泡茶而已，这还是你师傅推荐的方法呢，没想到对身体真不错。"张老先生笑意盎然。

“白首乌？我只知道何首乌，白首乌是什么呀？”小神农转向师傅，一脸的疑惑。

“白首乌就是隔山消，也就是牛皮消的根块，听说过没有啊？”朱有德耐心地给小神农解释。

“隔山消？师傅我知道了，是那种表面黄褐色，多皱纹，栓皮极易剥离的根状切片吗？而且它断面是白色的，有粉性，没什么气味。”小神农想了想，问道。

“对，这孩子真是聪明。”张老先生先肯定了小神农的回答。

朱有德也笑起来，说：“你这次总算没在张爷爷面前丢脸，说得没错，这就是隔山消。它不但是药，而且是养生补品，生病的人可以食用，没病的人也可以泡茶喝。其性温，味苦、甘，归肝、肾二经，最能滋补肝肾、强壮身体，对久病体虚、慢性风痹、贫血、须发早白、神经衰弱、腰膝酸软等症都有效，古籍是说它养气血、抗衰老，

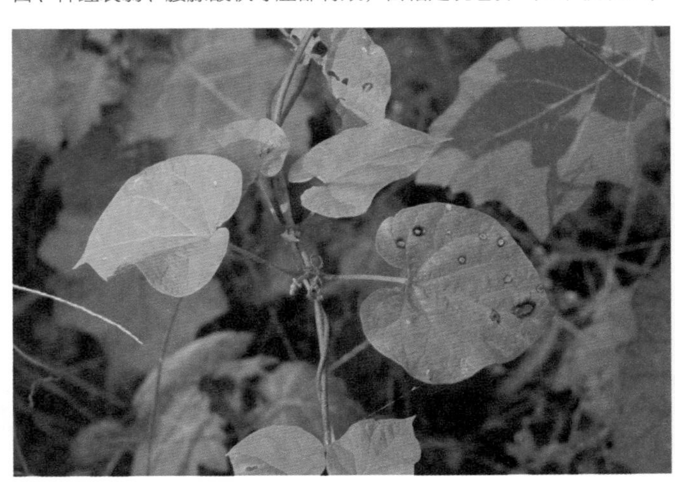

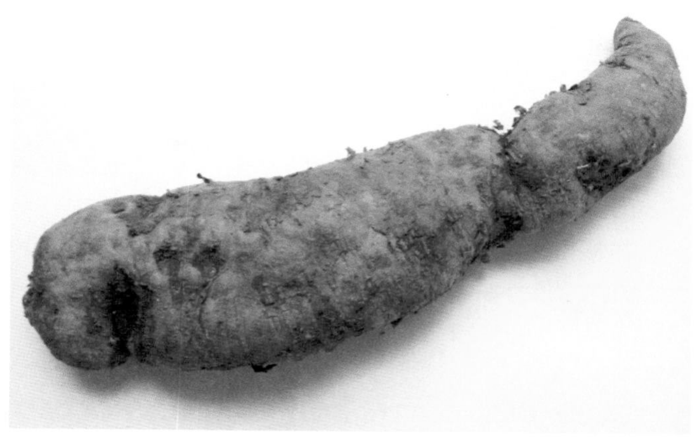

为养生防老珍品呢。”

“怪不得张爷爷这么年轻，它还真是好东西呀。”小神农不断点着头，又夸起张老先生来，听得老人呵呵直笑。他接着问：“师傅，牛皮消长什么样？我还不知道呢。”

“牛皮消是草质藤本植物，根近纺锤形，灰褐色，茎有列毛，叶对生，为纸质卵形。它每年5～9月开花，花序为半球形，花多15～20朵簇生。花萼外面有柔毛，花冠为辐状，裂片长圆形，淡黄色。花谢后可以结披针形的蓇葖果，里面有卵形白色绢质的种子。我们这边山上偶尔也可见，有机会带你上山找找看。”朱有德说完，又去与老先生说话，小神农则蹦跳着去药柜接待病人了。

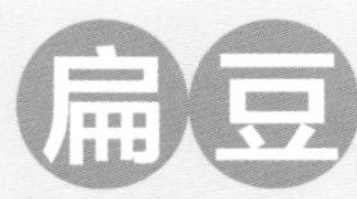

扁豆——健脾和中的羊眼豆

在朱有德家后院的篱笆外，种了好多扁豆。可是，眼看着扁豆已经快要老了，朱有德还不让小神农采摘，这下把小神农急坏了。

“师傅，这扁豆再老就没法吃了，您为什么不让我采呀？”小神农追着正在锄地的朱有德问。

“留着给你观察特征呀。”朱有德故作认真，眼中却透着一抹笑意。

“我已经观察好久了，不就是蔓生的草本植物嘛，我从小看到大呢。”小神农嘟着嘴说。

“多看看有好处，再说你以前又不知道怎么观察它的特征。”朱

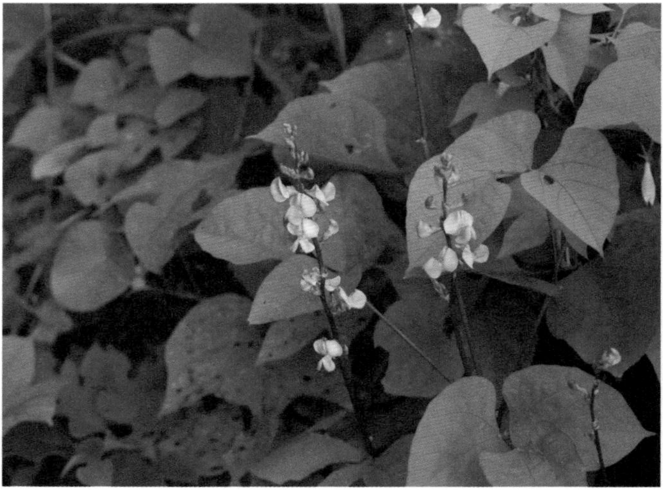

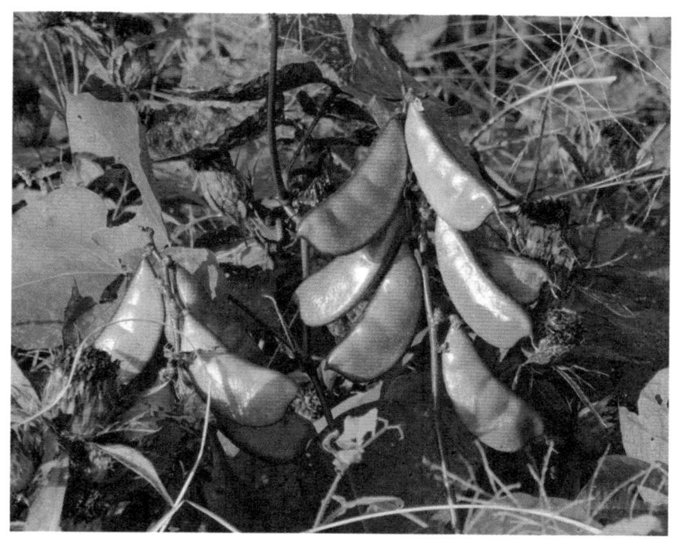

有德不慌不忙地锄着地。

“好吧，我再仔细看一遍。”小神农走到那些扁豆秧跟前，故意大声将自己看到的特征说出来，为的是让师傅听到，“扁豆，1年生缠绕草本植物，4、5月下种，茎蔓生，圆柱形，多带紫红色。小叶3枚，顶生小叶菱状广卵形，顶端尖，基部宽楔形，叶两面脉络处有短柔毛。每年7～9月为花果期，总状花序腋生，2～4朵花丛生于花序轴的节上，花冠紫色或者白色，其瓣下端有2个附属体，花柱顶端有白色柔毛。花谢之后，结荚果，为半椭圆形，长5～7厘米，内含3～5颗长扁圆形的种子。”

小神农像背诵课文一样，将扁豆的特征说了一遍，然后望着师傅，就像是问：怎么样，我说得没错吧？

“就这么多了？”朱有德停下手里的活，也看着小神农。

“还有什么呀？”小神农顿时迷惑起来。

“它的种子为白色或者黑色，长8～12毫米，表面平滑富有光泽，一侧边缘带半月形的白色种阜，种阜一端有珠孔，另一端则为种脊。种子质地坚硬，种皮薄而脆，内有2枚子叶。这些你说了吗？”朱有德问。

“可是这些看不到呀。”小神农辩驳着。

“所以我才不让你采呀。”朱有德笑起来，又正色说道，“其实，我刚说过了，扁豆分白与黑两种，黑的可连荚皮一起炒来吃，但白的多以吃豆为主，而且豆可以入药。我们种的就是白扁豆，怎么能在它嫩的时候就采下来呢？”

“噢，原来是这样呀。师傅，扁豆有什么药效呢？”小神农现在才恍然大悟。

“白扁豆又称羊眼豆，其性平，味甘，最能健脾和中、化湿消

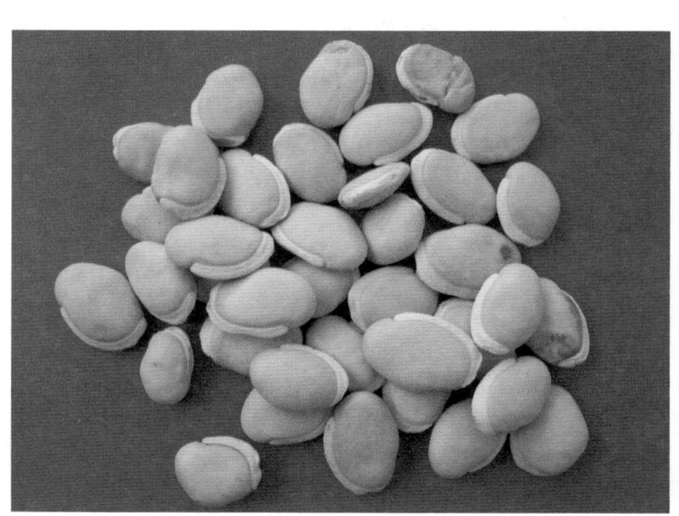

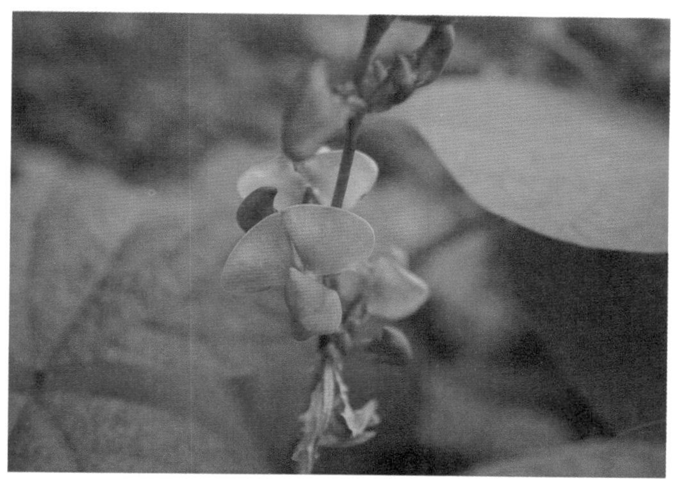

暑，对于暑湿引起的吐泻，脾虚引起的呕逆，小儿疳种、食少久泄等症都有治疗作用。《本草纲目》中说它‘止泄泻，消暑，暖脾胃，除湿热，止消渴’，因此，我们不应该单纯将它视为菜肴，更要看成补虚强身的药材才行。”

“没想到白扁豆的功效还有这么多呢。师傅，等到它成熟了，就让我来采。”小神农现在总算不纠结了，低下头帮师傅锄起草来。

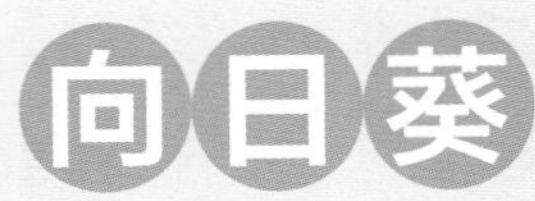

向日葵——平肝除滞的太阳花

田里的向日葵还没有成熟，小神农却早等不及了。那天从山上下来，他看到山坡边长了一棵大大的向日葵，那葵盘上的种子结得满满的。小神农顿时口水直流，径自将葵盘割下来，就地嗑起生瓜子来。

朱有德看他吃得津津有味，不由笑起来："有这么好吃吗？"

"真的很好吃，它不但嫩嫩的，还香喷喷的，特别是成熟之后的种子，炒来吃就更香了。"小神农说得两眼放光。

"你可不能只顾吃向日葵的种子，这向日葵的特征也要仔细看一下哦。"朱有德提醒小神农。

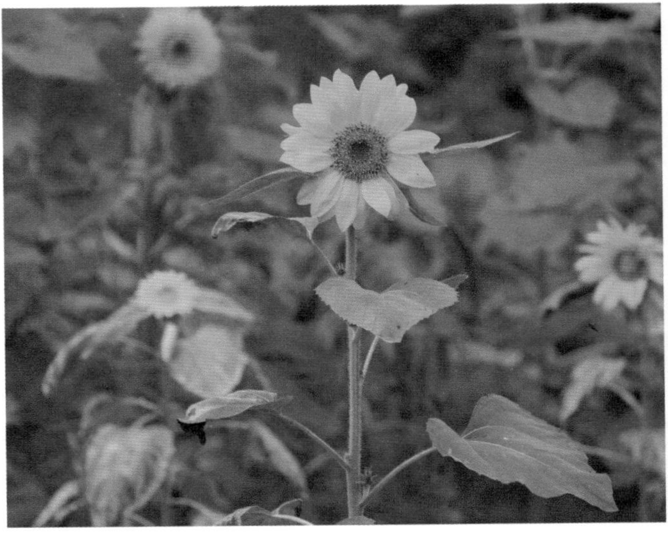

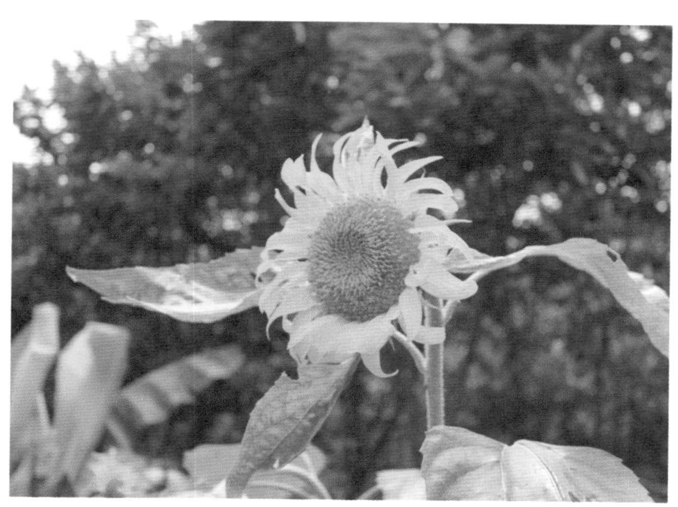

“师傅，这不用看，我早记在心里了。向日葵又叫太阳花，因为它的葵盘总是喜欢向着太阳。它是一种1年生的草本植物，可以长1～3米高，茎为粗壮的圆柱形，多棱角，带有粗硬毛，直立生长。它的叶子是互生的，呈心状卵形，叶脉突出，边缘有齿，而且叶片非常粗糙，两面有毛。每年7～9月为花果期，花序头状，单生于茎顶，总苞片多层，叶质，为覆瓦状排列，花序边缘有黄色舌状花瓣，中间为管状两性花。花落之后会结出倒卵形的瘦果，外皮木质化，颜色灰黑，内有白色种子，也就是被我们叫做瓜子的东西了。”

“确实对向日葵很了解，可是你知道它有什么药效吗？”朱有德又问。

“什么？向日葵也可入药？这不是说我们经常在吃药了吗？”师傅的话吓了小神农一跳，自己可是最爱吃瓜子了，原来是经常在吃“药”呀。

“当然了，不但它的种子可入药，其叶、花盘、根甚至是茎中的髓部都能入药，功效可多着呢。”朱有德说着开始朝山下走。

“师傅，您快说说它都有什么功效呀！”小神农追着问。

“向日葵的种子性平，味甘，归大肠经，可通气透脓，驱虫止痢，而且消滞气、平肝风最好。它的花盘可清热化痰，还能凉血止血，对头痛、头晕有治疗作用。它的叶子则可疏风清热，清肝明目；

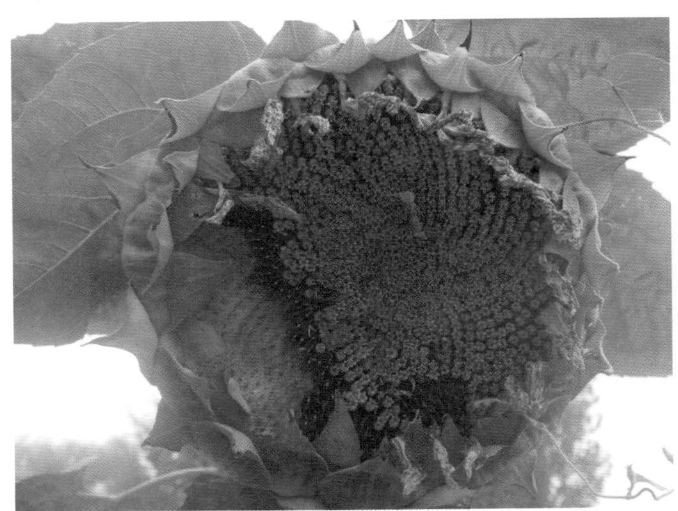

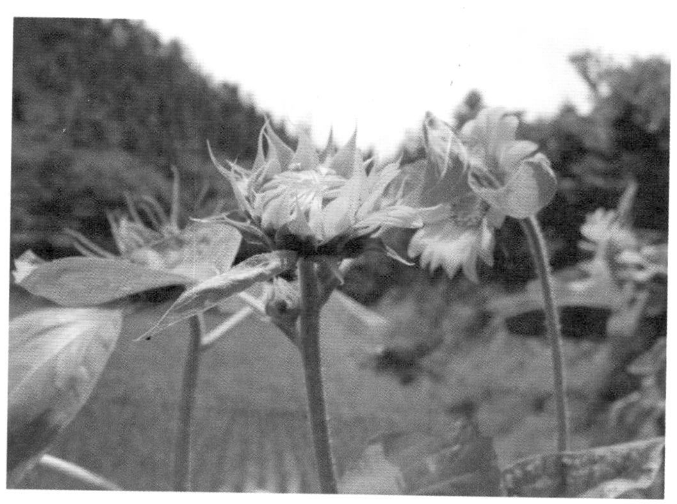

至于根部则可行气止痛、清热利湿。所以，所谓药食同源即是如此，你每日吃瓜子，却在不经意间达到了平肝除滞的保健作用，从而强壮身体。”朱有德意味深长地说。

“师傅，我以前就只知道它好吃，但现在知道了它的作用，以后会更加珍惜它了。”小神农爱惜地摸了摸自己手中的向日葵，更加喜欢这朵“太阳花”了。

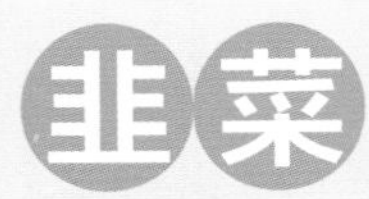

韭菜——开胃助阳的懒人菜

这几天一直下着小雨，也没有病人光顾，朱有德悠闲地坐在药堂看书。小神农却觉得无聊，一会儿看看雨，一会儿翻翻药柜，总是没事找事做。

“小神农，难得有空，你为什么不看看书呢？”朱有德看不下去了，对小徒弟说。

“师傅，昨晚看了好几个时辰的书，现在我满脑子都是药材，不能再看了，会记混的。”小神农噘着嘴，他一点也不喜欢雨天。

“那就去厨房帮你师娘做包子去吧，我们今天中午吃懒人菜包子。”朱有德想把小神农支出去。

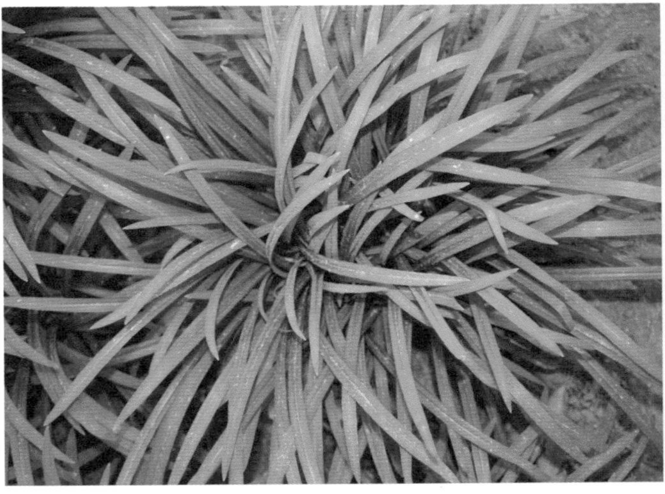

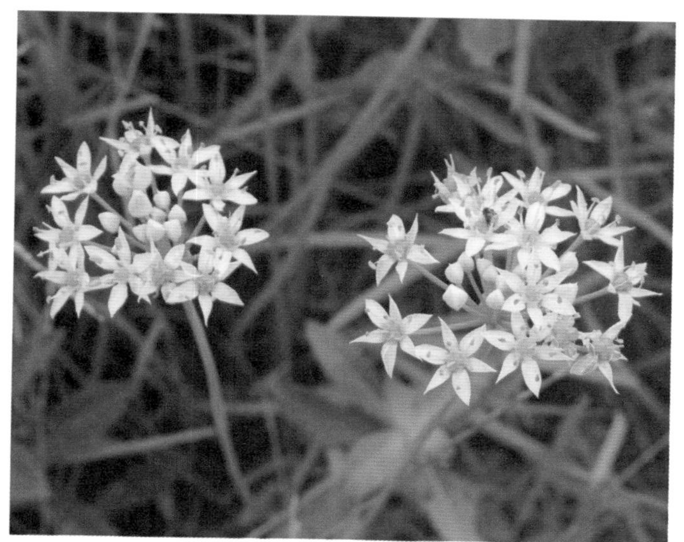

“懒人菜？这是什么菜呀？”小神农可是第一次听这种菜名，一下就来兴趣了。

“自己去厨房看看就知道了。”朱有德笑着，又继续看书。

小神农一溜烟跑去厨房，看到师娘正在择菜呢，那些菜长着细长扁平的叶子，如同带状，叶子肉质，颜色碧绿。不过，因为季节的原因，有些已经开花了，花茎从叶鞘长出，为圆柱形，花苞呈三棱形，花序顶生。总苞片是白色的，带膜质，多数白色小花簇生，中间有一个子房，花朵由外向内开放。花谢了的，便结出了绿色三棱形的蒴果，里面还包着一颗半球形的黑色种子呢。

这不就是韭菜吗？小神农心想，师傅说的肯定不是它，于是问：“师娘，懒人菜呢？您已经择好了吗？”

“懒人菜？”师娘愣了一下，马上明白过来，指了指那堆韭菜，

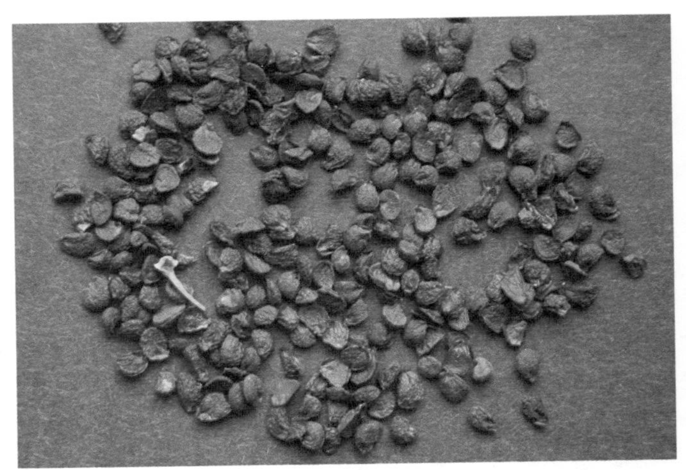

笑着说，“这不就是懒人菜吗？”

“这怎么是懒人菜呢？明明是韭菜呀。”小神农着急起来。

“韭菜又叫懒人菜，还有人叫长生菜呢，说的都是它。”师娘笑起来。

小神农觉得自己被师傅愚弄了，帮师娘择好韭菜，气呼呼地回药堂找师傅理论：“师傅，明明就是韭菜，您非要用个别名骗我。”

“我可没骗你，你自己也知道这是它的别名呀！”朱有德一看小神农的样子，便笑起来，“再说，不论是韭菜还是懒人菜，你都应该认真观察一下，它可是能入药的。”

“师傅您又在骗人了，我可不相信。”小神农心想，韭菜经常吃，可没听说能治病。

“可见你没认真读书吧？《本草纲目》中就说它‘生汁主上气，喘息欲绝，解肉脯毒。煮汁饮，能止消咳盗汗。韭籽补肝及命门，治小便频数，遗尿’，这可不是我自己编的。”朱有德说。

“真有这样的记载呀？”小神农这回相信了，《本草纲目》是不会乱说的，“师傅，你快说说韭菜还有什么药效。”

“韭菜性温，味甘、辛，不但能温肾助阳，还能益脾健胃，对于反胃、尿血、跌打损伤、痢疾等症都有治疗作用。《本草拾遗》中还说它‘温中，下气，补虚，调和腑脏，令人能食，益阳，止腹泻、冷痛，并煮食之’。”朱有德说得头头是道，小神农听得频频点头。

“师傅，这可真是懒人的福音，身体有对症的不适，直接吃它就可以，不用医生开药了。”小神农心领神会地说。

“所以它才叫懒人菜呀。”朱有德说完哈哈大笑起来。

药物名称汉语拼音索引

特别鸣谢

本书从创作伊始到即将付梓，经历了近3年的时间，其间得到了众多同行和亲朋好友给予的建设性意见和鼎力支持，有了他们的帮助，才有本书的顺利完成和出版，在此特向齐菲、周芳、裴华、谢军成、谢言、全继红、李妍、叶红、王俊、王丽梅、徐娜、连亚坤、李斯瑶、李小儒、戴晓波、董萍、鞠玲霞、王郁松、刘士勋、余海文、李惠、矫清楠、蒋思琪、周重建、赵白宇、仇笑文、赵梅红、孙玉、吴晋、杨冬华、苏晓廷、宋伟、蒋红涛、朱进、高稳、李桂方、段其民、姜燕妮、李俊勇、李建军、王忆萍、魏丽军、徐莎莎、张荣、李佳蔚等表示诚挚的谢意！